내 몸의 **군살**을 걷어내는

베이비 스텝
다이어트

BODY CLUTTER

내 몸의 **군살**을 걷어내는

베이비 스텝
다이어트

Love Your Body, Love Yourself

말라 실리 · 린 엘리 지음 | **이승화** 옮김

사람과책

"이 모든 것이 혼자만의 고통이라 여기고, 간절한 마음으로

'보다 클러터'를 재개하기 위해 싸워온 모든 플라이베이비 여러분과

매 늘 매일클리래든 여러분께 사랑을 흠뻑 담아 이 책을 바칩니다."

감사의 말

독자 여러분,

우리의 바람에서 시작된 일이 이제 완성되려고 하네요. 그렇지만 우리의 노력과 사랑의 결실인 이 책이 세상에 탄생할 수 있도록 도움을 주신 여러분께 감사의 말을 표현하기 전까지는 집필을 끝마쳤다고 말할 수 없겠죠. 보디 클러터body clutter라는 아이디어는 플라이레이디라는 웹 사이트에서 일상적인 움직임과 영양분에 관한 이야기를 집중적으로 다루던 그 한 달 사이에 실마리를 얻은 것입니다. 당시에 우리는 음식과 영양분, 운동에 관한 정보를 제공하면서 우리의 머리를 지배하고 있는 부정적인 사고를 제거하는 방법 등에 대해 몇 편의 글을 썼거든요. 그러다가 이 내용들이 서적으로 출판되기를 간절하게 원하는 독자들도 있을 것이라는 생각을 했습니다. 우리는 곧바로 서로의 아이디어를 교환했죠. 전화로 몇 시간

동안 통화를 하고 전체적인 구성을 설계하다 보니, 어느덧 한 권의 책이 그 윤곽을 드러내더군요.

우리는 집중력이 별로 없는 편이었어요. 금방 싫증을 내는 타입이거든요. 어떤 일에 쉽게 열정을 불태우는 반면, 또 그만큼 빨리 식어버려 시작했던 일을 마무리 짓지 못할 때가 많았죠. 그래서 우리는 켈리에게 간곡히 부탁했습니다. 우리의 말에 생명력을 불어넣어 책을 보다 신선하게 탈바꿈시켜 달라고, 그러니까 우리가 한 이야기를 잘 정리해서 책으로 출판할 수 있게 도와달라고 말이에요. 이러한 과정이야말로 진정한 출산의 고통과도 맞먹는다고 감히 말할 수 있을 겁니다.

마치 아이를 원하는 여성들이 묘한 흥분을 느끼듯, 우리 역시 이 책을 출판하고 싶다는 기대에 부풀었습니다. 우리에게는 훌륭한 아이디어도 있었고, 이미 전체적인 윤곽도 다 잡아놓은 상황이었죠. 하지만 몇 장의 원고를 완성해 놓은 후로는 어떻게 해야 할지 감이 잡히지 않았어요. 이 책의 출산 과정을 이끌어줄 코치가 필요했던 거죠. 켈리는 우리가 서둘러서 나아가야 할 때 적절히 밀어주고 재촉해준 유일한 사람이었습니다. 우리가 은밀한 보디 클러터를 드러내 보이기 꺼려할 때도 켈리는 우리에게서 원하는 것을 과감히 끄집어냈죠. 그리고 무엇보다, 언젠가는 이 책이 세상의 빛을 볼 것이라는 희망을 주었습니다.

플라이레이디와 '환상의 저녁 식사saving dinner' 회원들은 응원을 아끼지 않아 주었습니다. 우리가 사랑의 결실인 보디 클러터에 좀더 많은 시간을 투자할 수 있도록 잡다한 일을 도맡아 주었죠. 로버트, 톰, 저스틴, 잭, 미셸, 레베카, 웬디, 미스티, 캐롤린 S., 패디, 제시카, 캐시, 로라, 리, 다나, 크리스 H., 캐티, 짐, 마이클, 달레나, 나오미, 셰이, 앨리스, 샌디, 캐롤린 P., 에밀리, 에단, 스테파니, T.J., 알렉산더, 커트니, 크리스토퍼 P., 캐롤라인, 피터, 미리엄, 보니, 로빈과 캔디……. 모두에게 가슴 가득한 감사의 마음을 전합니다. 이 책을 원하고, 세상에 나오기까지 인내심을 갖고 기다려준 전세계 플라이베이비들과 메뉴 메일러레뜨menu mailerette들에게도 이 지면을 빌어서 감사드려요. 여러분의 열렬한 지원이 우리가 하는 일에 의미를 부여해 주었습니다.

이 책 속에는 생명이 깃들어 있습니다. 우리의 노력과 성의가 부족했더라면 어쩌면 다른 모습의 책이 태어났을지도 모르죠. 책이 완성되기 전 마지막 몇 개월은 여느 출산처럼 가장 힘든 시기였습니다. 사실 우리끼리 예정일을 정하긴 했습니다. 하지만 그 목표를 달성하려고 꼭 그렇게 매일같이 그 힘든 과정을 겪어야 할 필요가 있었을까요? 그렇지 않았다면 어땠을까요? 더 쉽게 작업할 수는 없었던 걸까요? 켈리는 우리가 이 책과 씨름했던 이유는 거짓된 삶을 살았기 때문이라더군요. 사실 우리가 그동안 했던 말들을 거짓 없이 몸소 실천하고 있지는 않았거든요. 얼마든지 말로 때울 수도 있었지만, 이 책에 진정한 생명력을 부여하고자 우리도 우리만의 은밀한 보디 클러터와 직면해야만 했죠. 켈리가 무척이나 깐깐한 편집장이라고 말한 적이 있던가요?

그런데 문제는 여기서 끝나지 않았어요. 건강에 심각한 이상이 생긴 점도 우리를 걱정스럽게 만들었죠. 우리 두 사람 모두 보디 클러터와 힘든 싸움을 벌이고 있었거든요. 자기 자신을 돌볼 능력도 없는데 어떻게 세상에 널리 알릴 만한 좋은 이야기를 소개하겠어요? 덕분에 우리는 새롭게 자극을 받았습니다. 우리가 여러분에게 가르치려 했던 베이비스텝babystep을 스스로 실천하기 시작하면서 삶에 적용시켰죠. 그랬더니 결과가 나타나기 시작했던 거예요.

　우리가 여러분을 이끌었던 여정은 단순히 책을 쓰는 것이 아니라, 했던 말들을 생활에 실제로 적용하는 과정이었습니다. 그리고 마침내 종착지에 도달해 비로소《내 몸의 군살을 걷어내는 베이비스텝 다이어트》라는 책이 세상에 태어난 거죠. 여러분도 이 여행길에 동행하시겠어요? 베이비스텝을 통해서 말이에요. 한쪽, 한쪽 읽을 때마다 여러분만의 여정을 시작해보세요. 자, 보디 클러터 뒤로 꼭꼭 숨어 있던 여러분을 발견해낼 준비가 되었나요?

여러분 모두를 진심으로 사랑합니다.

플라이레이디와 린

독자 여러분, 안녕하세요?

플라이레이디와 린의 사랑의 결실인《내 몸의 군살을 걷어내는 베이비 스텝 다이어트》의 출판을 후원할 수 있어서 무척 영광입니다. 얼마나 힘든 과정이었던지……. 두 사람이 삶을 바꿀 만큼 대단한 이벤트에 절 초대했을 때만 해도, 저는 곧 시작하게 될 긴 여정에 대한 준비가 전혀 안 돼 있었거든요. 플라이레이디와 린이 그때까지 집필한 내용은 모두 마음에 들었지만 전 책을 좋아하지 않았어요. 그리고 이 놀라운 여성들에게서 알아내야 할 내용은 너무도 많은 반면에 그 지식을 공유할 준비도 안 돼 있었습니다. 처음 함께 일을 시작하면서는 제가 질문을 할 때마다 두 사람은 정말 알맞은 대답을 해주었지만 전 더 많은 것을 원했죠. 독자 여러분이 더 많은 것을 요구하리라는 사실을 알고 있었으니까요.

저는 플라이레이디의 멘토링 리스트를 집필할 때 자주 받았던 질문들을 이 내용에 연결해 보았습니다. 그때 항상 받았던 물음은 "제가 (무엇을) 해야 한다는 사실을 어떻게 아는 거죠?"였습니다. 여러분에게 그 처방이 필요하다는 사실을 알 수 있었던 까닭은 그것이 저 자신에게도 필요했기 때문입니다. 마찬가지로 플라이레이디와 린에게 질문을 하기 시작한 것도 독자 여러분이 같은 질문을 하리란 사실을 알았기 때문입니다. 시간이 지날수록 두 사람과의 전화 통화는 길어졌는데, 그러다가 문득 놀라운 사실을 깨닫게 되었죠. 플라이레이디와 린은 전세계 수천 명의 가정과 삶을 변화시키는 데 도움을 줄 수 있는 놀라운 힘을 가진 여성들이지만, 자신의 능력을 과소평가하고 있다는 사실을 말이에요.

두 사람에게 끈질기게 질문하고, 휴대전화로 계속 통화를 해대고, 왜 내 질문에 대답해야 하는지를 질문과 논쟁으로 그들을 지치게 만들고 난 후에야, 이 책의 윤곽이 잡히기 시작하더군요. 그들의 마음과 감정에 점점 깊이 파고들수록 그들은 자문하기 시작했던 겁니다. 우리는 정말이지 정신치료 요법과 다를 바 없는 대화로 통화를 마치곤 했습니다. 그러던 어느 날, 시중에 나와 있는 모든 다이어트 책과 요법 그리고 그것들이 왜 효과가 없는지를 이야기했습니다. "그대로 따라하기만 하면 사실 그 방법들도 효과는 있겠지"라고 그 책들에 대해 딱 잘라 말했던 기억이 납니다. 보통 플라이레이디와 린이 침묵할 때는 그리 흔하지는 않습니다만, 그날은 제가 그 말을 하자, 둘 다 할 말을 잃더군요. 물론 아주 잠시였지만요. 그 순간이 머리 위로 전구가 반짝이듯 우리 모두에게 아주 획기적인 전환점이었죠! 이 책은 분명히 여러분 마음 깊은 곳을 파헤쳐서 어떻게 체중을 줄이느냐 뿐만 아니라 본래의 체중을 찾아주는 방법도 알려줄 겁니다.

바로 그때부터 우리는 플라이레이디와 린을 위해 미지의 영역에서 일을 하기 시작했어요. 이 책은 베이비스텝이나 플라이레이디 시스템을 보디 클러터에 적용하는 방법에 대해서만 다룬 것이 아닙니다. 꼭 짚고 넘어가야 할 뿌리 깊은 감정적인 요소들이 있으니까요. 처음에는 두 사람에게 베이비스텝을 시도하는 과제를 주는 것으로 그렇게 프로젝트가 시작됐습니다. 별 무리 없이 제대로 하고 있다고 생각했지만 그들은 곧 지쳐 떨어져서 쉬고 싶어 하더군요. 그동안에도 저는 플라이레이디와 린을 예의주시하고 있었죠. 두 사람이 대화하는 방법과 내용과 집필 상황……. 그리고 마침내 중대한 결론에 이르렀습니다. 플라이레이디와 린은 지쳐 떨어진 것이 아니라, 그들이 말하는 대로 살고 있지 않았던 겁니다. 그러니까 그들 식으로 이야기하자면, 말만 내뱉을 뿐 실천은 하지 않았다는 거죠. 결국 우리는 눈물로 대화를 마친 다음 마침내 새로운 장章을 열게 되었습니다. 이 책에서 뿐만 아니라 우리의 인생에서도 말입니다.

울고 웃으며 논쟁하던 기억도 있고, 몇 번인가 소리 지르며 다투기도 했지만 우리의 목표는 항상 보디 클러터를 없애는 놀라운 과정을 공유하는 것이었죠. 여러분의 허리와 허벅지에서뿐 아니라, 귀 사이에서도 말이에요. 우리는 이 책에서 설명한 대로 건강 염려증도 겪었고, 아주 오랫동안 존재했던 방어막을 한 겹 벗겨 내기도 했습니다. 그렇게 마침내 집필이라는 여행의 종착역에 도달했죠. 그리고 이제 여러분을 이 여정에 초대하려 합니다.

이 여행을 시작하거든 단어 하나, 문장 하나, 문단 하나 그리고 장章 하나하나가 보디 클러터의 침묵으로 고통받으며 살던 여러분을 위해 작성되었다는 사실을 잊지 말아주세요. 이 책을 읽고 나면 여러분은 여러분만의 세계로 안내될 놀라운 여행을 시작할 수 있을 겁니다. 아주 훨훨 날아서 말이에요!

켈리

이 책에서 사용된 특별한 단어와 용어들

베이비스텝babystep
베이비스텝은 한꺼번에 무리하게 시도해서 지쳐 떨어지거나, 너무 많은 것을 조급히 원하지 않도록, 천천히 내딛는 변화의 발걸음입니다.

취침 전 루틴before bed routine
하루 중 가장 중요한 루틴. 루틴은 결국 다음 날 아침을 똑바로 시작할 수 있도록 전날 밤부터 준비하는 것입니다.

심장 축복하기bless your heart
운동을 사랑스럽게 부르는 말. 우리가 움직이면 심장을 축복하고 있는 겁니다.

born organized(BO)
태어날 때부터 정리정돈을 잘하는 사람을 말합니다.

can't have anyone over syndrome(CHAOS)
혼란스러운 집에 그 누구도 들여놓기 싫은 두려움을 뜻합니다.

컨트롤 일기장control journal
매일의 루틴과 활동을 추적할 수 있게 도와주는 여러분만의 맞춤형 플라이레이디 도구입니다.

dear daughter(DD)
사랑스러운 딸들에게.

dear husband(DH)
남편에게.

dear son(DS)
아들에게.

5분 방 청소법five – minute room rescue

집에서 가장 더러운 방의 일부부터 정리할 수 있도록 도와주는 플라이레이디 시스템 도구. 한 번에 5분씩 그 방을 구원하는 거죠.

finally loving yourself(FLY & Flying)

마침내 자신을 사랑하기.

플라이베이비flybaby

플라이레이디 시스템에 새로 가입한 회원들을 일컫는 말. 플라이베이비로서 여러분은 막 시작을 한 거죠. 결코 뒤처지는 일은 없을 거예요.

프래니Franny

CHAOS로 둘러쌓일 때, 우리 안에 있던 슬픈 사람의 상징을 나타냅니다.

유리기|free radical

신체 오염의 일종. 숨을 쉴 때마다 여러분의 몸은 유리기를 만들어냅니다. 충분한 노화방지 체계로 맞서 싸우지 않는다면 유리기는 세포를 파괴하고 일찍 노화를 부르기도 합니다. 노화방지제는 유리기의 팩맨Pac Man(일본 남코namco가 만든 비디오 게임), 노화방지제는 우리 몸의 유리기를 깔끔히 청소해주는 영양분(비타민 A, E 등)입니다.

신의 산들바람god breeze

신을 북풍 할아버지의 이미지로 생각해 보세요. 그러면 아마도 볼을 잔뜩 부풀려서 여러분에게 바람을 날려 보내고 있을 겁니다. 그때 여러분은 잔잔한 호수 위의 작은 돛단배에 앉아 있는데 그때 마침 그 바람이 여러분을 향해 불어오는 거예요. 이때 돛을 높이 올려서 산들바람 덕분에 원하던 방향으로 쉽게 나아갈 수도 있을 테고, 아니면 물 위에서 아무것도 하지 않고 가만히 앉아 있을 수도 있을 겁니다. 선택은 여러분의 몫이죠.

hungry, angry, lonely or tired(HALT)

지나치게 굶주리거나, 화가 나거나, 외롭거나 피곤한 상황으로 몰고 가지 마세요.

핫스팟hot spot

집 안 중 깨끗하게 치워도 금세 클러터로 뒤덮이고 마는 지역 또는 민감한 부분입니다.

모닝 루틴morning routine

아침에 일어나자마자 처음으로 하는 일로 습관을 들이는 작은 베이비스텝 모음입니다.

피토케미컬phytochemicals

암 위험을 줄여주는 작은 식물성 화학물질(과일이나 채소에서 발견)입니다.

SHE™

팸 영Pam Young과 페기 존스Peggy Jones가 쓴 《Sidetracked Home Executives: from Pigpen to Paradise》에서 사용된 용어입니다. 두 저자는 플라이레이디 시스템의 기본적인 원칙을 제안하고, 그 시스템에 길들여지는 방식을 설명했습니다.

sidetracked

한 가지 일을 시작하다가 또 다른 일로 관심을 돌리곤 해서, 처음 시작했던 일을 끝내지 못하는 상황을 말합니다.

부정적인 생각stinking thinking

우리의 머릿속을 맴도는 부정적인 생각들이죠.

27filing boogie

집 안의 클러터를 제거하고자 플라이레이디 시스템에서 사용된 도구입니다.

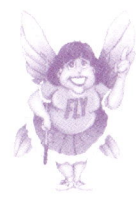

FlyLady

'클러터Clutter(불필요한 물건들이 어지럽게 흐트러져 있는 것—옮긴이)'란 무엇일까요? 집 안을 살짝 살펴보기만 해도 여기저기서 이것을 발견할 수 있습니다. 일단 클러터에 면역이 되면 바로 눈앞에 이것이 쌓여 있어도 인식하지 못할 때가 많죠. 그 사이 이것들은 집 안 구석구석을 차지하다가 결국 현관문 앞까지 넘치게 됩니다. 여러분은 이 광경을 목도하며 이렇게 중얼거리겠죠. "보기만 해도 질리는군. 대체 어디서부터 치워야 되는 거야?"

이와 같은 현상은 우리 몸에서도 오랫동안 똑같이 발생해 왔습니다. 이것이 바로 보디 클러터입니다. 어렸을 때 우리의 작은 두뇌와 몸은 자신에게 가까이 다가오는 모든 말들과 음식을 거리낌 없이 흡수했습니다. 새로운 지식과 사물에 끈질긴 관심을 쏟았고, 주변의 사랑과 음식을 필요로 했으며, 성장을 계속하기 위해 몸을 끊임없이 움직이기도 했습니다. 이때부터 우리 주변에는 원하는 것을 '전부' 가질 수 있으니 노력하라고 독려하는 사람이 있는 반면, '제대로 해내지 못할 바에야 아예 손도 대지 말라'고 말하는 이들도 있었죠. 이 후자에 속하는 사람들 때문에 우리는 혹시 실패하면 어떻게 될까 두려워서 이러지도 저러지도 못할 때가 많았습니다. 바로 완벽주의에 사로잡힌 것이죠. 그 끝에는 누가 기다리고 있는지 아나요? 바로 영혼을 망가뜨리는 파괴자 즉, 꾸물거리는 습관입니다. 그는 '시간이 없잖아!' 라고 지속적으로 불평합니다. 제대로 해낼 시간이 충분하지 않으니 결국은 아무것도 할 수 없다는 말이죠.

이런 생각들이 바로 보디 클러터의 일부입니다. 우리의 허벅지, 아랫배, 옆구리에 클러터를 쌓아두게 하는 나쁜 태도 중 하나이죠. 또 여러 해 동안 계속해 온 부정적인 생각의 결과가 바로 보디 클러터입니다. 이 모든 일은 조금씩 이루어지기 때문에 클러터들의 존재를 눈치 챌 무렵엔 벌써 여러분의 옷 사이즈가 한 치수는 커져 있을 거예요. 처음으로 한 단계 더 큰 사이즈의 옷을 선택해야만 했던 그 끔찍한 순간을 기억하나요? 아니면 이제는 그런 상황에 아예 면역이 돼서 아무런 느낌도 없는 건가요?

이 책은 여러분이 그동안 찾아 헤맨 마법의 알약과 같은 즉각적인 효과는 없습니다. 힘든 여정이 기다리고 있을 거예요. 하지만 그렇게 어려웠기에 새로운 베이비스텝의 소중함을 진심으로 깨달을지도 몰라요. 매번 베이비스텝을 내디딜 때마다 우리는 부정적인 생각과 함께, 몸에 쌓였던 보디 클러터를 떨쳐낼 수 있습니다!

수년 동안 몸무게의 변화를 합계해 보면 우리는 아마도 50만 킬로그램 정도가 늘었거나 줄었거나 하는 현상을 반복했을 겁니다. 아마도 여러분 모두 한 번쯤은, 시어머니가 찾아온다거나 할 때, 온 집 안을 이리저리 돌아다니면서 집을 정리하고 손님을 맞을 준비를 해봤으리라 믿어요. 우리 몸도 똑같은 행동을 하고 있습니다. 특별한 행사가 있어서 보디 클러터를 제거해야 할 때마다 쫄쫄 굶어서 체중을 감량하는 데는 아예 선수가 되어 있겠죠. 그런데 문제는 제거된 보디 클러터가 다시 여러분을 찾아 되돌아오는데, 보통은 처음보다 더 많이 쌓이게 된다는 겁니다.

다이어트를 해본 경험이 있는 사람들이 당면한 공통적인 문제는 어떻게 하면 박탈감을 느끼지 않고 체중을 감량하는지, 그 방법을 찾는 겁니다. 린과 나는 이 문제에 대한 해답이 미래가 아닌 과거에 달렸다고 진심으로 믿습니다. 애초에 어떠한 이유로 우리의 몸에 보디 클러터가 쌓이기 시작했는지 알고 나면 그것을 제거하는 방법도 더 쉽게 찾을 수 있을 겁니다. 그런데 이전에, 먼저 부정적인 생각부터 떨쳐버리세요. 그러면 일단 보디 클러터가 더 쌓이지는 않을 거예요. 그 다음 부정적인 생각을 긍정적인 패턴으로 바꾸면 몸에 붙은 보디 클러터를 차츰 떼어낼 수 있을 겁니다.

부정적인 태도를 떨쳐내지 못한다면 과연 어떤 일이 생길까요? 어떤 이유에서든 체중을 줄이기로 하고, 몇 킬로그램쯤은 감량하는데 성공했다고 칩시다. 그렇지만 무엇인가에 화가 나서, 위로 받기 위해 쿠키에 손을 뻗던 어릴 적 습관으로 다시 되돌아간다면 말짱 도루묵이 돼 버리는 거죠. 저도 그런 일을 겪었습니다. 어느 날 속이 상해서 울고 있었어요. 마음의 상처가 심해지자 가장 먼저 떠오르는 생각은 초콜릿 아이스크림이 남아 있는지 냉동실 문을 열고 확인해 봐야겠다는 것이었습니다. 대체 무엇이 절 그렇게 만들었을까요? 바로 본능이었습니다. 아이스크림은 내 상처 입은 영혼을 덮어줄 일회용 반창고로서 전 그것으로 상처 입은 감정을 달랬습니다. 실질적인 문제를 처리하지 않고 미뤄둘 수 있도록 일단은 냉장고 안에 머리를 들이밀고 닥치는 대로 먹어대는 것이죠. 그전까지는 나 자신을 멈출 수가 없었어요. 마음이 상할 때마다 즉시 먹어대는 습관이 애초에 내 마음에 상처를 주었던 말보다 더 깊은 악영향을 주었다는 사실을 알지 못했기 때문이에요. 그저 기분이 나아져서 울음을 멈추고 싶었던 것뿐이었죠. 이런 행동은 본능적일뿐 아니라 매우 인간적인 면모이기도 합니다.

우리가 어린 아이였을 때 울음을 터뜨리면 무슨 일이 생겼나요? 누군가 먹을 것을 줬을 거예요. 마트에서 말썽을 피우면 조용히 하라는 뜻으로 어머니가 쿠키를 쥐여주곤 했죠. 공통점을 발견했나요? 이 모든 일이 본능처럼 시작되었죠. 그리고 결국은 자신을 파괴하는 행동 패턴을 만들어 낸 거예요. 이제 이러한 보디 클러터의 본질이 바로 자기학대라는 사실을 깨달았나요?

몇 년 전, 저는 'FLY(Finally Loving Yourself, 마침내 자신을 사랑하게 되는

현상)'를 터득하기 시작했습니다. 이것은 하루아침에 갑자기 얻게 된 습관이 아니었어요. 사실 저는 아직도 삶의 모든 영역에서 나 자신을 사랑하는 방법을 배워가고 있습니다. 제 첫 번째 베이비스텝은 클러터와 'CHAOS(Can't Have Anyone Over Syndrome)'를 내 인생에서 제거하는 일이었어요. 깨끗한 집을 보면서 기분이 좋아지고 싶었고, 동시에 내 몸에 만족하지 않고서는 집 안을 치우는 것이 너무 어려운 일이라는 사실을 알았죠.

모든 일은 싱크대를 닦는 데서부터 시작되었습니다. 그것이 출발선이었죠. 더불어 외모에도 더 신경을 쓰기 시작했어요. 욕실로 걸어가서 거울에 비친 내 모습을 바라보며 미소를 짓기란, 정말이지 특별한 경험이었습니다. 아침에 일어나자마자 싱크대를 닦고 나서 느끼는 기분과 비슷하다고나 할까요. 그것은 나의 본질을 환하게 밝혀주는 미소 같았습니다. 그리고 매번 부엌에 가서 반짝거리는 싱크대를 볼 때마다 그 놀라운 기분은 계속됐죠. 보디 클러터는 고통스럽습니다. 린과 저 모두 주변의 비웃음과 경멸어린 말 때문에 끔찍한 고통을 겪은 적이 있습니다. 그 상처를 주는 말들과 시선은 우리를 한없이 작아지게 만들었죠. 이 책은 우리와 같은 고통을 겪은 여러분이 마침내 평화를 찾으시길 바라는 마음으로 쓴 것입니다. 여러분의 얼굴을 보고 나니, 우리의 아픔을 알고 있다는 사실을 알게 되었거든요. 이 책은 우리가 지나왔던 여정입니다. 우리가 보디 클러터를 해결할 수 있었던 것은 여러분 덕분이었고, 그 사실에 감사드려요. 우리와 함께 하는 이 여행을 통해 여러분의 보디 클러터 또한 말끔히 제거할 수 있기를 진심으로 바라고 기도합니다.

저는 첫 아이를 출산하고부터 체중 문제로 고통 받았습니다. 딸을 낳고 살이 20킬로그램 넘게 늘면서 전쟁은 시작되었는데, 그로부터 2년이 채 되지 않아 또 둘째 아들을 출산하게 되었습니다. 그 당시 제 몸무게는 상상 이상으로 날 괴롭히고 있었어요.

Leanne

딸아이가 내 뱃 속에서 자라고 있음을 알았던 때는 유산을 경험하고 1년 후였어요. 그때 나는 세상에서 가장 건강한 임산부가 되겠노라고 다짐을 했죠. 이를 위해 가장 먼저 한 일은 식습관을 조절하는 것이었어요. 임신하기 전에는 음식을 불규칙하게 섭취하다가 혈당이 뚝 떨어지면 그제야 미친 듯이 먹어댔고, 더욱이 채소는 멀리한 채 이것저것 가려먹는 습관까지 있었거든요. 하지만 이런 무책임한 태도가 더는 용납되지 않았습니다. 전 모든 음식을 골고루 먹고 좋아하도록 훈련을 했습니다. 하루 세 끼를 꼬박꼬박 챙겨먹었는데, 끼니때마다 꼭 2인분씩을 섭취하며 마치 세상의 마지막 식사라도 되는 양 식탐을 냈습니다. 특히 일요일에는 그 정도가 더했죠. 예배를 보고 나오면서 습관처럼 더블 치즈버거와 프렌치프라이, 양파링을 먹었고, 초콜릿 셰이크도 절대 잊지 않았어요. 일요일이야말로 가장 흥청망청 먹어대던 날이었는데 일주일 내내 그렇게 먹을 때도 있었습니다. 결국 몸무게가 18킬로그램이 늘더니 마침내 4킬로그램에 가까운 아이를 출산했죠.

두 번째 아이를 가졌을 때는 영양분에 새로운 관심이 생겨서 체중이 10킬로그램 정도만 늘었지만, 불행히도 첫 아이를 임신했을 때 늘어난 몸무게가 여전히 빠지지 않고 있었습니다.

둘째 아들을 출산한 직후, 전 영양사가 되기로 했어요. 그런데 우스운 일은 제가 저 자신의 영양 섭취에는 조금도 관심도 없었다는 거예요. 그저 아이들을 좀더 건강한 방법으로 키우고 싶었을 뿐이죠.

제가 선택했던 자격증 코스는 보통 2년이 걸려야 마칠 수 있는데, 전 겨우 6개월 만에 자격증을 땄습니다. 학교에서 학생들에게 지정해준 제 멘토는 제가 그렇게 빨리해냈다는 사실을 믿지 못했지만 전 조금이라도 빨리 끝내기로 굳게 마음을 먹었거든요. 그래야 아이들에게 건강한 음식을 만들어주고, 다른 어머니들이 건강 문제로 고민할 때 도울 수 있었으니까요.

두 아이를 기르면서 틈이 나는 대로 하루 12시간씩 공부를 했습니다. 가끔은 새벽 한두 시까지 깨어있기도 했어요. 힘든 시간이었죠. 하지만 결국 자격증 시험에 합격했고, 아이들을 튼튼하게 해줄 좋은 음식을 직접 요리해서 먹일 수 있었어요. 또 고객들을 상담하거나 유치원 등 미리 예약을 한 사람들 앞에서 강연을 하기도 했고, 아울러 아이들을 올바르게 양육하는 방법을 전세계에 알리는 캠페인까지 벌였어요. 하지만 그 시간에도 제

바지 사이즈는 점점 커지고 있었죠. 아이러니하게도 전 제가 말한 대로 실천하고 있지 않다는 사실을 알고 있었습니다. 그렇지만 당시에는 여전히 아이들에게만 온 신경을 기울였습니다.

보디 클러터에 관한 흥미로운 사실이 있는데, 바로 핑계 없는 무덤은 없다는 겁니다. 보디 클러터가 생긴 이유는 과식을 해서도, 운동에 소홀했기 때문도 아니에요. 문제의 본질을 찾으세요. 왜 보디 클러터가 생겼는지 알아내야만 자유의 세계를 향한 첫 걸음을 내디딜 수 있습니다. 플라이레이디와 저 그리고 점점 더 불어나는 우리와 같은 여성들이 자신을 위해 이러한 이유를 찾아내고 있어요. 우리는 함께 여행길을 떠났고, 진리를 깨닫는 순간이 곧 올 겁니다. 우리가 알아내고 실천했던 방법들을 여러분과도 나누고 싶네요.

가장 위안이 되는 사실 가운데 하나는 나라는 인간의 존재 가치가 몇 사이즈의 옷을 입는지로 결정되지 않는다는 점이에요. 나는 이 세상에 단 하나뿐인 사람이자 신의 재능과 선물, 능력으로 창조된 자녀입니다. 그렇게 겉으로 드러나는 옷 사이즈는 아무것도 아니에요. 내가 죽고 난 다음에도 나를 체중이나 바지 사이즈, 발랐던 립스틱 색깔로 기억하는 사람이 있을까요? 전 그들이 대신 내 성격에 대해 이야기하고, 내가 좋은 엄마이자 친구였노라고 추억해 주길 바랍니다. 전 있는 그대로의 내 모습을 사랑해 주는 친구들, 가족들과 함께하는 축복을 받은 행복한 사람입니다.

그렇지만 개선의 여지는 항상 있는 법, 우리가 함께하는 이 인생의 여정에서 가장 근사한 일은 자신의 존재를 다시 정의해 보는 거예요. 자기 평가는 종종 고통스럽지만 모든 성장통은 사람을 성장하게 합니다. 이건 매우 중요한 사실이에요. 우리가 성장하지 않는다면 계속 제자리를 맴돌게 될 텐데, 제게는 그 사실이 죽음보다 더 끔찍한 운명으로 느껴집니다.

우리 모두 앞으로 나아가는 여행을 해요. 이것은 학습 과정이자 성장의 기회이며 가끔은 고통스러울 수도 있는 여정입니다. 이 과정에서 놀랍고도 분명하게 발전한 자신을 볼 수 있을 거예요. 또 종종 한 걸음 앞으로 나아갔다가 열 걸음 뒷걸음치는 시기도 있을 테고요. 그래도 적절한 도구와 태도와 약간의 지식만 있으면 이 여행을 마칠 수 있습니다. 군살 없는 'FLY' 여행법, 이제 함께 배워보도록 해요!

여러분의 보디 클러터 소탕 작전을 돕는 팁을 하나 알려 드릴게요. 이 책을 도구 삼아 여러분의 마음이 하는 이야기를 적어보세요. 이 책을 읽을 때는 항상 몇 가지 물건들을 준비하셔야 합니다. 이 책은 원하는 대로 글자를 적어 넣고 형광펜으로 밑줄도 그을 수 있는 여러분의 소유물이라는 사실을 잊지 마세요.

이제 볼펜과 형광펜과 노트를 준비하세요. 빈 페이지가 남아 있기만 하면 어떤 모양의 노트라도 상관없습니다. 완벽하게 작성해야겠다는 강박관념 때문에 새롭고 말쑥한 물건을 찾으려 애쓰지 마세요. 이것은 여러분의 보디 클러터 컨트롤 일기장입니다. 이 미션들은 금세 여러분의 가장 좋은 친구가 될 거예요.

자, 그럼 이제 보디 클러터 여행을 떠나볼까요?

| 제1장 |
음식: 자신을 파괴하는 강력한 무기

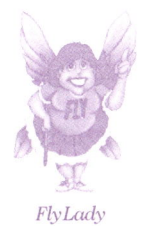

FlyLady

우리는 누구나 한 번쯤 음식을 약물 대용으로 사용했던 기억이 있을 겁니다. 모두를 흡족하게 하는 수준의 약물은 아니더라도, 일단 음식은 손쉽게 구할 수 있으니까요. 드라이브 인 레스토랑을 이용하거나 전자레인지, 냉장고 그리고 찬장에서 우리는 언제나 음식물을 찾을 수 있습니다. 엄마 품에 안겨서 자라던 어린 시절부터 성인이 된 지금까지 음식은 항상 우리를 위해 존재했습니다. 어릴 적 우리가 울음을 터뜨리면 우유병이나 엄마의 젖이 입에 물리거나 눈앞에 쿠키가 나타나곤 했죠. 강아지를 길들이는 방법과 같다고나 할까요? 물론 강아지를 훈련할 때 먹을 것을 주는 것은 칭찬의 뜻을 담고 있지만요. 인간이라고 해서 다를 건 없답니다. 그런데 이거 아세요? 일이 이렇게 된 건 우리의 잘못이 아니라는 사실 말이에요.

음식은 우리의 안전지대입니다. 인간은 대부분 배가 가득 찼을 때 만족감을 느끼지요. 어린 아이였을 때 배가 부르고 만족감을 느끼면 울음을 멈췄던 것과 마찬가지예요. 몇 년 전까지만 해도 나는 엉엉 울고픈 일이 생길 때마다 울음을 참으려고 게걸스럽게 먹어대곤 했어요. 음식을 목구멍으로 꾸역꾸역 넘길수록 현실의 고민이 멀찌감치 밀려나는 듯했지요. 하지만 지금 전 당시 음식이라는 약물을 과다복용해서 어떤 결과를 얻었는지 매일 똑똑히 확인하고 있어요. 거울을 볼 때마다 말이죠. 지금처럼 날 사랑하기 시작한 지 수년이 지나고 나서야, 마침내 내 몸속에 보디 클러터를 집어넣은 범인은 내가 감당하지 못했던 감정적 고통이었다는 사실을 깨닫게 되었습니다.

당시 고민하던 문제가 해결됐는데도 제 사이즈는 변하지 않았어요. 보디 클러터를 제거하는 일은 몸 안에 보디 클러터를 집어넣는 것보다 훨씬 어려웠거든요. 결국 ㄷ자로 시작되는 단어(다이어트)를 포기한 채 있는 그대로의 내 모습을 받아들이게 됐답니다. 그렇게 무리하게 강행했던 다이어트와 요요 현상으로부터 자신을 벌주는 일도 멈출 수 있었습니다. 그 후로 오랫동안 내 몸무게는 거의 변동이 없었어요.

여전히 음식을 약물처럼 사용할 수도 있었습니다. 예전처럼 음식을 먹음으로써 나쁜 기분을 없애려고 하지는 않겠지만, 이제는 음식과 기분을 연계시키는 것이 매우 깨기 어려운 습관이 되었습니다. 예컨대 우리는 행복한 순간에도 음식을 차려놓고 축하를 하죠. 누구나 그렇고, 또 그런 관습이 잘못된 것도 아닙니다. 그러나 상황을 개선하는 첫 걸음이자 가장 힘든 부분은 우리가 어떤 이유로 음식물을 섭취하며 얼마나 많은 양을 먹는지 인식하는 겁니다.

누구에게나 과거의 경험을 떠올리게 하는 음식이 있을 거예요. 너무 좋아한 나머지 아무리 많이 먹어도 포만감이 느껴지지 않는 그런 음식이 있지요? 제게도 그런 음식이 있었으니, 바로 마카로니 치즈랍니다. 전날에 먹고 남은 마카로니 치즈가 냉장고에서 발견되기라도 하면 곧 입으로 직행해버리죠. 다른 그릇에 옮겨 담을 때까지 기다릴 수조차 없어요. 차가운지, 뜨거운지도 상관없이 그저 모두 먹어 치우고 싶을 뿐이거든요. 하지만 마카로니 치즈를 모두 해치우고 나서도 배가 불렀던 기억은 없습니다. 그러면 전 이렇게 중얼거리죠. "대체 뱃속에 무슨 일이 일어난 거지?"

왜 어떤 음식은 정량만으로 만족하지 못할까요? 그 이유를 생각하기 시작하다 보니 어린 시절 기억까지 거슬러 오르게 되었어요. 때는 바야흐로 5학년에서 6학년으로 올라가는 여름이었어요. 여동생들이 아버지네 집에 가있는 동안 저는 어머니와 살고 있었죠. 그때 저는 세 가지 캠프에 참가했는데, 캠프가 끝나고 아무도 없는 집에 와보면 먹을 것이 그리 많지 않았습니다. 집 안을 샅샅이 뒤져봐야 나오는 거라곤 마카로니 한 봉지와 체다 크림수프 캔뿐이었죠. 간단한 요리 정도는 할 수 있는 나이였기에 마카로니 한 봉지를 몽땅 삶은 후 크림수프 캔을 붓고 끓였습니다. 그게 전부였어요. 그땐 음식이 유일한 친구였죠.

그릇에 가득 찬 마카로니 치즈는 거절당하고, 버려지고, 외로웠던 내 마음을 채워주었습니다. 사랑과 평화가 가득한 느낌이라고 하면 좀 억지스럽지만, 최소한 잠깐이나마 배가 부르고 편안한 기분을 느낄 수 있었습니다. 그때 생각을 하니 아직도 가슴이 찡하네요. 물론 제게 일어난 모든 일들이 현재의 제 모습에 영향을 끼쳤다는 건 익히 알고 있습니다. 그렇지만 최소한 지금은 그러한 고통을 겪게 한 마카로니 치즈에 손을 내밀지는 않아요.

여러분에게도 그런 음식이 있나요? 아이스크림이나 포테이토칩일 수도 있고, 초콜릿이 될 수도 있겠지요. 자신의 핫 스팟hot spot(가장 민감한 부분)을 알아내는 것은 여러분의 몫입니다. 제 경우에는 마카로니 치즈에 탐닉하지 않으려고, 남기지 않을 정도의 넉넉한 양만큼 저녁 식사를 준비하는 방법을 배웠지요.

여러분은 음식이라는 약물을 어떻게 다루나요? 여기저기에 음식을 마구 늘어놓고 유혹에 빠져, 마음속으로 과연 먹느냐 마느냐의 밀고 당기기를 하다가, 결국에는 지고 마는 그런 게임을 하는 건가요? 아니면 아예 주변에 보관하는 음식의 양을 제한하고 있나요? 우리가 마주하는 그 약물의 실체를 알고 나면 왜 그 음식이 우리에게 그런 의미를 주는지 알 수 있을뿐더러 욕구를 채우는 다른 방법도 찾을 수 있어요. 그렇지 않다면 매번 주변에 널려 있는 음식을 과다 복용할 수밖에 없겠죠.

오늘만 해도 여러분 가운데 대다수는 벌써 여러 차례 뭔가를 먹었을 거예요. 하지만 그 사실조차 인식하지 못할 수도 있어요. 입에다 무엇을 집어넣는지 생각도 하지 않은 채 음식물이라는 처방을 내리니까요. 이렇듯 아무 생각 없이 먹는 습관은 저녁을 준비하거나 뷔페에서 줄을 기다리거나 식탁을 치우는 동안 스멀스멀 그 모습을 드러내기 시작합니다. 여러분은 아마 이렇게 말하겠죠. '한 입 더 먹는다고 무슨 일이 생기겠어?' 라고 말이에요.

과거의 고통스러운 기억 때문에 모든 사람이 생각 없이 음식을 먹어대는 것은 아니랍니다. 가끔은 너무도 배가 고파 미친 듯이 먹기 시작하다가 충동에 항복하고 마는 거죠. 처음에는 짭짤한 것을 먹고, 그러다 보면 입 안에서 소금기를 덜어내 줄 달콤한 음식이 떠오릅니다. 아니면 그저 씹는 재미를 느끼고 싶어 크래커나 칩을 아삭거리기도 하죠. 그러다가 찬장에 넣어둔 스낵을 종류대로 모조리 맛보고 나서야 뭔가 잘못됐다고 깨닫는 거죠. 우리의 몸에 유익한 일을 하는 방법, 감정이 시키는 대로 따르기 전에 멈춰서 생각하는 방법을 배워야 합니다.

이것이 바로 부정적인 반응을 긍정적인 행동으로 변화시키는 베이비스텝에 대한 내용입니다. 감정적으로 먹어치우는 것과 정말로 배가 고픈 상태를 구분하려면 몸이 말하는 소리에 귀 기울여야 합니다. 여러분은 감정적인 허무함을 채우려고 마카로니 치즈가 필요한 건가요? 아니면 몸을 생각해서 영양가 넘치고 건강에 좋은 음식을 먹고 싶은 건가요?

인간이 살아가는 데는 음식, 물, 공기라는 세 가지 요소가 반드시 필요합니다. 또한 사랑이나 다른 사람과의 관계도 빼놓을 수 없죠. 우리에게는 영혼의 결합을 갈구하는 굶주린 심장이 있습니다. 영혼의 결합이 이루어지지 않거나 무엇인가 결핍되었다고 느끼면 우리는 자신의 고통과 실망을 치유할 방법을 찾게 됩니다. 많은 사람에게 그 치유법은 음식이라는 형태로 나타나는 거죠.

Leanne

제게 그 치유법은 바로 초콜릿이었습니다. 크림처럼 부드럽고, 달콤하며, 절대로 '안 돼!'라고 거절의 말을 하는 법이 없는 초콜릿. 그중에서도 특히 캐드버리Cadbury 초콜릿(영국의 유명한 초콜릿-옮긴이)은 제게 아버지 자체를, 혹은 아버지와의 좋았던 시절을 떠올리게 해줍니다. 아버지는 쉽게 다가가기 어려운 분이셨는데 그분과 제가 가끔 통할 수 있었던 수단이 바로 초콜릿이었거든요.

아버지와의 초콜릿 유대 관계가 처음 이루어진 건 제가 일곱 살 때였습니다. 아버지가 친지 분을 만나느라 영국에 다녀오시면서 커다란 캐드버리 밀크 초콜릿 바를 하나 가져오셨어요. 우리는 그 초콜릿 바에 미친 듯이 탐닉했고, 결국 앉은 자리에서 다 먹어치우고 말았죠. 전 아버지와 더 없이 행복하게 초콜릿을 나눠 먹었던 때만을 기억하고 있습니다. 우리는 초콜릿을 통해 하나로 묶였어요. 지금까지도 초콜릿을 볼 때마다 항상 희미하게 아버지가 떠오르고, 특히 캐드버리는 감정적인 측면에서 제가 가장 선호하는 약물이라고 할 수 있죠. 그것을 먹으면 절대 아물지 않고 남아 있는 상처처럼 내 마음에 뚫린 그 '아버지라는 구멍' 이 잠시나마 메워지니까요. 전 감정적으로 저를 늘 외롭게 했던 진정한 부정을 갈망했습니다. 어떤 면에서는 아버지가 아예 곁에 없었더라면 상황을 이겨내기가 더 쉬웠을지도 모릅니다. 아버지는 집에 계셨지만 결코 날 위해서 존재하지 않았다는 사실을 알고 있었으니까요.

저는 성장하면서도 계속 사랑이나 아버지와의 정에 목말라 했습니다. 초콜릿에 탐닉함으로써 음식과 다른 관계에 빠져들었지만, 아버지의 빈자리를 대신하거나 다른 사람과의 관계에서 느꼈던 감정적 허탈함을 완전히 채워줄 수 있을 만큼 충분한 양을 먹지는 못했습니다. 충분히 사랑받지 못한다고, 그것도 제가 원하는 방식대로 사랑받지 못한다고 느낄 때마다 저는 가슴에 뚫린 커다란 구멍을 메우고자 초콜릿에 손을 뻗었습니다. 결론을 말하자면, 초콜릿과 저는 조화로운 삶을 살지는 못했기에 아예 초콜릿을 없애버려야 했습니다. 그 양이 얼마만큼이든 초콜릿을 볼 때마다 완전히 먹어치워야 직성이 풀렸으니까요. 언젠가 초콜릿과의 평화를 되찾는 날이 오면 그것의 남아 있는 마지막 한입까지 해치우고 싶은 통제 불가능한 욕망이 사라지겠죠. 그때까지는 전 초콜릿과의 거리를 지켜야 할 겁니다.

사실 제 몸무게는 첫째 아이를 임신하기 전까지만 해도 그리 심각한 상태가 아니었습니다. 그때까지는 정상 체중보다 4킬로그램 정도 더 나갔던 까닭에 무리한 다이어트로 몇 킬로그램을 뺐다가 다시 살이 찌는 요요 현상을 겪었고, 그 과정을 반복하면서 겨우 평균 몸무게를 유지했거든요. 그런데 임신을 하자 모든 것이 변했습니다.

그동안 꿈꿔왔던 대로 원하는 만큼 양껏 먹어도 되는 특권이 갑자기 제 삶의 주요 관심사가 되어버린 겁니다. 임신과 육아를 다룬 책을 읽는 것과 함께 말이에요. 저는 믿을 수 없을 만큼 긴 시간을 마트에서 보내며 어떻게 하면 더 많이 먹을 수 있을까를 궁리했습니다. 안 먹어 본 음식이 없을 정도였어요. 건강 식품에서 완전한 불량 식품까지. 대부분 저는 너무 배가 불러서 무슨 일이 생겼는지도 모를 때까지 먹어댔습니다. 단지 제 뱃속에서 생명이 자라고 있다는 사실만이 사랑스럽게 느껴졌죠.

임신 6개월이 되자 체중이 12킬로그램이 늘더군요. 어느 날 남편을 위해 저녁 식사를 준비하고 있는데 완전히 기진맥진해지면서 온몸에 쥐가 나는 느낌이 들었어요. 하지만 퇴근한 남편의 기분이 그리 좋아 보이지 않아서, 제 컨디션도 엉망이었지만 어쩔 수 없이 저녁 식사를 차렸습니다. 스파게티를 반쯤 먹다가 전 결국 울음을 터뜨렸어요. 무슨 일이 벌어졌는지 남편에게 말하기가 두려웠습니다. 그때 전 유산을 할지도 모른다는 생각이 들었거든요. 마침내 남편에게 그 사실을 털어놓았고, 우리는 곧 의사에게 전화를 걸고 병원으로 향했습니다.

병원에서 무서운 하룻밤을 보내고 나서는 임신 기간 내내 침대에서 휴식을 취하라는 엄격한 의사의 지시를 듣고 집으로 돌아갔습니다. 그 후로 음식은 제게 더욱 중요한 존재가 되었고, 그럴수록 몸무게는 계속 늘어났죠. 전 페퍼리지 팜Pepperidge Farm(미국의 유명한 쿠키 브랜드—옮긴이) 쿠키와 점점 가까워졌고, 이를 증명하기라도 하듯 제 허벅지는 나날이 굵어졌죠. 마침내 출산 예정일을 일주일 넘기고서야 4.5킬로그램의 건강한 딸아이를 출산했습니다. 출산 직전에는 체중이 거의 100킬로그램에 육박했어요. 25킬로그램이나 살이 쪄서 스판덱스 소재의 임신복이나 겨우 들어갈 지경이었습니다.

그래서 어떻게 저를 위로했느냐고요? 계속 먹었죠. 덩치가 산처럼 커진 제 몸이 부끄러웠고, 모유 수유를 했기에 늘 배가 고팠습니다. 저는 다시 한 번 마음의 빗장을 걸고 과다섭취하면서 음식에 모든 것을 의존했어요. 출산 후 몸매를 되찾지 못한 데 대한 마음의 위안을 찾는 방법은 누구도 말리지 못할 만큼 먹어치움으로써 그 상처를 억누르는 것이었습니다. 당시에는 깨닫지 못했지만 지금 생각해보니 음식이 제게는 방패와 같은 존재였던 것 같습니다. 음식은 고통과 귀찮게 하는 사람들(주로 남편이었죠)에게서 절 지켜줬습니다. 그 당시에는 성생활에 아무런 관심도 없었기에 남편에게는 늘어난 몸무게를 변명거리로 사용했죠. 무의식중에 제가 점점 뚱뚱해지면 남편도 제게 성적인 관심을 보이지 않을 것으로 생각했나 봅니다. 이런 행동은 습관으로 변해갔고, 마침내 엑스트라 라지 사이즈의 옷이 맞지 않을 때까지 몸무게는 계속 늘어갔습니다. 그런데도 멈추지 않았죠.

그러던 어느 날, 감정적인 방패로 사용하고 있던 음식이 내 마음을 치유할 능력이 없다는 사실을 갑자기 깨닫고 나서야 식탐을 멈출 수 있었습니다. '음식은 음식일 뿐이야! 그건 내게 사랑을 주지도 않고, 신처럼 완벽한 존재도 아니라고!' 전 깨달았어요. 제가 음식에 힘을 부여할 때만 음식은 전지전능한 신처럼 보였다는 사실을요. 전 음식에 대한 통제력을 너무 오랫동안 포기해 버린 거예요. 전 저 자신을 사랑할 수 있으며, 돌볼 수도 있다는 사실을 깨달았습니다. 더는 초콜릿도, 쿠키도, 밀크 셰이크도 내 앞길을 가로막지 못하도록 하겠노라 결심했죠.

보디 클러터 컨트롤 일기장의 빈 페이지를 펼쳐 보세요. 이제부터 무언가를 적어 보는 거예요. 일기를 시작할 질문들은 다음과 같습니다.

❖ 어떤 음식을 먹고 처음으로 마음의 안도감을 느낀 기억이 있나요? 만약 그렇다면 특정 음식이었나요, 아니면 음식 그 자체였나요?

❖ 마음의 위로가 필요할 때 가장 먹고 싶은 음식은 무엇인가요?

❖ 이제 과거로 돌아가서 왜 그 음식이 그렇게 좋았는지 생각해 보세요.

❖ 음식을 통해 자신을 스스로 위안했던 첫 기억을 적어보고, 그때 무슨 일이 일어났으며 어떤 기분이었는지 적어보세요.

되도록 빠르고 성의 있게 적어보세요. 그렇게 쓰고 나면 그 감정을 벗어버리는 데 도움이 될 겁니다. 문법이나 맞춤법, 철자법에 신경 쓰느라 쩔쩔매지 말고 그냥 쓰세요! 어차피 이 일기를 읽을 사람은 당신밖에 없으니까요.

제2장

수많은 다이어트: 그런데 왜 그렇게 어려운 걸까?

과체중이라는 말보다는 보디 클러터라고 부르는 편이 더 듣기 좋을지도 모릅니다. 하지만 그렇다고 해서 여러분의 몸에 쌓인 보디 클러터와 관계된 문제를 대수롭지 않게 넘길 의도는 없습니다. 의학 용어로 살이 찐 상태를 설명하는 단어는 '비만'이 맞습니다. 하지만 의미를 더욱 명확하게 하고 비만에 관한 중요한 사실을 강조하고자, 이 장에서는 의학 용어 대신 보디 클러터로 부르겠습니다.

Leanne

최근 연구 결과에 따르면 미국인이 비만으로 지출하는 돈이 연간 900억 달러를 넘는다는군요. 눈이 휘둥그레질 만한 이 금액은 비만과 관련된 사람들이 지출하는 돈 외에도 회사나 보험사의 손실로 기록된 액수까지 포함한 것입니다. 비만과 관련된 문제는 셀 수 없이 많죠. 당뇨, 심장병,

암, 뇌졸중, 무릎이나 관절 문제 등은 그 중 일부에 불과합니다. 사실 비만의 치료법은 매우 쉽게 정의되어 있습니다. 그런데도 왜 우리는 이 문제로 이렇게 고군분투하는 것일까요?

연간 900억 달러씩 소비된다는 그 금액을 다시 한 번 살펴보기로 하죠. 이 세상의 기업 중에는 분명히 우리의 비만을 없애주는 곳이 있을 겁니다. 반면 실제로 체중을 줄이는 데는 아무런 도움이 안 되면서도(은행 잔고가 빠져나가는 것을 보고 속상해서 살이 빠진다면 모를까……) 여러분이 물건을 구입함으로써 회사를 도와주기를 바라고 기도하는 곳도 있을 거예요. 우리는 다이어트가 반드시 성공할 것이라는 약속이나 살이 빠지지 않으면 돈을 돌려주겠다는 말에 속기도 합니다. 우리의 약점이 너무도 뻔히 보이기 때문에 마케팅 술수를 쓰는 사람들은 우리를 쉽게 유혹할 수 있죠. 그들은 우리가 어떤 사람들이며, 날씬하고 아름다운 할리우드 배우처럼 되고 싶다는 욕망이 있다는 것을 압니다. 그러하기에 자신들의 제품이 필요하다고 느끼게 하는 방법 또한 잘 아는 것이지요. 결국 심야 TV에서 우리의 선택을 간절히 기다리던 그런 최신 제품을 선택하게 되지만, 그 상품이 광고에서 본 것처럼 놀라운 효과를 내지 못하면 우리는 마치 이용당하고 버림받은 기분을 느낍니다.

잡지와 텔레비전을 보세요. 다이어트 물품을 구입하기만 한다면 우리가 얼마나 젊고, 날씬하고, 아름다워 보일 수 있는지에 대한 정보와 가이드로 가득 차 있습니다. 아름다운 사람들의 세계로 진입하려면 그 상품들을 구입해야 하고, 그렇지 않으면 아무런 희망도 없이 영원히 뒤처진 삶을 살 것이라는 불안한 느낌을 주는 것들이죠. 합리적으로 생각해 보면, 우리에게 희망이 없다는 말은 사실이 아니라는 것쯤을 판단할 수 있겠지요. 그렇지만 불안한 느낌의 물결에 휩쓸리게 되는 그 순간, 다이어트와 운동 업계는 우리가 마치 구원을 바라며 그들이 내미는 구명보트에 기어오르기만을 기다리는 겁니다.

플라이레이디와 저는 개인적으로 이러한 경험을 매우 많이 겪었답니다. 역겨운 다이어트 물약을 마셔본 적도 있고, 인체에 적합하지 않은 수많은 다이어트 제품을 복용하기도 했습니다. 날씬해질 수 있다는 확신을 주는 제품이라면 가리지 않고 엄청난 양의 운동 기구와 비디오를 구입했고, 헬스클럽 회원으로 가입도 했으며, 다이어트 약품과 책도 사들였습니다. 간단히 말하면, 우리 둘 다 할 만큼은 했지요. 하지만 그 결과가 어땠는지 아세요? 짧게 말해, 전혀, 조금도 도움이 되지 않았습니다. 더욱이 너무 많은 돈을 지출했다는 죄책감까지 가중되자 보디 클러터는 오히려 더 불어났죠. 물론 이제는 겨우 겨우 진정으로 체중을 줄이는 방법을 알게 됐습니다. 베이비스텝과 루틴routine(일상의 일 또는 일과, 꾸준히 실행해야 하는 일을 뜻한다—옮긴이)을 실행하면 보디 클러터를 떨쳐 낼 수 있다는 사실을 깨달았으니까요. 잠깐, 그런데 이러한 단계를 실행할 때 한 가지 기본적인 원칙을 명심해야 합니다. 바로 자신을 사랑하고, 스스로 몸을 돌보며, 절대 포기하지 않아야 한다는 것입니다.

우리 대부분은 메디슨 애비뉴Madison Avenue(뉴욕의 유명한 쇼핑가 — 옮긴이)가 펼치는 과대광고의 거짓말에 기만당했습니다. 젊고 삐쩍 말라야만 아름다워질 수 있다는 그런 고정관념 말이에요(광고에서 모델의 허벅지 살이나 얼굴의 주름을 교묘하게 감춰준 덕분에 그녀들이 그렇게 아름다워 보였던 겁니다). 대기업들은 이러한 거짓 여신들을 만들어내서 우리가 자신의 몸에 불만을 갖게 합니다. 그래서 아름다움을 추구하는 클럽의 회원으로 가입할 수 있도록, 현재 상태를 개선할 수 있는 제품을 사도록 우리를 부추기는 겁니다.

이러한 사실들이 우리 아이들에게는 과연 어떤 의미로 느껴질까요? 왜 요즘 들어 섭식攝食(음식물 섭취) 장애가 점점 늘어나고 있을까요? 또 왜 겨우 일곱 살 난 정상적인 여자 아이들이 '나도 다이어트를 해야 하는 거야?'라고 여러분에게 묻는다고 생각하세요? 우리의 어린 딸들은 글래머 스타일로 드레스를 차려입고 화장을 한 스타들의 이미지로 둘러싸인 채 살고 있습니다. 그런 몸매는 현실적으로 불가능할뿐더러 그런 몸매로 살아간다는 것이 쉽지도 않습니다. 그럼에도 아이들은 그 스타와 같은 몸매를 갖고 싶은 거죠. 그래서 자신을 가꿔야 한다고 생각하기 때문에, 쉽고 빠르게 현재 상태를 개선할 수 있다는 거짓 제안에 속아 넘어갑니다. 잡지나 다른 광고 매체를 통해 판매되면서 계속 이어지는 이러한 신화는 우리의 아이들에게 섭식 장애를 유발하고, 우리의 건강을 망가뜨리고, 사업의 번창을 위해 당신이 마르고 건강해지기를 원하지 않는 회사들의 지갑을 두툼하게 만드는 문제들입니다. 사실 조금 덜 먹고 더 많이 움직이기만 하면 체중을 줄일 수 있는데도 말입니다. 이는 베이비스텝과 루틴을 계속하면 충분히 실천할 수 있는 일이에요.

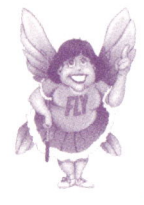

FlyLady

다이어트는 과연 무엇일까요? 또 다이어트 산업은 무엇일까요? '다이어트'라는 단어는 대부분의 사람에게 부정적인 뜻으로 변형되었습니다. 그렇다면 이 네 음절의 진짜 의미는 무엇일까요?

다이어트의 어원은 그리스어 'diaita'입니다. 이 단어는 'diatasthai' 즉, '삶의 방식'을 뜻하지요. 생각해 보세요! 다이어트는 원래 우리가 사는 전반적인 방식과 삶을 유지하고자 일상적으로 소비하는 모든 음식과 음료를 아우르는 말인 거예요. 그러니 의사들이 우리에게 특별한 식이요법(다이어트)을 처방했을 때는 '삶의 방식'의 질을 개선하라는 뜻인 겁니다.

그러니 이제부터는 다이어트라는 말을 들어도 뭔가 박탈당하고 벌을 받는 것 같은 기분을 버려야겠죠? 그 자체가 우리에게 상처가 되는 말은 결코 아니니까요. 마침내 자신을 사랑하게 되어finally loving yourself(FLY) 자기의 행동을 제어하는 베이비스텝을 실행할 수 있도록 스스로를 돌보라는 뜻일 뿐입니다.

여러분이 다이어트 산업에 대해서 골똘히, 오랫동안 생각해 보셨으면 합니다. 우리가 모두 건강하게 살고 있다면 과연 다이어트 산업이 세상에 출현할 수나 있었을까요? 아마도 우리는 자연스럽게 우리 몸이 원하는 음식을 섭취했을 겁니다. 그렇지만 현실은 그렇지 않았죠. 우리는 과식을 했고, 그렇게 해서 얻은 원하지 않았던 살들이 순간적으로 사라지게 하는 방법을 찾고 있습니다. 오늘날 다이어트 산업이 420억 달러 규모로 급성장할 수 있었던 까닭은, 이렇게 문제가 순식간에 해결되기를 바라는 우리의 욕심이었던 거예요. 420억 달러는 다이어트 산업 매출만 집계한 겁니다. 린 Leanne이 말했던, 비만에서 비롯된 건강 관련 문제로 소비하는 연간 900억 달러는 아예 포함되지도 않은 금액입니다. 그러니까 결국 비만과 싸우는 데 드는 비용이 연간 1,300억 달러가 족히 넘는다는 뜻이에요.

다이어트 산업은 알약, 비타민, 운동 기구, 비디오, 헬스클럽 회원권, 음식 클럽 회원과 책 등으로 구성되어 있습니다. 이 책이 여러분이 구입하는 마지막 다이어트 관련 책이 되길 바랄 뿐입니다! 우리의 목표는 여러분의 몸을 비롯해 머리나 허벅지 그리고 찬장에 쌓여 있는 클러터에 대해 알려주는 겁니다. 여러분의 몸을 바라보는 새로운 태도를, 소비하는 음식을 향한 새로운 관점을 알려주는 거죠. 물론 이러한 변화가 하룻밤 사이에 일어나지는 않겠지요. 하지만 여러 단계의 베이비스텝을 밟아가다 보면 어느새 여러분은 새로운 라이프스타일을 찾아내는 성공의 계단에 올라 있을 것입니다.

처음 집 안을 정리하려고 시도했을 때 저는 서점에서 여러 권의 책을 훑어보았고, 그 중 몇 권은 직접 구입하기도 했습니다. 하지만 대부분 항상 실패했답니다. 체중 감량이라는 세계로 모험을 떠나려면 매우 많은 노력이 필요합니다. 여러분 모두가 한 번쯤은 실패를 맛보았을 '지금 당장 깔끔하게 정리하기'나 '벼락부자 되기' 계획보다 더 많이 말이에요. 1974년부터 제가 시도했던 방법들을 쭉 나열해 보겠습니다.

01. 이뇨제 ➜ 먹고 나서 기절한 적이 있었다.

02. 다이어트 알약 ➜ 이 약을 복용하니 왠지 모르게 화가 났다.

03. 배추 수프 다이어트 ➜ 돌리 파튼Dolly Parton(미국 가수─옮긴이)이 개발한 비법이라고 들었는데, 몇 번 먹다 보니 지긋지긋해졌다.

04. 조깅 시작 ➜ 전 남편에게 볶여서 시작했다가 얼마 가지 못해 정강이를 다쳤다.

05. 건조 식품을 파는 판매원과 상담 ➜ 식품만 사고 다시는 가지 않았다.

06. 《과식 극복하기》 책 읽기 ➜ 이해가 되는 말들이었다.

07. 과식자 익명 클럽 ➜ 모임에 한 번 참석했는데, 그럴 듯했다.

08. 에어로빅 클래스 등록 ➜ 난 정말이지 에어로빅엔 젬병이다.

09. 체중 감시반 ➜ 몇 번 등록했다가, 한 번 참석하고 다시는 가지 않았다.

10. 헬스클럽 등록 ➜ 딱 한 번 갔다.

11. 비디오 운동 테이프 구입 ➜ 한 번도 틀어보지 않았다.

12. 태극권 비디오 구입 ➜ 한 번 봤다.

13. 태극권에 관한 책 몇 권 구입 ➡ 열어보지도 않았다.

14. 리처드 시몬스(유명한 건강학 교수─옮긴이) 비디오 구입 ➡ 다섯 번 따라했다.

15. 《체중 감량 다이어트》를 읽음 ➡ 몇 권쯤 버렸다.

16. 체중 감량 다이어트 코스에 등록 ➡ 세 번 갔다.

17. 주디 할리데이Judy Halliday와 아서 할리데이Arthur Halliday가 쓴 《슬림 위드인Thin Within》을 읽음 ➡ 정말 그럴 듯했다.

18. 탄수화물 섭취 줄이기에 대한 책 구입 ➡ 이름도 기억나지 않는다. 버렸다.

19. 러닝머신 구입 ➡ 열심히 하는 유일한 물건. 러닝머신을 사용하면서도 집필할 수 있기 때문이다.

20. 혈액형별 음식 섭취에 대한 책 읽기 ➡ 재미있는 생각이다.

리스트에서 공통점을 발견했나요? 그 현상을 저는 '마법의 알약 신드롬'이라고 부르고 싶군요. 이런 것들을 구입하면서 우리는 뱃살과의 전쟁이 한순간에 끝날 것으로 생각했을 겁니다. 그렇지만 잠깐 이 방법들을 시도하고는 다시는 반복하지 않죠. 왜일까요? 제 생각으로는 이 모든 방법들을 꾸준히만 따라한다면 분명히 효과는 있을 것으로 생각해요. 그러나 꾸준히 하지 않는 것이 문제죠. 왜 끈기 있게 실행하지 못할까요? 무엇이 방해되었을까요? 내 완벽주의? 아니면 반항심 때문이었을까요?(사실 잘못된 결혼 생활에서 반항심 때문에 더 많은 클러터를 몸에 쌓아두기 시작했지만요) 그러나 이제는 그 누구도 나를 비참하게 만들지 못합니다. 전 지금 이 대로의 내 모습을 사랑합니다.

이것이 어려운 부분이죠. 전 정말로 저 자신을 사랑해요! 모든 죄책감과 자책감을 떨쳐내지 않았더라면 몸무게는 아마도 계속 늘었을 테죠. 추한 모습으로 내 머리를 가득 채우고 있던 사람이 내 삶에 다시는 존재하지 않았고, 그 덕분에 받는 스트레스가 없어서 체중이 더는 늘지 않았던 것일까요? 그 이유는 잘 모르겠고, 그렇게 중요하지도 않습니다. 내가 늘 생각했던 가장 중요한 것은 앞으로 오래, 건강하게 살 수 있을 정도로 나 자신을 사랑하는 것이었죠. 저는 지금도 그렇고 앞으로도 절대 슈퍼모델이나 잡지 표지 모델이 될 수는 없어요. 그런데도 저 자신이라는 이유만으로 날 사랑할 수 있습니다.

지금까지 몇 년 동안 플라이에 참여해 왔습니다. 우리 집에 있는 클러터를 치워내는 데는 9개월이 걸렸어요. 플라이레이디 시스템이 추천하는 다양한 도구와 서적(《27 플라잉 부기27 Flying Boogie》)의 도움 덕분이었죠. 계획한 대로 꾸준히 실천했더니 클러터를 치워내는 과정은 순조롭게 진행됐습니다. '모 아니면 도'라는 사고방식으로 생각하다 보면 당장 쪽 빠진 날씬한 허벅지를 원하게 됩니다. 라이프스타일이 천천히, 꾸준히 변화하는 과정의 결과를 기다리지 않는 것이죠. 현실적으로 다시 한 번 생각해 볼까요? 우리 집에 쌓인 클러터는 1주나 한 달, 아니 1년 내에 이루어진 것이 아닙니다. 우리가 살아가는 동안 점점 커지면서 쌓인 거죠.

우리의 몸도 집과 다를 바 없습니다. 사실 우리의 몸은 영혼의 집이자 우리 존재에 대한 신전이라고 할 수 있죠. 집에다 무엇을 새로 들여놓을 때처럼 음식물을 신중하게 섭취한다면 우리의 태도는 놀라우리만큼 변화할 것입니다. 누군가 "사람은 먹는 대로 된다. 지방을 먹으면 지방 덩어리가 될 것이다"라고 말했습니다. 무슨 이유인지는 모르지만 그 말이 계속 기억나더군요. 그렇게 주의 깊게 들은 말도 아닌데 말이에요. 내 몸과 정신의 신전을 좀더 특별하게 대하고 있다고나 할까요? 내가 가진 유일한 몸이니만큼 돌보아야 할 가치가 있는 것이니까요. 저는 다른 사람들에게는 클러터 하나하나를 대상으로 까다로운 질문을 던짐으로써 집 안에 있는 클러터를 없애는 방법을 가르쳤습니다.

내가 이것을 정말 좋아하나?
이것 때문에 행복감을 느끼나?
이것을 보관할 장소가 있을까?
그 대답이 하나라도 부정적이라면, 저쪽으로 치워두세요!

이 접근법을 어떻게 하면 우리가 입에 집어넣을 음식에도 똑같이 적용할 수 있을까요? 초콜릿이나 포테이토칩을 들고 '내가 이것을 정말 좋아할까?' 라고 물으면 여러분은 '당연하지!' 라고 대답하겠죠. 그리고 나서는 걸신들린 듯 그것들을 먹어치울 테고요. '이것 때문에 행복감을 느끼나?' 라고 묻는다면, '물론! 매번 입에 넣을 때마다 행복해' 라는 대답이 기다릴 겁니다. '이것을 보관할 장소가 있을까?' 라는 질문에는 '그럼, 내 뱃속에' 라는 대답이 기대됩니다. 그렇지만 그 초콜릿이 진짜로 향하게 되는 장소는 뱃속이 아니라 여러분의 허벅지 아니면 프래니Franny*죠.

그렇다면 음식을 입 안에 넣을 때마다 자신에게 어떤 질문을 던져야 할까요?

이 음식이 과연 내 몸을 축복해줄까?

이 음식이 나의 건강한 식습관에 들어맞을까?

이 음식의 맛이 내 몸속에 들어가도 좋을 만큼 훌륭한 걸까?

내가 왜 이 음식을 먹고 싶어 하는 거지?

⚘ **이 음식이 과연 내 몸을 축복해줄까?** 이 첫 번째 질문을 통해 음식에서 영양분을 찾아보세요. 비타민, 미네랄, 섬유소, 단백질 등이 있죠.

⚘ **이 음식이 나의 건강한 식습관에 들어맞을까?** 이 질문은 단순히 '예' 나 '아니오' 로 대답하면 됩니다.

⚘ **이 음식의 맛이 내 몸속에 들어가도 좋을 만큼 훌륭한 걸까?** 음식

---

* **프래니**: 제롬 데이비드 샐린저J. D. Salinger의 《프래니와 주이Franny and Zooey》에 나오는 여주인공으로 위선으로 가득찬 세상에 실망하여 신경쇠약증세를 보인다. 이 책에서는 불행할 때 몸과 마음에 나타나는 현상을 뜻하고 있다.―옮긴이

에 맛이 전혀 없다면, 왜 먹고 싶어 하는 걸까요? 글쎄요, 제가 과거에 맛이 없었던 라이스 케이크에 탐닉했던 경험이 있기 때문에 묻는 거예요. 왜냐고요? 그건 좀더 나중에 살펴보죠.

🎀 **내가 왜 이 음식을 먹고 싶어 하는 거지?** 나는 정말 배가 고픈 걸까, 아니면 그냥 마실 물 한 잔이 필요한 걸까? 화가 나서 기분을 풀 수 있도록 먹고 싶은 것일까? 외로워서, 나 자신이 가여워서, 아니면 그냥 피곤해서, 사실은 실컷 자고 싶은 것일까? 아무런 생각 없이 먹는 걸까? 무엇인가를 먹는 이유가 HALT에 해당한다면 잠깐만 생각해 보세요. HALT는 Hungry, Angry, Lonely, Tired(굶주리거나, 화가 나거나, 외롭거나 피곤한 상황)의 약자입니다.

TV를 보는 것에서부터 먹는 것까지, 모든 일에는 적절한 균형이 있습니다. 개인적으로 가장 잘 들어맞는 자신만의 균형점을 찾아야 해요. 이 일은 첨단 과학 공식처럼 어렵지 않습니다. 아주 평범한 상식일 뿐이니 무엇인가를 입에 넣고 깨물기 전에 잠깐 생각을 해보는 것만으로도 충분해요.

17년 동안, 저는 첫 남편이자 하나뿐인 내 아들의 아버지인 사람과 결혼 생활을 했습니다. 그동안의 시간을 아무리 미화시켜서 말하려고 해도, 내 인생에서 가장 스트레스를 많이 받았던 시기라고밖에는 표현할 수 없네요. 당시에 저는 대부분 기분 전환을 하려고 무엇인가를 마구 먹어댔습니다. 그리고 남편과 헤어지고 나서 처음으로 FLY를 시작했죠. 나 자신을 사랑하는 방법을 배우고자 부단히 노력했습니다. 나는 무능하고, 못생겼으며, 뚱뚱하고, 이제껏 그랬지만 앞으로도 결코 훌륭해지지 못할 것이라고 끊임없이 내게 속삭이는 머릿속의 말들을 떨쳐내야만 했으니까요. 그렇게 귓가에 맴도는 이야기들을 날 축복하는 말들로 바꿔야만 했습니다. 날 위해서 그런 일을 해줄 수 있는 사람은 아무도 없었습니다. 나밖에는 말이에요. 이제 왜 그런 과정을 겪어야 했는지 이해가 됩니다. 내가 그런 과정을 거치지 않았더라면 결코 여러분을 도울 수 없었을 테니까요!

그런데 최근에, 예전 결혼 생활에서 얻었던 두 가지 결과물이 아직도 매일같이 내 생활에 영향을 끼친다는 사실을 깨달았습니다. 그중 한 가지는 좋은 것이고, 나머지 하나는 마음을 단단히 먹지 않으면 여전히 내게 상처를 줄 수도 있는 일이죠. 내가 받은 소중한 선물은 내 아들이에요. 전 정말 아들의 존재에 감사해요. 부정적인 쪽은 내 몸무게입니다. 그래도 과체중이 불러온 건강의 위험에 대해서 잘 알고, 나 자신을 사랑하는 생활을 시작하려면 체중을 줄여야 한다는 사실 또한 잊지 않고 있어요. 더 건강해져서 오랫동안 평화롭고 즐겁게 살려고 노력 중입니다. 지금도 체중이 많이 나가기는 하지만 요새처럼 날 사랑하면서 다시는 날 못살게 굴지 않는 방법을 꾸준히 배워왔어요. 내가 원했던 삶을 사는 데 필요한 베이비스텝을 밟고 있습니다. 내 몸은 내 영혼이 사는 신전이자 절대로 경멸이나 무시당해서는 안 될 곳이죠.

여동생 패디Paddi와 나는 지금 제 남편인 로버트Robert를 만나서 행복감을 느끼자, 내 몸무게가 급격히 줄어들 것으로 생각했어요. 하지만 그건 아니더군요. 내가 더 행복해졌고, 보디 클러터가 생길 수밖에 없었던 끔찍한 시간이 지나갔으니까, 클러터들이 쉽게 사라지리라 생각했죠. 그렇지만 그런 일은 일어나지 않았어요. 이 클러터들은 오랜 시간 전에 축적되었던 것들이고, 그저 행복한 생활을 하며 사라지기를 간절히 바라는 것만으로는 제거할 수 없는 녀석들이었죠. 전 항상 '클러터를 조정할 수는 없어요. 유일하게 움직일 방법은 제거하는 것이죠'라고 말해왔습니다. 전 수년 동안 같은 사이즈를 유지했습니다. 보디 클러터를 더 늘리지는 않았던 셈이죠. 그리고 최근에서야 마침내 보디 클러터를 제거하기 시작했습니다. 자신에게 이렇게 물어보세요. '과체중을 어떻게 해결해야 할까? 또 내 건강과 행복한 삶을 위해 무엇을 해야 하지?'

베이비스텝과 루틴은 여러분의 집 안에 있는 클러터를 해결해주는 방법이기도 합니다. 보디 클러터는 치료할 수 있습니다. 베이비스텝과 루틴을 실천함으로써 우리는 더 건강하고 행복하며 더 오래 살 수 있는 거죠. 자신을 사랑하기 위해 꼭 잡지 표지에 나오는 것처럼 마르고 완벽한 외모를 갖추어야 하는 것은 아닙니다. 여러분과 여러분이 사랑하는 사람들을 위해 가능한 한 건강해지는 것으로 충분하죠.

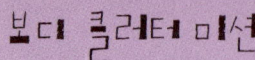
보디 클러터 미션

이제 다시 보디 클러터 컨트롤 일기장을 펼칠 시간입니다. 마음속에 쌓인 감정을 모두 떨쳐버리고 종이에 적어 보세요. 문법이나 맞춤법, 철자법에 신경 쓰느라 쩔쩔매지 말고 그냥 써내려가는 거예요!

여러분이 생각하는 '아름다움'의 이미지는 무엇인가요?

그동안 시도했던 다이어트 방법을 나열해 보고, 어떻게 실천했는지, 그때 무슨 느낌이 들었는지 적어 보세요.

다음으로는 기억을 더듬어서 십대 시절로 돌아가 여러분의 몸무게와 관련해 기억나는 것들을 써보세요. 여러분의 삶에 무엇인가 큰일(졸업, 결혼, 출산, 이사, 승진 등)이 생겼을 때 몇 킬로그램이 나갔는지에 따라 삶을 재구성할 수 있습니다. 몸무게가 전혀 떠오르지 않는다면 기억나는 것만 적어도 됩니다. 모두 적고 나면 몸무게가 늘어났던 시절에 여러분의 삶에 어떤 일이 일어났는지 연관시키려 노력해 보세요.

몸무게와 관련된 건강 문제에 시달리고 있나요? 당뇨, 관절, 발 문제를 비롯해 떠오르는 다른 질병들은 무엇인가요?

제3장

꼭꼭 숨긴, 그렇지만 그렇게
꼭꼭 숨길 수만은 없는 보디 클러터의 진실

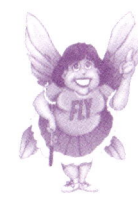

FlyLady

보디 클러터에는 매우 많은 의미가 숨어 있습니다. 우리는 그 의미들을 자신에게 숨기는 교묘한 전략을 개발시켜왔죠. 그렇게 보디 클러터로부터 달아나고, 숨을 곳을 찾지만 우리가 진정 벗어나고 싶어 애를 쓰는 그 존재가 바로 우리 자신이라는 사실은 깨닫지 못합니다.

자신을 속인다는 증거는 몸무게를 숨기려는 증상에서부터 찾아볼 수 있습니다. 몸에 달라붙지 않게 넉넉하고 헐렁한 스타일의 드레스에서 몸매를 드러내지 않고 완벽하게 감추는 옷까지 살을 은닉하는 방법은 다양하죠. 그렇지만 그 숨은 살들이 다른 사람들에게 정말 안 보일까요? 만약 그렇다고 생각하면서 결코 비만이 아닌 척 행동하면 평생 보디 클러터를 떼어낼 수 없을 거예요. 제가 확신합니다. 옷장 속을 차지한 몸에 쫙 달라붙는 옷들, 뚱보용 의복과 엄청나게 큰 사이즈의 스웨터와 온몸을 꽁꽁 둘러쌀 수 있도록 겨울을 손꼽아 바라는 마음들은 결국 하나로 이어집니다. 무엇인가로부터 숨은 거죠.

뚱보용 옷, 몸매를 드러내는 옷

우리는 고문과 자학으로 똘똘 뭉친 게임을 하고 있습니다. 물론 우리도 한때는 날씬하고 예뻤습니다. 하지만 현재 그런 몸매를 유지하는 데 실패했죠. 여러분은 혹시 다시 날씬해지고 싶지만 결코 그럴 수 없다는 생각에 자신을 학대하면서 살아가고 있나요?

우리는 커다란 옷으로 자신의 몸을 숨깁니다. 그럴수록 예전의 날씬한 옷들은 옷장 속에서 우리의 엉덩이가 점점 커지는 것을 조용히 지켜보겠죠. 우리는 이 사실을 잘 알면서도 날씬했던 시절의 기억을 떠올리며 죄책감을 느낄 수밖에 없는 옷가지들을 버리지 않고 옷장 속에 고이 모셔놓고 있습니다. 결국 그 옷들은 또다시 자신을 학대하는 도구가 아닐까요? 아마도 유행이 지났거나, 몸에 맞지 않는 옷가지들을 누구나 몇 벌쯤은 가지고 있을 겁니다. 우리가 현재 어떤 모습인지 확실히 인식하고, 새로운 모습으로 거듭날 준비가 되어 있다면, 그런 옷들은 이제 과감하게 던져버리세요! 클러터를 관리할 수는 없습니다. 오직 버릴 수만 있을 뿐이죠.

"난 예쁜 것 같아"

이런 가사가 들어간 유행가를 한 번쯤은 들어봤을 겁니다. 이제 잠깐 여유를 갖고 자신에게 물어보세요. "내가 예쁜 것 같아?" 만약 "아니요" 라고 대답했다면 여기 당신이 해야 할 숙제가 있습니다. 아침에 일어났을 때 옷을 잘 차려입고 헤어스타일을 만지고 화장을 해보세요. 어떤 상황에 서든 당당한 태도를 보일 수 있도록 멋진 하루를 맞을 준비를 하는 겁니다. 여러분은 이렇게 할 수 있나요? 만약 아니라면 이 쉬운 일을 못하는 이유가 무엇인가요?

아마도 여러분은 이렇게 대답하겠죠. "뭐 그렇게 거창하게 꾸밀 필요가 있나요? 오늘은 외출도 안 할 거고 아이들과 온종일 집에 있을 건데요." 하지만 이런 말은 변명에 지나지 않습니다. 제가 원하는 것은 여러분이 거울 속에 비친 자신의 모습을 보고 미소를 짓는 것뿐이니까요. 여러분은 새집처럼 흐트러진 머리 모양을 보고 미소를 지을 수 있나요? 우스운 꼴이라 생각하며 배꼽을 잡고 낄낄거리는 것 말고, 거울에 비친 모습을 보고 기분이 좋아질 수 있을까요? 스스로 예쁘다고 느낄 수 있을까요?

자신이 예쁘다고 여기는 것은 얼굴보다는 태도에 관한 문제입니다. 이 태도를 바꾸는 데는 약간의 노력이 필요하죠. 보디 클러터를 제거하는 데 옷을 잘 차려입는 것이 뭐 그리 중요할까 생각할지도 모르지만 이번 한 번만 저를 믿고 따라주길 바랍니다. 할머니는 늘 "예쁘다는 것은 예쁘게 행동하는 것이다"라고 말씀하셨어요. 제가 아이였을 때는 이 말을 올바른 행동을 하면 어른들 눈에 예쁘게 보일 거라고 해석했지요. 그런데 이제 어른이 되어 마침내 나 자신을 사랑하게 되니, 그 말 속에 새롭고도 숭고한 뜻이 숨어 있음을 알게 됐습니다. 바로 자신을 존경과 사랑으로 대하지 않으면 결코 자기가 예쁘다고 느끼지 못한다는 것입니다. 아침에 일어나서 외모를 꾸미는 것은 하루 중 가장 중요한 일과입니다. 잠옷 차림으로 온종일 누워 있으면 도저히 스스로 예쁘다고 생각되지 않을 거예요. 스스로 예쁘다고 느낄 수 있으려면 외모를 가꿔야 하는 거죠. 어느 날 갑자기 요정이 나타나 마법 지팡이를 흔들어 여러분을 공주로 바꿔주는 일은 절대 일어나지 않을 겁니다.

굳이 예쁘게 치장하지 않아도 되는 날은 분명히 있을 것입니다. 하지만 저는 몇 년째 모닝 루틴을 실행해 왔는데, 이제는 아침에 일어나서 말끔하게 차려입지 않으면 오히려 어색해서 견디지 못할 정도랍니다. 그래서 몸이 아플 때조차도 예쁘게 단장하고 있죠.

그럼 이제 여러분이 착용하고 있는 옷 스타일에 대해 이야기해 볼까요? 혹시 지금 입는 옷 때문에 못나 보이는 것은 아닐까요? 최근에 살이 몇 킬로그램 더 찌면서 지금 입는 옷이 몸에 너무 꽉 끼나요? 언젠가는 살이 다시 빠져서 날씬해질 것이라는 믿음으로 한 사이즈 작은 옷들을 아직도 옷장에 간직하고 있나요? 또 한편으로는 바라보기만 해도 왠지 뿌듯해져서 백만장자가 된 듯한 기분을 느끼게 해주는 그런 옷을 어쩌면 다시는 입지 못할 것이라고 자학하고 있나요? 이제는 이 모든 못난 짓을 그만

두셔야 해요. 입어서 예뻐 보이는 옷이 세상에 단 한 벌뿐이라고 해도 상관없습니다.

　저는 여러분이 지나치게 큰 사이즈의 옷을 입는 것을 바라지 않아요. 이미 지저분해진 스웨터는 '이 옷을 입고 있으면 쿠키 하나쯤은 더 먹어도 상관없어'라고, 우리 머리에 말해주는 놀라운 능력을 지녔답니다. 이것은 누구도 눈치 챌 수 없으니, 그 폭넓은 트레이닝 바지는 여러분이 알지 못하는 사이에 금방 또 꼭 끼게 될 거예요. 셔츠랑 청바지만 입어도 누구나 예뻐 보이고 귀여운 느낌이 들 수 있어요. 모든 것은 마음먹기 달린 것이고, 중요한 점은 여러분에게 가장 잘 맞는 옷을 입었다는 사실이죠. 스스로 기분이 좋아지는 옷만 골라서 입을 수 있을 정도로 자신을 사랑하게 된다면, 너무 꼭 죄거나 헐거운 옷으로 여러분의 몸을 고문하는 일은 없을 겁니다.

　예쁘다고 느끼는 것은 속옷이나 좋아하는 보석, 특별한 색깔의 립스틱이나 달콤한 향기가 나는 목욕 비누와도 관련이 있어요. 모두 행동과 태도에 달렸다는 뜻이죠. 자신에게 다정하게 대해줌으로써 자기를 사랑해보세요. 그리고 '예쁘다는 것은 예쁘게 행동하는 것이다'라는 말, 명심하세요.

　저는 오늘 아침에 머리를 드라이기로 정성스럽게 말렸습니다. 그런 적이 별로 없었는데, 오늘따라 왠지 모르게 드라이어에서 나오는 그 작은 바람 소리 때문에 기분이 좋아지더군요. 저녁에 거품이 잔뜩 풀린 욕조에서

하는 목욕이나 아침의 싱그러운 샤워처럼 말이에요. 가끔 시도해 보세요. 여러분은 소중하니까요. '이렇게 뚱뚱한데 내가 예쁠 리 있겠어?' 라고 투덜거리지 마세요. 그런 생각들은 백 퍼센트 잘못됐어요. 예쁘다는 것이 몸무게와 무슨 상관이죠? 전 55 사이즈를 입지 않지만 나 자신이 예쁘다고 느낀답니다.

여성 잡지에 실린 내 사진 중에, 내가 좋아하는 데님 점퍼와 빨간색 셔츠를 입은 사진이 있어요. 전 빨간 색 옷을 입으면 왠지 힘이 솟는 느낌이 들어요. 지금 글을 쓰는 이 순간에도 빨간 옷을 입고 있답니다. 빨간 옷을 입으면 '난 예쁘고 재치 있고 현명하다!' 라는 생각이 들어요. 여러분도 좋아하는 노래를 흥얼거리며 스스로 예쁘다는 생각으로 기분을 유쾌하게 만들어 보세요. 스스로 예쁘다고 느낀다면 여러분도 역시 FLY하고 있는 겁니다!

보디 클러터의 숨은 진실

그렇게 꼭꼭 숨길 수 없는 보디 클러터의 진실이란 우리가 방금 밝혀낸 사실들입니다. 커다란 사이즈의 옷 뒤에 숨어 지내는 것, 변명들, 스스로 예쁘다는 생각을 할 정도로 자신이 가치 있는 존재가 아니라는 느낌……

그렇다면 이제 숨어 있는 보디 클러터의 진실들을 더 샅샅이 파헤쳐 볼까요?

이 책을 쓰면서, 나 자신에게 약속한 것이 있습니다. 독자 여러분에게 최대한 정직하기로 한 것입니다. 이 말은 곧 우리 몸과 관련된 매우 고통스러운 진실과 우리가 보디 클러터에 어떤 영향을 받았는지 인정한다는 뜻이기도 합니다.

헐렁한 옷이나 몸매를 교묘하게 감출 수 있는 스타일의 옷으로 보디 클러터를 숨길 수는 있을 거예요. 예쁜 상자나 플라스틱 통에 집 안의 온갖 보기 흉한 잡동사니들을 숨기듯 말이에요. 하지만 욕실에서 옷을 벗고 욕조로 들어가는 순간이나 샤워기 거울 앞에 설 때, 우리는 진실을 마주할 수밖에 없죠. 이때는 절대로 자신에게 거짓말을 할 수 없답니다. 우리의 몸매를 적나라하게 비춰주는 거울은 잔인하기 그지없습니다. 더욱이 우리를 더욱 비참하게 만드는 것이 있는데, 바로 거울에 비친 모습보다 그 모습을 보고 머릿속에 떠오르는 여러 가지 생각입니다.

지금부터 사람들이 많은 곳에서는 대개 이야기하지 않은 문제를 토론해봅시다. 보디 클러터의 물리적인 실체에 대해서 말이에요. 세탁기에 기대었을 때 살 안쪽의 무엇인가 작은 덩어리가 꼬집히는 듯한 느낌을 처음으로 느꼈던 그때를 결코 잊지 못할 겁니다. 젖은 빨랫감을 꺼내려고 세탁기에 손을 내밀자 내 작은 지방 덩어리들이 몸 안에서 뭉쳐서 꼬집히는 듯한 느낌이 들어서 아팠던 거예요. 보디 클러터와 관련된 고통스러운 순간은 이 밖에도 얼마든지 있습니다.

욕실에서 생기는 은밀한 일들은 어떤가요? 우리에겐 너무 비좁은 욕조에 앉아 있거나, 좁은 샤워실에 서 있는 것보다 더 기분 나쁜 일은 세상에 없을 겁니다. 사실 욕조에 들어가는 것만 해도 마치 '쿵' 하고 떨어지다시피 하는데, 나올 때는 이보다 더 힘이 들죠. 또 샤워실 안에 서 있다 보면 사방에서 벽이 점점 가까워지는 것 같은 느낌이 드는 밀실 공포증이 나타날 수도 있습니다. 이런 종류의 이야기는 셀 수도 없이 많아요. 욕조에 거품비누를 가득 채워 넣고 불빛을 낮춰서 자신의 모습이 보이지 않도록 감추는 것은 어떻겠어요? 근사해 보일 수도 있는 거품 목욕은 휴식과 안락을 위한 방법으로 쓰여야 합니다. 자신의 눈을 속이는 데 사용되는 것이 아니랍니다.

개인적인 위생과 관련된 문제도 있어요. 그다지 유쾌한 모습은 아니라는 것을 알고 있지만, 우리는 모두 매일 화장실의 '옥좌'에 앉아야 합니다. 삶의 순리죠. 그런데 보디 클러터 때문에 제대로 용변을 보지 못한다면 자존심 상하는 문제는 둘째 치고라도 고통스럽기 그지없겠죠.

그렇다면 여름은 어떠신가요? 모두 여름을 사랑하고 여름 옷 입기를 즐기는 것 같은데 나만 그 시간들이 끔찍하기 그지없죠. 특정 신체 부분이 서로 마찰을 일으키다 보면 뾰루지가 나거나 표피가 벗겨져 엄청난 쓰라림을 안겨주기도 합니다. 울퉁불퉁하게 뭉친 지방 덩어리들, 삐져나오는 겨드랑이 살 그리고 모든 사람들이 기겁을 하는 엄청난 두께의 허벅지는 또 어떤가요? 심지어는 드러난 팔 모양이 끔찍해 보일까 봐 소매 없는 드레스나 상의는 아예 입는 것을 포기하기도 합니다. 허벅지로 말려 올라가 계속 끌어내줘야 하기 때문에 반바지를 입기도 쉬운 일은 아니죠. 시원한

소재의 여름 드레스를 입으면 매력적으로 보이기 때문에 어쩌면 소매 없는 셔츠나 반바지를 입을 때 생기는 문제를 해결해줄 수도 있습니다. 그렇지만 드레스 안에서 허벅지가 서로 부딪히다 보면 땀띠가 생기고 부풀어 올라서 여름 내내 고통을 받게 되죠.

여러분에게 정직하겠다고 약속은 했지만 여기에서 수영복을 입는 문제에 대해서는 아예 말도 꺼내지 않겠습니다. 수영복을 입어본 지가 너무 오래되어서 착용감이라든지, 입기 전에 어떤 사전 작업을 해야 하는지를 잊어버린 사람들이 많을 거예요. 어떤 친구가 내게 '그 부분'을 면도하려다가 아래쪽을 제대로 보지 못해서 정말 곤욕을 치렀던 기억을 되살리게 해주더군요. 수영복을 입지 않는다는 것은 수영을 하지 않는다는 뜻이기도 하죠. 우리의 몸을 부드럽게 움직여주는 훌륭한 운동을 말이에요. 할 수 있는 운동들이 줄어들다 보면 저절로 행동도 굼떠집니다. 우리는 너무도 많이 '무엇이든 할 수 있다'라는 생각을 못하며 살아왔습니다. 이제 새로운 삶을 시작해야 할 때가 아닐까요?

겨울이 되면 또 다른 상황이 펼쳐집니다. 엄청난 허벅지를 감추고 보호할 수 있는 충분한 옷을 겹쳐 입을 수 있기는 하지만, 코듀로이 바지를 입으려 시도하고 걷다 보면, 허벅지끼리 부딪히는 그 끔찍한 소리의 세레나데를 듣게 됩니다. 또 옷을 사는 일, 특히 팬티스타킹을 사는 일은 무척이나 힘들죠. 여러분의 아랫배나 허벅지에 맞는 사이즈를 겨우 찾게 되면 발목 부분은 느슨한 경우가 많으니까요. 게다가 이에 따른 비용도 만만치 않습니다. 스타킹을 한 번만 입고 나면 허벅지 부분이 서로 마찰을 일으켜 구멍이 생기기 일쑤니까요.

부츠는 근사한 겨울 준비물이지만, 종아리가 굵은 사람들에게는 그렇지 않죠. 부츠를 사려고 쇼핑해본 적은 있나요? 그리 유쾌하지만은 않았을 겁니다. 어쩌다가 마침내 맞는 사이즈의 부츠를 찾아냈다고 하더라도, 벗을 때를 대비해서 도와줄 누군가가 옆에 있어야만 합니다. 아마도 이러한 사연으로 종아리 부분이 느슨한 부츠가 발명된 것은 아닐까요? 또 다른 문제는 부츠를 신어볼 때입니다. 이때는 바지를 꼭 붙잡고 발이 구두 안으로 들어갈 수 있도록 밀어 넣어야 하는데 이 역시 무자비하게 힘든 일이죠.

문제는 여기서 끝나지 않아요. 평균 이상의 몸무게가 우리의 다리와 발에 어떠한 영향을 미치는지 알아볼까요? 많은 보디 클러터를 몸에 지니고 다니다 보면 보통 사람들보다 더 빨리 신발이 닳게 됩니다. 바깥쪽 신발창이 아니라, 신발 안쪽 쿠션 부분 말이에요. 우리에게는 몸을 훌륭하게 지탱해줄 좋은 신발이 꼭 필요하니, 아무래도 돈이 더 많이 들겠죠. 저 같은 경우에는 사이즈가 큰 사람들을 위해 특별히 고안된 품질 좋은 새 신발을 신지 않으면, 발꿈치와 아킬레스건이 아파서 오래 걷기가 어려웠어요. 이 때문에 생활이 더욱 정적으로 변해갔죠.

이런 이야기들을 하기가 힘들지만, 아직 가슴 부분이 남았네요. 여러분도 브래지어로 가슴을 끌어올려서, 가슴 아랫부분이 살과 마찰을 일으켜서 생기는 발진이 일어나지 않도록 노력할 거예요. 또 큰 가슴은 숙면을 취하는 데도 방해가 되죠. 가슴을 배 위에 올려놓고 자는 듯한 기분 때문에 이미 두꺼운 뱃살 탓에 방해를 받은 숙면이 더욱 힘들어집니다. 더욱이 가슴의 무게 때문에 브래지어 끈이 어깨 살을 파고들어서 어깨에 문제가 생기고 신경이 손상되기도 하죠.

과체중은 관절과 근육, 뼈와 피부도 다치게 합니다. 더 많은 보디 클러터를 몸에 지니고 있을수록, 움직이기가 더욱 싫어집니다. 그리고 움직이지 않을수록 보디 클러터가 더 많이 쌓이게 됩니다. 엄청난 악순환이죠.

이제 큰 사이즈 때문에 겪었던 당황이 되는 순간을 생각해보세요. 그래요, 이미 우리는 바깥을 돌아다니기란 얼마나 힘든지, 잠깐 움직이는 것만으로도 얼마나 숨이 차는지 잘 알고 있어요. 그렇지만 이제 차 뒷좌석에 앉았을 때 안전벨트가 잘 채워지지 않는다거나, 아예 안전벨트에 손이 닿지 않아서 누군가에게 부탁을 해야 하는 경우를 얘기해 볼까 합니다. 이 경험이 얼마나 창피한지 뼛속 깊이 알기 때문에 아예 안전벨트를 하고 싶지 않을 때가 아주 많았습니다. 얼마나 슬픈 일인지 몰라요. 수치심으로 생명을 위험에 빠뜨릴 수도 있다는 사실 말이에요.

또 레스토랑이나 극장의 비좁은 좌석이 몸에 맞지 않는 고통도 있지요. 최소한 어두운 극장 안에서는 그 수치심을 감출 수 있겠지만요. 다리를 꼬고 앉지 못하는 건 또 어떤가요? 그리고 여행을 해야 할 때도 고통은 찾아옵니다. 보통 사람에게도 비좁고 불편한 비행기 좌석에서 곤혹을 치르면서도, 그렇다고 안전벨트를 늘려달라고 승무원에게 부탁하고 싶지 않을 겁니다. 이제 문제를 직시해 보죠. 우리의 커다란 사이즈는 삶의 즐거움을 방해하고 있는 겁니다.

말을 꺼내기 쉽고 유쾌한 주제는 아니지만, 그런 고통을 겪은 사람이 여러분뿐만이 아니라는 사실을 알려주고자 여기에서 이야기를 해야겠습니다. 많은 분이 아무 말도 하지 못하고 침묵 속에서 고통과 당혹감을 느끼고 있습니다. 그 모든 상황을 충분히 이해하고 있다고 여러분에게 말해주고 싶군요. 저는 이 책을 쓰는 것이 매우 힘들었는데, 아마 여러분은 이책을 읽는 것이 매우 힘든 경험일 거예요. 그래서 FLY가 중요하다는 겁니다. 마침내 우리가 과연 누구이고 어떤 사람인지, 또 앞으로 어떤 모습(여생을 더 건강하고 행복하게 지낼 수 있도록)으로 변할 수 있는지에 대한 현실을 직시하고, 이 문제를 처리할 수 있을 만큼 자신을 충분히 사랑하는 것 말이에요.

이제 제 결혼 생활에 대해 말해볼까 합니다. 위해서 언급했듯이 전남편과는 거의 17년 동안 함께 살았습니다. 물론 하늘이 맺어준 배필은 분명히 아니었죠. 결혼 생활을 지속하는 동안 매우 불행했고, 그 중거는 몸으로 나타났습니다. 결혼할 당시에는 체중이 50

Leanne

킬로그램이었는데, 이혼을 할 때쯤(마침내 세 번째이자 마지막 별거를 할 때)에는 80킬로그램에 달해 있었으니까요.

이혼 후 3개월 동안, 저는 끔찍한 공포뿐 아니라 인생 최대의 스트레스에 시달렸습니다. 잠을 잘 자거나 먹지도 못했고, 전화벨만 울려도 깜짝 놀랐죠. 그 3개월 동안 한 달에 4킬로그램씩 살이 찌더니 몸무게는 결국 90킬로그램까지 불어났어요. 그러니까 결혼 생활 17년 동안 체중이 40킬로그램이 넘게 늘었다는 거죠. 바로 그때, 엎친 데 덮친 격으로 갑상선이 제 기능을 하지 못해 약물치료를 받기 시작했습니다. 그러면서 관련 자료를 읽고 조사를 했는데 흥미로운 정보를 발견했습니다. 바로 갑상선이 여성의 인생 목소리를 반영하고 있다는 사실 말이에요. 해결되지 않는 갈등과 스트레스를 받다 보면 여성은 인생의 목소리를 뺏기게 되고, 마침내 목소리가 잠겨버린 것과 다를 바 없게 된다는군요. 기이한 일이라고 생각했지만 진실을 부인할 수 없다고 생각했습니다. 전 몇 년 전에 삶의 목소리와 그것에 동반되는 삶에 대한 제어권까지 잃었던 겁니다. 그래서 내 갑상선은 제대로 기능 하지 않음으로써 내가 인생의 목소리를 빼앗겼다는 사실을 반영하고 있었던 거죠.

물론 그 결혼 생활이 내내 불행했던 건 아니었어요. 좋은 시절도 있었죠. 내게 행복을 안겨준 그 이름은 캐롤라인Caroline과 피터Peter입니다. 결혼 생활의 최고 시절은 그 아이들이 태어났던 때예요. 그렇지만 결혼하고 4년 안에 채 두 살도 터울을 두지 않고 두 아이가 태어났다고 생각해 보세요. 지지리도 불행한 결혼 생활과 두 아이, 두 배나 되는 기저귀, 2인용 유모차, 더블 카시트. 여러분도 내가 얼마나 고통스럽고 힘들었을지 느껴지나요?

두 아이는 태어날 때부터 몸집이 컸는데, 한 아이는 4킬로그램에 육박했고 다른 아이도 3.5킬로그램을 훌쩍 넘겼죠. 첫 임신을 할 때 조산기가 있어서 24주째부터는 안정을 취하라는 의사의 처방을 충실히 따르느라 체중이 20킬로그램이나 늘었습니다. 당시에 내가 너무 많이 먹었고 페퍼리지 팜 쿠키에 미친 듯이 탐닉했다는 사실도 잊지는 말아야 하겠지만요. 첫 출산은 결국 예정일을 넘겼고 4킬로그램에 가까운 캐롤라인을 유도분만하게 되었습니다.

둘째 아이를 임신하고 있는 동안에는 하루에 5킬로미터를 걷고, 식습관에 매우 주의를 기울인 덕분에 살이 10킬로그램 정도밖에 찌지 않았습니다. 문제는 첫 임신 기간 때 불어난 체중이 여전히 빠지지 않아서, 두 번째 아이를 임신했다는 사실을 알게 됐을 당시에도 몇 킬로그램 정도는 과체중 상태였다는 거죠. 둘째 아이를 수유하는 1년 동안 두 번째 임신 때부터 시작했던 걷기와 식습관 조절 계획을 다시 실행해서 마침내 65킬로그램으로 체중을 줄일 수 있었습니다. 그러고 나니 좀더 자신감이 생기더군요.

그렇지만 불행히도, 그때부터 결혼 생활이 막바지로 치닫기 시작했습니다. 문제가 있는 결혼 생활에서는 한쪽에서 자신의 좋은 면을 보기 시작하면, 다른 한쪽에서는 역기능적인 행동을 하기 시작한다는 사실을 바로 그때 알게 되었죠. 저는 남편에게 위협을 느끼기 시작했고 겁이 나기까지 했습니다. 그래서 자신을 보호하고 남편에게서 되도록 멀리 떨어지려고 운동을 그만두고, 과식을 시작해서(특히 초콜릿을 미친 듯이 먹어댔죠) 자신만의 갑옷(보디 클러터라는 보호막 말이에요)을 만들었습니다. 결혼 생활을 그만 두지 못한다면(이혼은 너무 두려웠죠) 가능한 한 나 자신을 보호하기라도 해야 했죠. 단도직입적으로 말하자면, 외모가 볼썽사납게 변하면 호색한인 남편이 다가오지 않을 것으로 생각했던 거예요. 덕분에 남편이 부부관계를 요구하는 횟수는 좀 줄어들었지만 그렇다고 완전히 사라진 것은 아니었기에 전 늘 끔찍한 기분을 느껴야 했습니다. 우리의 관계는 남편과 아내 사이라면 의례 아름답고 성스러워야 할 그 무엇인가를 완전히 가치 없게 만들었거든요.

전 계속 몸무게를 늘렸고 더 큰 사이즈의 옷을 구입했습니다. 진실을 직시하는 것은 너무도 고통스러웠기에 내 인생과 결혼 생활에서 벌어지는 일들(보디 클러터를 몸에 쌓아두는 것의 후유증)에 대해서 나 자신에게 거짓말을 했죠. 그러다가 진실을 직시하기 시작했는데, 이상하게도 그때부터 한때는 전혀 느낄 수 없었던 엄청난 힘이 솟기 시작했습니다. 어쨌거나 중요한 것은 더는 무기력하지 않았다는 거죠. 새로운 인생의 여정이 막 시작됐다는 사실은 알지 못했지만요.

뿌린 대로 거둔다는 불변의 규칙은 잘 알고 이해하고 있었습니다. 그렇지만 다른 사람들에게 말했던 대로 나 자신에게도 똑같은 규칙을 적용해야 한다는 위대한 원리를 이해하지는 못했던 거죠. 어쨌거나 상관없습니다. 이제 약간 반대로 생각해 보겠습니다. 내 생각에는 그런 지혜로운 말을 했던 사람은 인간이라면 모두 자신을 사랑한다고 생각한 것 같아요. 이 진실에 대해서도 역시 잠깐만 생각해 보죠. 자신이 가지지 않은 무엇인가를 다른 사람에게 베풀 수는 없습니다. 사랑도 마찬가지입니다. 자신을 사랑하지 않는데 어떻게 다른 사람을 진정으로 사랑할 수 있을까요? 여러분도 사랑의 감정을 느낄 수 있고, 그 감정을 겪었을 테지만, 자신을 먼저 사랑하기 전까지는 영혼 깊은 곳으로부터 사랑을 경험하지 못하고, 진실로 사랑할 수도 없다고 생각합니다. 휴, 이것이 제게는 아주 중요한 문제였고, 제 몸과 영혼을 변화시켰던 개인적인 경험의 시작점이기도 하죠.

저는 불현듯 한 가지 사실을 깨달았습니다. 내 행복의 기초는 다른 이들, 내 결혼 생활이나 옷 사이즈, 아이들이 얼마나 잘 자라고 있는가가 아니었습니다. 완벽주의적인 사고방식 때문에 나는 이러한 일들을 기반으로 내 행복을 쌓으려 열심히 노력했고, 결국 내 눈에는 나 자신이 완벽한 실패자였기에 쓰디쓴 절망에 빠졌습니다. 내 결혼 생활은 수치스러웠습니다. 저와 친했던 사람들은 모두 내가 불행한 결혼 생활을 하고 있었다는 사실을 알고 있었을 겁니다. 행복한 생활을 하는 척 속여 넘길 수 있었던 사람들은 아마도 내 이름조차 기억하지 못하는 타인들이었을 테고요. 저는 제 인생이 어떻게 진행되고 있는지도 몰랐던 거죠. 뒤돌아 보건대 그토록 다른 사람들의 시선을 의식하면서 나 자신을 꼭꼭 숨겨왔다는 사실이 우습기조차 합니다.

중요한 것은 한 사람의 행복이 다른 사람들과 장소, 사건들에 의해 좌우된다고 생각했던 제 관점을 바꾸었다는 사실입니다. 그로써 저를 붙들고 있던 가치 없는 것들에서 조금씩 벗어나 마침내 행복을 찾을 수 있게되었습니다. 내 결혼 생활은 이혼 전에 이미 끝나 있었지만, 물리적인 변화도 있어야 하겠죠.

변화의 리스트 중 마지막 항목은 보디 클러터를 어떻게 해야 하는지 결정하는 일이었습니다. 그러려면 먼저 나 자신을 있는 그대로 받아들이고 빅 사이즈 옷가게에서 옷을 구입해야 했습니다. 그런 곳에서 쇼핑을 해야 한다니 우울하기도 했지만, 그러면서 내 사이즈와 내 몸에 익숙해졌습니다. 바로 그 후로, 저의 유일한 목표는 보기 좋도록 옷을 입는 것이었습니다. 제게는 옷을 입는다는 것 자체가 내가 누구인지를 궁극적으로 밝히는 행위이기도 했죠. 저는 덩치 큰 여성이었으나 있는 그대로의 내 모습을 사랑해야 했습니다. 그래서 어떻게 되었는지 아세요? 결국 해냈습니다! 겨우 들어맞는 77사이즈를 내 사이즈로 인정하고 나니까 이제는 달라져야겠다는 욕망이 일더군요. 수년 동안 방패막이처럼 사용하려고 내 몸에 쌓아두었던 보디 클러터를 떨쳐내고, 나 자신을 더욱 잘 돌보려고 베이비스텝을 실천하기 시작했습니다. 그런 보호막은 더는 필요 없었으니까요. 앞으로 나아가야 할 때였어요.

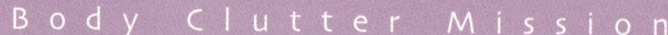

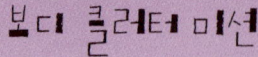

각 장을 끝낼 때마다 책에서 읽었던 내용을 되새겨보는 시간을 마련해야 합니다.

스스로 예쁘다는 기분이 드나요? 그 답이 "아니요"라면, 여러분의 외모에 대해 느끼는 대로 적어보세요. 이때 기억해야 할 점이 두 가지 있습니다. 여러분이 적은 내용은 아무도 읽지 않을 것이고, 자신에게 인색하게 굴어서도 안 된다는 거예요. 완벽하고 멋지게 적고 싶은 생각 때문에 저 깊숙한 곳에 숨겨 왔던 보디 클러터를 드러내고 싶지 않다고요? 절대 안 됩니다.

옷장 속에 몇 년이나 오래된 옷들이 쌓여 있나요? 그렇다면 사이즈가 몇 가지나 되나요? 안 맞는 옷을 볼 때마다 머릿속에서 맴도는 말들은 무엇인가요? 아침에 일어나면 완벽하게 옷을 갖춰 입나요?

체중 때문에 당황했던 적이 있나요? 어떤 기분이 들었는지, 무엇 때문에 그런 수치심이 들었는지 적어보세요.

보디 클러터를 방어막으로 사용했던 적은 있나요? 어떤 방법으로, 무엇으로부터, 누구한테서 자신을 보호하려 했나요?

제4장

변명, 또 변명!

오프라 윈프리Oprah Winfrey는 다음과 같이 말했습니다. "진정한 고결함이란 그 누구도 당신이 그 일을 했는지 모를 때조차 옳은 일을 행하는 것입니다."

Leanne

저는 진심으로 오프라 윈프리를 존경합니다. 그녀가 누구에게나 사랑받는 것은 아닐 테지만 대화를 군더더기 없이 문제의 본질로 끌고 가는 그녀의 능력은 칭찬 받아 마땅하죠. 누군가와 보디 클러터에 대한 주제로 논쟁을 펼치려 한다면, 오프라 윈프리가 했던 그 말을 생각해 보세요. 시사하는 바가 대단히 큽니다.

변명, 나 자신과 다른 사람들을 내 편으로 이끌기 위한 거짓말. 우리는 사람들에게 보디 클러터가 쌓인 것은 우리 잘못이 아니며, 우리는 그저 '피해자'일 뿐이라고 이해시키고 싶어 합니다. 내가 가장 즐겨하는 변명은 모든 것을 내 갑상선 탓으로 돌리는 것입니다. 글쎄요, 물론 내 갑상선이 제대로 작동하지 않아서 보디 클러터를 제거하기가 다른 사람들보다 힘든 건 사실입니다. 하지만 아예 불가능한 것은 아니죠. 즉, 의사와 상담을 하고 적절한 처방을 받고, 체중을 줄이려고 열심히 운동하면서 헬스장에서 군살을 없애고자 노력하면 가능하다는 뜻입니다. 문제의 본질은(이제부터 자신을 감싸 안을 준비하세요. 마음의 상처가 될 수 있을 테니까요) 변명을 하는 것 자체가 인격이 성숙하지 않은 증거이고, 인간적인 고결함에 추한 흠집을 낸다는 사실입니다. 옳은 일을 한다는 것은 아무도 모를 때라도 정당한 이유로 그 일을 한다는 거예요. 아주 간단한 문제지요.

세상에는 보디 클러터를 처리하지 못했던 수백만 가지 변명거리가 있을 겁니다. 여러분이나 저나 대부분 한 번쯤 사용해 봤음 직한 변명이죠. 내가 보디 클러터를 심각하게 생각하기 시작하면서 내가 했던 변명들이 인식되더군요. 내 인간적인 고결함에 심각한 흠집을 주는 인격적인 결함. 그렇게 드러내놓고 보니 정신적인 충격이 이루 말할 수 없이 컸습니다. 그렇지만 이거 아세요? 우리는 어쩌면 자기 자신에게 지구 상에 가장 엄청난 사기꾼이었다는 사실 말이에요.

여러분은 얼마나 자주 이렇게 다짐했나요? '월요일에는 ○○○할 거야.' 저에게는 ○○○가 주로 보디 클러터에 대해 진지하게 생각하기, 열심히 운동하기, 정량만 먹기 등이었습니다. 그런데 월요일이 되면 열 번 중 아홉 번은 계획대로 실천하지 않은 데다, 혹시나 실천했다고 해도 결국

수요일쯤 되면 굳건했던 의지가 단단한 바위에 부딪혀 산산조각나기 일쑤였습니다.

그렇지만 그중에서도 새로운 사실을 알게 되었습니다. 다행인 것은 내가 한 번도 완전히 포기한 적은 없었다는 거예요. 플라이레이디가 말했듯이, 현재 내가 처한 위치에서 새로 시작해 보는 거죠. 없애버려야 할 보디 클러터가 내게 몇 킬로그램이나 쌓여 있는지는 그다지 중요하지 않습니다. 어쨌든 제거해야 할 보디 클러터가 있다는 사실이 중요한 거죠. 이러한 사실을 이해하기 시작하면서, 몸이라는 엔진에 채울 연료와 움직임에 신경을 써야 하는 이유는 더 작은 사이즈의 옷을 입기 위함이 아니라, 신이 우리에게 부여한 일들을 더 오랫동안 많이 하기 위해서라는 사실을 알게 됐습니다. 이는 단순한 허영심이 아니라, 신이 우리에게 보여주고자 했던 완전히 새로운 모습의 삶인 거예요.

완전히 뒤통수를 맞은 듯한 충격으로 빠지게 했던 일이 또 있습니다. 완벽주의적인 사고방식은 현재 상태에 그대로 머물러 있다는 명백한 증거라는 사실을 깨달았던 거죠. 이게 무슨 말이냐고요? 지금부터 이야기할 테니 잘 들어보세요. 플라이레이디와 저도 같은 경험을 했습니다. 우리는 항상 보디 클러터를 없애려고 시도하기 전에 자신의 모습을 있는 그대로 받아들여야 한다고 말해왔습니다. 부인할 수 없는 진실입니다. 그렇지만 여기에 반전이 있었던 거죠. 플라이레이디는 "지난 15년간 내 몸무게는 변화가 없었어"라고 말했어요. 그 자체가 변명이고 완벽주의적인 사고방식이었을 뿐이죠. 플라이레이디는 그렇게 말하면서 사실은 "난 변화할 의지가 없어"라고 말하고 있었는지도 모릅니다. 변화하고 싶어 하지 않는 마음가짐은 완벽주의적인 사고방식에서 비롯된 또 다른 방법일 뿐이에요. 제대로 해낼 자신이 없다면 아예 시작도 안 하는 편이 낫겠다고 생각하는 것이죠. 그러나 거기에 따라오는 것은 변명과 자기합리화뿐입니다.

우린 모두 충분히 교육받은 사람들입니다. 집 안도 꾸리고, 아이도 기르고, 직장도 다니고 있죠. 하지만 체중 문제에서는 여전히 교묘히 피해갈 수 있는 '해결책'을 찾고 있어요. 만약에 아이가 산수 문제가 잘 풀리지 않는다며 가지고 왔다고 해보세요. 그러면 우리는 아마도 아이와 마주앉아서 문제를 푸는 방식을 설명하는 동시에 왜 정확한 순서대로 문제를 해결해야 하는지 그 이유도 알려주려 할 거예요.

체중 문제도 똑같습니다. 마법 지팡이로 순식간에 해결되는 방법을 원하시나요?(우리 아이들도 산수 숙제를 그렇게 해결하고 싶겠죠) 그렇지만 합리적인 여러분은 직감적으로 알고 계실 거예요. 베이비스텝을 꾸준히 실천하는 것이야말로 논리적인 문제 해결법이라는 사실 말이에요. 그런데도 왜 우리는 이렇게 진실을 인정하려 들지 않는 걸까요?

아마도 그동안 마음속으로 내뱉었던 변명 때문에 진실에 다가서지 못하는 것 같습니다. 자기합리화 뒤에서 게임을 펼친다면 우리는 단연 우세한 위치를 장악할 겁니다. 아니, 그렇게 생각하고 있는 것이겠죠. 그러면 현실을 직시하지 않아도 되니까요. 대신 옷 사이즈는 계속 커지고, 그에 따라 건강과 관련된 문제가 끊임없이 나타날 테고요. 보디 클러터를 처치해야 한다는 명백한 사실은 무시한 채 새롭게 발병한 통증이나 고통을 없애줄 기적적인 치료법을 찾는 노릇이죠.

앤 랜더스Ann Landers는 '이제 잠에서 깨어나서 현실을 직시하세요Wake up and smell the coffee'라는 유명한 문구를 만들어 냈습니다. 우리는 모두 인정하고 싶지 않은 진실을 애써 외면하고 있습니다. 그렇게 명백한 사실을 인식하고 차근차근 베이비스텝을 밟아 가면 해결될 수도 있는 문제들이 많은데 말이에요. 그런데 왜 우리는 진실을 받아들이려 하지 않는 걸까요? 자신에게 정직해지면 그에 수반된 고통도 많이 따르지만, 진실의 불이 켜지는 순간 엄청난 자유도 얻게 된다는 사실을 잊지 마세요.

여러분이 지금 이 책을 읽고 있다는 사실이, 자신에게 진실해지고 보디 클러터에 대한 변명의 실체에 대해 현실감각을 갖게 되는 것이 바로 또 다른 기회가 될 것입니다. 여러분에게는 무엇인가 시도해 볼 의지도 그리고 실천할 능력도 있습니다. 그렇지 않다면 애초에 이 책을 집어들지도 않았을 겁니다.

귀 사이에 있는 보디 클러터부터 시작해 보세요. 현실감을 찾고, 자신에게 진실해지고, 현실을 직시하세요. 무서운 제안이란 점은 알지만, 결국 한순간일 뿐이에요. 그 후에는 엄청난 승리를 맛볼 수 있는 기회를 얻게 되죠. 이것이 보디 클러터에서 자유로워지는 첫 번째 베이비스텝입니다.

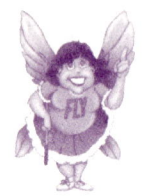

FlyLady

자신에게 속삭여왔던 모든 거짓말을 우리는 언제부터 그리고 어떠한 이유로 믿기 시작한 걸까요? 우리가 만들어 낸 변명들은 보디 클러터의 존재를 정당화하기 위한 걸까요? 이건 완벽주의적인 사고방식의 결과이고, 명백하고도 간단하며, 가장 추악한 종류의 변명입니다. 우리가 완벽하지 않다는 사실을 인정하는 편보다는 자신에게 거짓말을 하는 쪽이 쉬웠겠죠.

우리 모두 마음속 깊은 곳에서는 자신이 완벽하지 않으며, 완벽할 필요도 없다는 사실을 알고 있습니다. 하지만 그렇다고 해서 살아가는 동안 완벽주의를 추구하지 않는 것은 아니죠. 그리고 자신이 무슨 일을 하고 있는지조차 인식하지 못할 수도 있습니다. 보디 클러터를 제거하지 않으려는 우리의 행동에 대한 변명을 정당화시키는 일 말이에요. 그런 거짓말 때문에 우리는 자신을 사랑하는 척 연기하기가 쉽겠지만, 결국은 더 많은 보디 클러터를 만들어내는 결과를 빚고 맙니다. 자신에게 거짓말을 하고, 또 그 죄책감을 억누르려고 게걸스럽게 먹어대는 악순환이 계속되는 거죠.

섭식 장애로 고통 받는 여성들의 사진을 본 적이 있나요? 그녀들이 왜 그토록 자신의 외모를 비하하는지 도무지 이해할 수 없죠. 그 아름다운 여성들은 단지 자신의 외모의 '불완전함' 때문에 고통을 받는 거예요. 우리 역시 마찬가지입니다. 완벽하지 못함에서 비롯되는 결함이 유독 눈에 띄는 거예요. 그래서 스스로 지어낸 거짓말을 믿으려고 애를 쓰는 겁니다. 그런 생각들은 모두 우리 몸에 해를 끼치는 거짓말입니다.

이러한 현상을 바라보는 또 다른 방법은 플라이레이디의 눈을 통해서 입니다. 태어날 때부터 정리를 잘하는 것처럼 보이는 사람과 차일피일 미루는 사람 사이에는 커다란 차이가 없습니다. 그 두 유형을 구분하는 선은 완벽주의적인 사고방식뿐이죠. 태어날 때부터 정리를 잘하는 듯 보이는 사람은 그 완벽주의적인 사고방식의 한계를 넘어서는 반면, 차일피일 미루는 사람은 똑같은 한계선에 계속 도달했다가 다시 뒤로 물러나기가 일쑤입니다. 제대로 할 시간도 없는데 왜 애초에 시도를 하겠어요? 이런 때 그런 사람들이 어떻게 행동하는지 아세요? 집이 엉망이 된 원인에 대해 지겨울 정도로 똑같은 변명을 늘어놓기 시작하는 겁니다. 우리 모두가 한 번쯤은 그런 도피처에 의지해 왔기 때문에 그 변명이 무엇인지 잘 알고 있죠. 변명이란 우리가 나쁘게 인식될 수 있는 진실을 페인트로 덧칠해서 감추려고 애를 쓰는 것에 불과하죠. 그런 거짓말들로 인해 더욱 죄책감에 사로잡히게 되는데도 말이에요.

인정하고 싶지 않겠지만, 사실 우리는 결코 완벽하지도, 완벽해질 수도 없다는 현실을 직시하려고 하지도 않습니다. 대신 '그게 뭐 어때서?' 라고 말하면서 무의식적으로 자신을 좀더 사랑스러운 사람으로 만들 수 있을 만한 거짓말을 만들어내고 있죠. 그렇다면 과연 우리는 누구에게 이런 거짓말을 하는 것일까요? 아무도 우리의 거짓말을 믿지 않는데 말이에요. 거짓말을 하는 잠깐은 기분이 더 나아질 수도 있겠지만 결국은 보디 클러터가 사실상 우리에게 끼친 영향을 보고 싶지 않아서 자신에게 안대를 썩

우고 있던 것이나 마찬가지입니다.

보디 클러터는 우리의 삶을 파괴합니다! 우리가 이 세상에서 행복하게 살아갈 수 있는 날들을 앗아갑니다! 보디 클러터와 동행하는 인생에서 기다리는 것은 고통과 병으로 일그러진 나날들입니다. 장밋빛 안경을 벗고 세상을 보고 싶지는 않겠지만, 백 살이 되도록 장수하는 뚱뚱한 사람을 본 적이 있는지 물어보세요. 얼마 전까지만 해도 우리 세대의 평균수명이 이전 세대보다 더 길다고 했습니다. 하지만 지금은 현 세대의 기대 수명치를 낮추고 있는 실정입니다. 비만에서 비롯된 각종 질병 때문이죠. 저만 봐도 지금 당뇨와 싸우고 있습니다. 아직도 장밋빛 안경을 벗지 못하겠다면 당뇨와 관계된 합병증을 다룬 신문기사를 조금만 읽어보세요.

여기서는 시력과 관련된 문제부터 시작해 보죠. 혈당 수치에 잠재적으로 문제가 있다는 진단을 처음 받은 곳은 안과였습니다. 의사가 제 눈을 검사하면서 무엇인가를 발견하더니 당뇨 테스트를 받아보라고 하더군요. 그래서 별 다른 수 없이 병원에서 건강검진 예약을 했습니다. 병원에서는 혈액을 채취해서 검사해 보더니 당 수치가 약간 높다는 진단을 내렸습니다. 하지만 저는 여전히 장밋빛 안경을 벗지 못한 채 설탕을 넣은 차나 콜라를 마시지만 않는다면 문제가 해결될 것으로 생각했어요. 그렇게 설탕과 콜라 섭취량을 줄이고 나니 계속 목이 마르다거나 한밤중에 자주 화장실에 가고 싶었던 증상들이 사라졌어요. 한때는 사용하고 있는 특정 치약이 내게 맞지 않아서 갈증이 생긴다고 생각했었어요. 건강 문제를 제대로 인식하지 못했을 때는 그런 장밋빛 안경들이 우리의 눈을 멀게 할 수 있습니다. 당뇨는 결국 시력을 앗아가기도 하니까요. 우리에게 그런 일들이 생길 거라고 굳게 믿지 않는다고 해서, 우리가 그 위험에서 보호되는 것은 아닙니다. 자신을 속이지 마세요. 우리 모두는 자기 자신에게 정직해질 의무가 있습니다.

또 심장과 순환기 계통의 위험이 커집니다. 참, 신장과 관련된 위험에 대해서도 잊으면 안 되겠죠. 보디 클러터와 싸우기 시작한 이래……. 아니, 미화하지 않고 있는 그대로 말해 보겠습니다. 저는 지난 30년 동안 과체중으로 살아왔습니다. 몸 상태도 엉망이었고 건강도 좋지 않았는데 분명히 운동부족이었어요. 생활습관도 나빴답니다. 제 몸은 끊임없이 경고를 하고 있었던 것 같아요. 이따금 주인인 나에게 큰소리를 지르기도 했죠. '난 제대로 살고 싶어! 건강해지고 싶어! 왜 내 경고를 무시하는 거야?' 라고 말이에요. 계단을 오르지 못하고 헉헉댈 때마다, 의자에 편안하게 앉아 있기가 힘들어질 때마다, 남편과 산책을 하는 것이 불가능해질 때마다 내 몸은 내게 경고를 하고 있었던 거죠. 나는 몸에 축적된 지방 때문에 삶에서 많은 부분을 잃어야 했습니다.

우리는 비만이란 단어가 입 밖으로 나올까봐 변명을 하는데 그에 따르는 것은 공포입니다. 그래서 자신이 얼마나 변화를 두려워하는지 교묘히 감추고자 또 다른 거짓말을 만들어내죠. 최소한 지방 덩어리들은 우리에게 익숙한 것들이거든요. 그러는 한편 우리는 날씬하고 아름다운 사람들의 이미지를 스스로 만들어내고, 그렇게 변화하고 싶어서 다이어트를 시작하기도 합니다. 그러다가 문득 이렇게 생각합니다. '만약 실패하면 어떻게 되는 거지? 내가 성공하지 못한다면 어떻게 될까?' 하고 말이에요. 그래서 두려워 시작도 하지 못할 정도로 자신을 달달 볶기 시작합니다. 단언컨대, 우리는 세상에서 가장 악질적인 학대자입니다. 자기 자신을 학대하고 있으니까요. 시도하는 것 자체가 두려워서 지금 이대로도 매우 괜찮다고 자신을 속이고 있으니까요. 혈압이 정상이고 콜레스테롤이 낮다고 해서 100킬로그램이나 체중이 나가는 여성을 건강하다고 생각하는 사람은 없습니다. 완벽주의적인 사고방식이 자신에게 다시 상처를 주더라도 참으세요.

차 안에 숨어서 도넛이나 기름지고 커다란 햄버거와 프렌치프라이를 먹으면서 대체 무엇을 하는 걸까요? 그 순간 우리가 속이는 사람은 과연 누구일까요? 몸무게를 줄일 수 없다는 사실은 너무도 당연하고, 어쩌면 그렇게 간절히 체중 감량을 원하지 않았는지도 모르죠. 우리는 세상에서 가장 중요한 사람인 자신에게 정직하지 못하기 때문에 결국 다이어트에 실패할 수밖에 없는 겁니다. 우리 자신에게 진실을 말하지 못하는데 그 결과가 어떻게 되겠어요? 지금 당장은 의기소침해져서 방 안에 처박혀 자신을 가엾게 여기고 싶겠지만, 정작 정말 불쌍히 여겨야 할 점은 바로 이것입니다. 몰래 숨어서 먹는 행동 말이에요.

체중 감량은 누군가와 경쟁하는 게임이 아닙니다. 경쟁자보다 체중을 더 많이 줄임으로써 다른 사람을 이기는 도전이 아니라는 뜻입니다. 체중 감량은 평생 지속적으로 유지해야 할 태도입니다. 지금 당장 변화하겠다고 결심했다면 그것으로 충분합니다. 현재 처해 있는 상황에서 당장 시작해 보세요. 그리고 앞만 보는 겁니다. 어려운 일이 아닙니다. 건강이란 균형 잡힌 삶을 살기 위한 선택이에요. 자신이 쉬운 일이라고 생각한다면 그런 겁니다. 아직 감이 잡히지 않는다면 싱크대에 쌓인 설거지를 해보세요. 단 몇 분밖에 걸리지 않을 겁니다. 이렇게 간단한 일을 여러분은 너무 바쁘다는 핑계로 여태껏 시도조차 하지 않았던 거예요. 일이란 너무 힘들고 하기 싫을 때 일이라고 부르는 거죠. 너무 힘들다고 생각한 나머지 새로운 습관을 들이길 꺼린다면 자신이 하는 거짓말에 귀를 기울여 보세요. 진정 힘든 것이 무엇인지 얘기해 보겠습니다. 다시 건강해지고자 꼭 필요한 베이비스텝을 밟지 않아서 활동적인 삶을 포기하는 것이 힘든 일이겠죠. 여기에서 '활동적'이라 함은 계단을 오른다거나, 차에서 내릴 수 있을 정도로 자유롭게 움직일 수 있는 상태입니다. 건강이 좋지 않아서 아이와 함께 놀아주지 못한다거나, 결국 남편을 남겨두고 먼저 세상을 뜨는 일……. 이런 일들이 진정 힘들다고 말할 수 있는 부류겠지요.

과거에 새로운 습관을 정착시키는 데 실패했던 이유에 관해 생각해 보세요. 대부분 처음에는 기세등등하게 시작해서 너무 많은 것을 너무 빨리 해치우려고 노력하다가, 그다음 단계는 모두 짐작하겠지만, 지나치게 몰두한 나머지 지쳐서 나가떨어지고 마는 거죠. 새로운 습관을 들이기로 마음을 먹은 이유가 무엇인지 생각하고, 항상 초심을 잃지 마세요.

새로운 변화가 자신을 위한 결정이 아니었다면, 여러분은 분명히 곧 실패하고 말 겁니다. 남편을 위해, 아이를 위해, 부모님을 위해 무엇인가를 한 적이 얼마나 많은가요? 심지어는 알지도 못하는 사람을 위해 무엇인가를 해준 적도 있습니다. 약간 불분명하게 들릴 수도 있겠지만, 겉으로 얻는 희열에 대해 생각해 보도록 권하고 싶군요. 다른 사람의 사랑을 얻으려고 무엇인가를 할 때는 우리 자신을 위해 그 일을 하는 것이 아닙니다. 새로운 습관이 자동으로 몸에 배게 하려면 자신을 기분 좋게 자극해야지 다른 사람의 말이나 감정에 의존해서는 안 됩니다.

꼭 하고 싶었던 일을 직장에서 처음 시작했을 때를 생각해 보세요. 아무리 힘들어도 가뿐하게 몇 시간이라도 일할 수 있었을 거예요. 제가 생활 습관을 바꿀 때도 그런 느낌이 들었습니다. 건강한 몸으로 내 삶을 축복하기 위해 사랑의 노동을 하는 기분이랄까요? 그렇게 해서 제거한 보디 클러터는 건강한 식습관 만들기 베이비스텝에서 얻은 부수적인 효과였습니다. 제 목표는 체중감량이 아니라, 더 건강한 삶을 살도록 준비하는 것이었거든요. 한꺼번에 너무 많은 것을 변화할 수 없다는 사실은 아주 오래전에 깨달았답니다. 그래서 베이비스텝을 통해 내 집과 마음가짐, 건강 상태까지 바꾸게 된 거죠. 한 번에 작은 걸음만 내딛는 거예요. 베이비스텝은 매일 연습하는 간단한 동작으로 태도를 바꿀 수 있는 미세한 변화입니다. 아울러 자신에게 해줄 수 있는 어떤 것보다도 큰 선물이자, 자신에게 관대해지고 자기 능력 이상으로 일을 밀어붙이지 말라는 신호이죠.

변명! 변명! 변명!

모두가 우리가 만들어낸 변명일 뿐이었어요. 그런데 우리는 앞으로도 계속 이런 변명들을 만들어낼 거예요. 이러한 변명들이야말로 우리가 숨긴 또 다른 진실(보디 클러터)이라는 사실을 깨닫기 전까지는 말이에요.

우리 몸에 쌓인 보디 클러터를 정당화시키려고 자기 자신에게나 다른 사람들에게 속삭이는 변명으로는 무엇이 있을까요?

- **난 그저 뼈가 굵을 뿐이야!** 그래요, 맞는 말입니다. 하지만 골격에 체중을 더하는 것은 지방이죠. 이 말은 자기 기분전환을 위해 가장 자주 사용되는 변명입니다. 그런데 이렇게 둘러대고 나면 정말 기분이 나아지나요?

- **내 가족들 모두가 한 덩치 했어. 내 몸매는 유전일 뿐이라구!** 글쎄요, 사실 저도 통통한 여동생 둘이 있고 할머니도 통통하십니다. 하지만 그게 정말 문제의 본질일까요? 이런 변명 역시 거짓말이라는 범주에 해당합니다.

- **난 신진대사가 느린 편이야.** 이 변명은 사실일지도 모릅니다. 건강한 습관대로 음식을 섭취하지 않음으로써 몸을 굶주리게 하면 신진대사가 느려집니다. 우리 몸이 음식이 없을까 봐, 굶주리게 될까 봐

걱정하기 시작하면 음식을 못 먹게 되는 날을 대비하는 것이죠. 즉, 지방을 축적하려고 몸이 비축상태로 전환하는 거예요. 언제쯤이면 규칙적으로 영양분을 섭취하고 신체에 좋은 연료를 보급함으로써 자기의 몸을 잘 다룰 수 있을까요?

✿ 난 다이어트 식품이나 건강 식품을 살 수 있는 형편이 안 돼. 의사가 비용을 그렇게 많이 청구하던가요? 식단을 적절히 짠다면 건강한 식습관을 기르는 데는 많은 돈이 들지 않습니다. 특별한 다이어트 식품을 평생 먹을 필요는 없으니까요.

✿ 다른 가족의 음식과 나를 위한 음식을 따로 요리할 만한 시간이 없어. 시간도 넉넉하지 않은데 왜 두 가지 요리를 하려고 하세요? 보디 클러터를 없애기 위한 영양가 높고 건강한 음식은 가족 모두에게도 좋은 식단입니다. 한 가지 요리만 제대로 만드세요.

✿ 난 나이가 드는 것뿐이야. 중년에는 알다시피 몸매가 망가지거든. 이 변명이 사실이라면 저는 이십대에 중년이 시작됐다는 뜻인가요? 그럼 지금쯤에 저는 이미 저 세상에 있어야 할 텐데요?

✿ 그땐 임신 중이었잖아. 두 사람 몫을 섭취해야 했다고. 4킬로그램도 안 되는 그 소중한 생명을 변명거리로 삼고 있다는 말인가요? 설사 그렇다 쳐도 9개월 동안 과식하는 습관을 길렀다면, 아이가 태어나고 난 후에는 올바른 식습관으로 되돌아왔어야 하겠죠?

✿ 담배를 끊었더니 몸무게가 늘었지 뭐야. 담배를 끊으셨다니 박수를

보냅니다. 나쁜 습관은 깨기가 어렵거든요. 하지만 흡연자였던 기간 내내 손에 담배를 들고 있었던 버릇 때문에 아무 생각 없이 음식물에 손을 뻗어 입으로 가져가신다는 말인가요? 나쁜 습관을 또 다른 나쁜 습관(아무 생각 없이 먹기)으로 대체하는 것은 좋은 생각이 아니네요. 제발 담배를 피우기 위한 핑계로 체중 증가를 대지 마세요.

왜 살을 빼려고 안달복달이야? 어차피 불가능한 일이잖아. 또 시작이군요. 시작하기도 전에 절망하고 포기하는 습관 말이에요! 또다시 완벽주의적인 생각이 못난 머리를 쳐들고 있는 거죠! 지금까지 체중 감량에 실패했던 원인은 베이비스텝을 밟은 적이 없기 때문이에요! 자신에게 관대해지고 좋은 식습관과 간단한 운동을 꾸준히 하는 습관을 몸에 배게 하면 훨씬 건강해질 수 있습니다.

지금 이대로의 모습에 만족해. 아, 지금까지 얼마나 많이 말하고, 글로도 썼는지 모릅니다. 토마스 그레이는 이렇게 말했다죠. '무식이 축복인 곳에서는 바보가 현명한 사람이다.' 지금까지는 자신을 속이면서 현명하다고 생각했겠지요. 그렇지만 음식을 제대로 섭취하지 않으면서 단 하나뿐인 몸을 혹사하는 사람은 행복할 수 없어요.

살이 빠지면 새 옷을 사야 하잖아. 난 그럴 능력이 안돼. 이런, 가엾기 그지없군요. 정말 쓸데없는 생각입니다! 옷장 속에는 예전에 입던 몸에 꼭 맞는 옷들이 여전히 걸려 있을 텐데요. 체중이 줄어서 지금 입는 옷이 맞지 않더라도 벌거벗고 다닐 일은 없을 겁니다. 음식을 빠른 속도로 먹어치우지 않고 매주 저축하는 돈만으로도 새 청바지 한 벌은 살 수 있지 않을까요?

❀ **뚱뚱해진 덕분에 보기 싫은 사람의 관심을 피할 수 있었어.** 나도 체중 때문에 남편을 멀리할 수 있었고, 내게 관심을 둘 수도 있었던 남자들의 시선에서 자유로웠죠. 하지만 과체중이 그런 역할만 하는 건 아닙니다. 문제는 자신을 사랑하지 못해서 체중이 불어났다는 거죠. 자신이 자기 몸을 돌보지 않는다면, 누가 대신해서 봐주겠어요?

❀ **남편은 내 모습 그대로를 사랑해! 외모 때문에 날 사랑하는 게 아니야.** 그럴지도 모릅니다. 하지만 그렇다고 해서 자신을 돌보지 않는데 대한 변명은 될 수 없습니다. 연인이 여러분을 사랑해 준다면, 그연인과 이 세상에서 오래오래 살기 위해서라도 자신을 사랑해야 한답니다. 건강 때문에 진정한 사랑이 파괴된다면 우리를 가장 사랑해주었던 사람들에게 상처를 입히는 셈이 되겠지요.

❀ **빼야 할 살이 너무 많아서 시간이 너무 오래 걸릴 텐데, 난 시간이 없어.** 또다시 완벽주의적인 사고방식으로 돌아가셨군요. 왜 꼭 모든 것이 시간표대로 움직여야 하는 건가요? 새로운 습관을 들이면 평생 건강한 삶을 살 수 있는 여행을 시작하게 될 텐데요?

❀ **난 초콜릿 없인 못 살아.** 그렇다면 여러분 자신의 목숨보다 초콜릿을 더 많이 사랑하나요? 무엇인가 박탈당한 느낌이 들 때는 초콜릿 한 상자를 다 먹어치워도 만족감을 얻을 수 없습니다. 우리가 탐닉

하는 것은 초콜릿이 아니에요. 초콜릿을 먹을 때 느끼는 사랑인 거죠.

끔찍한 맛이 나는 다이어트 식품은 먹을 수가 없어! 건강 식품을 먹어본 적이 없어서 그렇게 말할 수 있는 거예요. 정말이에요. 우리에게 다이어트 식품이라고 알려진 음식은 맛이 없어요. 맛이라는 것은 진짜 음식에서 나오는 것이지, 가공된 물질에서는 찾을 수 없는 것이니까요.

어쨌거나 나는 건강해. 혈압도 정상이고 콜레스테롤도 이상이 없는걸? 여러분이 건강하다고 말해줄 의사는 세상에 아무도 없을 겁니다. 과체중으로 의자에만 앉아 있는 여러분은 전혀 건강하지 않습니다.

오랫동안 이런 몸매로 살았지만, 특별히 나쁜 일은 없었어. 아니, 아직은 모르는 거예요. 비만으로 많은 사람이 죽어갔고, 우리도 예외는 아니에요. 이제 그만 깨어나세요. 여러분의 변명이 거짓말이라는 사실을 깨달아야 할 때입니다.

40킬로그램 정도 과체중이기는 하지만, 그것 때문에 내가 강하게 느껴지는걸? 여러분의 종아리는 튼튼하겠지만, 그뿐이죠. 지금 당장 계단을 올라가 보세요. 숨이 차지 않나요?

나 자신을 부인하고 싶지는 않아. 세상에 있는 몸에 좋고 건강한 음식을 포기하고, 그저 게걸스럽게 먹는 것이 오히려 좋다는 건가요?

이는 자신의 건강을 부인하는 행동입니다.

이런 종류의 변명들은 어느 날 운전을 하면서 친한 친구 미셀Michele과 적어본 것들이에요. 그런데 변명은 여기에서 그치지 않았습니다. 우리는 다른 변명을 생각해낼 때마다 서로 쳐다보며 감탄을 했죠. 우리가 자신에게 그리고 상대방에게 정직해졌던 거예요. 이런 얘기를 큰 소리로 입 밖에 내기란 사실 두려웠습니다. 하지만 일단 말하고 보니 우리와 늘 함께 했던 거짓말이 멀리 사라져버리는 듯했습니다. 그래서 이제 그런 거짓말들을 활자로 출판해서 다른 사람들이 수년 동안 자신을 얼마나 많이 속여 왔는지 깨달을 수 있도록 도와주려 합니다.

이제 이렇게 위조된 거짓말로 자신을 배신하지 않아도 됩니다. 보디 클러터라는 것 자체가 건강에 좋지 않다는 사실은 인정할 수 있지 않나요? 이러한 보디 클러터를 몸에 달고 다니는 것 자체가 자신을 사랑하는 일과 거리가 멀다는 사실은 분명히합니다. 스스로 거짓말을 하나하나 벗어낼수록 보디 클러터를 그 거짓말과 함께 멀리 보내버릴 수 있습니다. 태도를 새롭게 고치면 생각하는 방식뿐 아니라, 몸매에도 변화를 줄 수 있을 거예요. 생각하면 이루어지니까요.

병을 변명으로 사용하기

부정하고 부인하면서 살다 보면 몸에서 보디 클러터를 제거하지 못한 채 늘 변명만 하게 됩니다. 여러분도 이러한 변명을 여러 번 입 밖으로 냈겠죠. '난 아팠거든.' '그 병 때문에 이렇게 된 거야.' '갑상선 때문에 체중이 줄어들지 않아.' '신진대사가 엉망이 됐어.' 글쎄, 그중에서 그럴듯하게 들리는 말이 있나요? 신진대사가 엉망이 됐다는 것 정도? 물론 그 원인은 충분히 자주 먹고 움직이지 않아서 그렇겠지만요.

우리는 늘 자신에게 이름표를 붙입니다. 왜 그럴까요? 이름표를 붙이는 것 자체가 변명을 만들어 내는 또 다른 방법이라고 생각합니다. 그런 변명들은 다른 누구도 아닌 우리 자신을 위한 거예요. 스스로 그러모은 보디 클러터를 좋아하지 않기 때문에, 기분을 전환하고 싶은 거겠죠. 하지만 그건 변명에 불과하다는 사실을 하루빨리 깨달으세요. 그건 또 다른 형태의 보디 클러터입니다. 엉덩이나 허벅지에 보디 클러터가 덕지덕지 쌓인 것이 결코 우리 잘못이 아니라고 생각하나요? 그런 생각을 계속할 수 있도록 우리를 속이는 것은 머릿속에 들어 있는 보디 클러터 때문이에요.

우리는 살아오면서 가족에 의해 이름표가 붙여졌습니다. 어려서부터 게으르고 멍청하다는 말을 들으면서 자라왔죠. 무엇도 제대로 끝내는 법이 없다는 말로 비난을 받기도 했습니다. 그리고 이제는 그런 말들이 사실이라고 믿도록 세뇌를 당해 자기 자신에게서 그런 힐난을 듣고 있죠.

팸 영Pam Young과 페기 존스Peggy Jones는 SHE(Sidetracked Home Executive, 탈선한 집 안 관리자)라는 신조어를 만들어냈습니다. 현실을 인식할 수 있도록 도와주는 귀여운 이름표인 셈이죠. 그런 이름표를 붙이고 현실을 파악하려는 의도는 좋습니다. 그렇지만 때로는 그렇게 현상을 단정 짓는 것이 오히려 방해물이 될 수도 있다는 사실을 기억하세요. 그렇게 이름표를 붙이고 나면, 아예 대놓고 투정을 부릴 수 있으니까요. 칭얼대는 것은 절대 금물입니다. '칭얼대려는 것은 아닌데 말이야' 라는 말을 미리 한다고 해서 그 칭얼거림이 정당화되지는 않습니다. 내가 보기에 여러분은 여전히 칭얼대고 있으니까요. 신용이 없는 사람이 아무리 '내 말을 믿어 주세요' 라고 한들, 여러분은 그가 하는 말을 믿을 수 있나요? 마찬가지에요. 제 반응은 항상 같습니다. 그럴 때 드는 생각은 이 사람이 언젠가는 내 뒤통수를 칠 수도 있으니 조심해야겠다는 경계심이죠.

이제 매우 주의 깊게 들어주세요. 우리가 어떤 질병을 안고 사느냐로 정의되는 것은 아니잖아요? 이 말은 전에도 했는데, 전 계속해서 우리 집의 이곳저곳을 망치질해서 고쳐나갈 생각입니다. 가끔은 분명한 이유가 있는 문제에 부딪힐 수도 있지만, 그렇다고 해서 그 걸림돌 때문에 우리의 영혼을 피폐하게 만들 수는 없죠. 그 문제와 더불어 사는 방법을 배워야겠지만, 그 문제 때문에 쩔쩔맬 필요는 없어요. 우리가 그 문제를 인식하고 있다는 사실만으로도 해결할 수 있는 능력이 생기더라도, 그 말썽거리들을 자신의 일부로 여기고 보디 클러터를 축적할 수밖에 없는 변명으로 사용함으로써 스스로 포기해 버려서는 안 됩니다.

진실을 말해 볼까요? 입에다 불량 식품을 넣은 사람도 자신이고, 좋아하는 의자에 마냥 앉아 있기만 했던 사람도 자신입니다. 이것이 보디 클러터가 여기에서 1킬로그램, 저기에서 1킬로그램씩 천천히 쌓이게 되었던 원인이지요. 한 친구가 4일마다 0.2킬로그램씩 살이 찐다면 10년 내에 약 25킬로그램 정도 체중이 늘 거라고 말해주더군요. 1년에 겨우 2.5킬로그램씩 느는 것에 불과하지만 결국은 전부 우리 몸에 쌓이게 되니까요.

누군가 제게 목표로 삼는 체중이 있는지 물었습니다. 저는 없다고 대답했습니다. 저의 유일한 목표는 날마다 조금씩(약 0.1 킬로그램씩) 몸무게가 줄어드는 것을 확인하는 일이었으니까요. 그리고 놀라운 사실을 깨달았어요. 제가 그 과정을 즐기고 있다는 거죠! 이제는 아침에 일어나서 몸무게를 재도 더는 저울에서 확인할 숫자를 두려워하지 않습니다. 내가 입는 옷 사이즈나 머리 색깔이 내가 아닌 것처럼 그 숫자 역시 내가 아니기 때문이죠.

그날그날 자신의 모습을 확인하는 일을 즐기세요. 자신을 있는 그대로 받아들이고 내면의 자아를 사랑하세요. 자신을 경멸의 시선으로 바라보지 마세요. 변명을 멈추기 시작하면 여러분도 FLY할 수 있도록 날개를 활짝 펼칠 겁니다!

보디 클러터 미션

이제 친구가 된 보디 클러터 컨트롤 일기장을 펼쳐보세요.

이 일기장은 여러분이 가장 정직해질 수 있는 친구나 마찬가지죠. 이 친구는 여러분의 철자법이나 문법을 꼬투리잡지 않습니다. 그냥 있는 그대로 적는 것으로 충분합니다.

어쩌다 몸에 보디 클러터를 축적하게 되었는지에 관해 자신에게 어떤 변명을 늘어놓고 있나요? 감추지 마세요! 그냥 모두 나열해 보세요!

| 제5장 |
용서

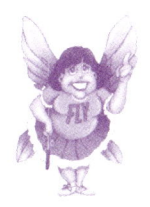

FlyLady

　'모 아니면 도' 식으로 생각하는 완벽주의자는 일이 제대로 풀리지 않을 때마다 쉽게 포기해 버리고 맙니다. 제 친구 중에 하나는 탄수화물을 섭취하지 않는 다이어트로 엄청난 체중 감량에 성공했었어요. 거의 종교적인 신념으로 6개월 동안 그 다이어트를 계속했죠. 그러던 어느 날 갑작스러운 충동을 이기지 못하고 캔디 바 하나를 먹었다고 합니다. 그래서 어떻게 된 줄 아세요? 친구는 그 작은 캔디 바 하나 먹은 것을 다이어트 실패로 여기고 그동안 계속해 오던 식이요법을 모두 포기하고 말았죠. 여태껏 그렇게 확신에 차서 실천해 왔는데 말이에요. 왜 그랬을까요? 그 캔디 바를 입에 넣은 순간, 그녀는 완벽주의적인 사고방식 때문에 자신이 더는 '좋은 사람' 이 아니라고 생각했던 겁니다. 그렇게 다이어트를 망쳐버리고 나니 이제는 자신에게 관대해질 만큼 자기가 소중하게 느껴지지 않은 거예요. 그녀는 벌을 받아야 한다고 생각했어요. 자신에게 가장 철저한 응징이라면 몸무게를 예전으로 돌리는 것이겠죠. 그렇게 그 친구는 단 한 번의 실수로 인생을 완전히 포기해버렸습니다.

큰 실수, 아니 심지어는 아주 작은 실수를 하고서도 우리는 어떻게 행동하나요? 우리는 완벽하지 않을 뿐더러 결코 완벽해질 수도 없어요. 그렇기에 음식과 관련해서도 완벽주의적인 사고방식을 더 빨리 떼어내면 떼어낼수록 행동을 제어하기가 더 쉬워집니다. 우리는 실수를 하고 나면 마치 그리던 그림에 줄을 좍좍 긋고 밖으로 나가버리는 어린 아이와 같은 반응을 보입니다. 그저 종이를 마구 구겨서 멀리 던져버리고 싶을 뿐이죠. 그렇지만 우리 몸을 그렇게 함부로 다뤄서는 안 됩니다. 자기 몸이 어디 둘이라도 되나요?

자신을 근사하게 대하는 연습을 하세요. 작은 캔디 바 하나 때문에 흥청망청 먹어대며 도피 여행을 시작하는 것은 정말 어리석은 짓이에요. 이렇게 행동하게 된 원인 가운데 하나는 다이어트를 시작하면 자신이 진정으로 원하는 것, 아니면 원한다고 생각하는 것들을 박탈당한 느낌이 들어서일 거예요. 오랫동안 맛볼 수 없었던 무엇인가를 먹게 되면 계속 빠져들고 싶기 마련입니다. 하지만 그런 음식은 한 입 깨무는 것만으로도 충분해요. 그 때문에 모든 계획이 실패로 끝장나게 해서는 안 되죠. 통째로 먹어치울 수도 있는 상황에서 한 입 깨무는 절제를 보여준 것은 오히려 축하

해야 할 일이고말고요. '이런, 이왕 실패한 김에 핫 캐러멜 선데 아이스크림 한 통에다 마카로니 치즈 한 접시 비워버리자. 이젠 상관이 없어' 라는 식의 태도는 스스로 구덩이에 들어가는 꼴입니다.

누군가에게 원한을 품어본 적 있으세요? 원한이란 감정은 용서하지 못한 사람에게 피해도 끼칠 수 없을뿐더러 자기 영혼을 파괴하는 쓰디쓴 약을 삼키는 것과 다름없습니다. 자신의 불완전함을 용서하지 못하는 것도 자기에게 원한을 품는 거겠죠. 과거에 행한 행동에 대해 먼저 자신을 용서하고, 사소한 실수 따위로 자기를 벌주는 일을 그만두는 것, 이것이 이 씁쓸한 병에 대한 치료법임을 우리는 언제쯤이면 배우게 될까요?

진심으로 용서를 하기는 물론 쉽지 않은 일입니다. 하지만 용서 자체는 아침에 흰 양말을 신느냐, 검은 양말을 신느냐는 것보다 더 쉬운 선택일 수 있어요. 여러분은 제가 용서를 너무 단순하게 표현한다고 생각할지도 모릅니다. 하지만 이 모든 일이 어려워지는 까닭은 상대방의 잘못된 행동을 바로잡아주고 싶어 하기 때문이죠. 자신의 실수를 용서하기도 여간 어렵지가 않습니다. 왜일까요? 혹시 우리는 그런 잘못을 자신을 혹사하기 위한 또 다른 변명으로 사용하는 것이 아닐까요? 이것이야말로 보디 클러터의 본질이에요. 또한 이웃을 사랑하기 위해서는 자신을 사랑해야 하듯이, 자기에게 잘못한 사람들에 대한 쓰디쓴 감정을 버리려면 먼저 자신을 용서해야 합니다.

죄책감이 들면 자신을 용서할 수 없고, 이 걱정은 물리적인 형태로 그 모습을 드러내며, 그러면 또 다른 죄책감에 시달리는 악순환이 평생 계속될 수 있습니다. 이젠 더는 죄책감으로 점철된 삶을 살지 마세요. 죄책감이나 용서하지 못하는 회전문 안에 갇히면 그 문을 박차고 나오기가 좀처럼 쉽지 않습니다. 어딘가 이동하고 있다고 생각하지만 사실은 덫에 걸려 있는 듯한 기분은 절망과 고뇌와 완벽주의적인 생각으로 연결되어 결국 보디 클러터를 생산하게 되는 악순환을 거듭하게 되지요.

이런 회전문을 박차고 나오려면 과거의 잘못된 행동을 용서해야 합니다. 여러분에게 일어났던 모든 나쁜 일들은 새로운 삶으로 도약하기 위한 디딤돌일 뿐이라는 사실을 인정하세요. 과거에 저질렀던 잘못된 선택에 대해 자신을 용서하고 행복을 추구하며 앞으로 나아가세요. 뒤돌아보기만 한다면 불행의 뫼비우스 띠 안에 갇히게 됩니다. 지난 시절들은 잊고, 잘못된 선택 탓에 현재의 모습으로 살고 있다는 사실을 인정하고, 새로운 시각으로 세상을 보게 된 사실을 신에게 감사하세요. 실수는 그만 잊어버리고 한 걸음 앞으로 나아가세요. 칭얼대고, 무엇인가에 안달복달하고, 분노하고, 자신을 학대한다고 해서 과거에 벌어졌던 일들을 변화시킬 수는 없습니다. 오늘은 새로운 날이며, 과거의 잘못된 선택에 대해 자신을 용서하고 죄책감에서 벗어난 새로운 삶의 시작인 것입니다. 그 실수를 잊어버려야 한다고는 말하지 않겠지만, 과거의 실수에 계속 머무를 필요는 없다는 거예요. 이제는 지난날의 과오에서 교훈을 얻는 동시에 현재와 미래를 직시해 새로운 길을 개척해야 할 때입니다.

자신을 용서하고 나면 다른 사람도 용서할 수도 있을 거예요. 나쁜 감정이 자연스러운 것임을 인정하면 놀라운 경험을 할 수 있습니다. FLY할 자유가 생기는 거죠! 저도 그렇게 변할 수 있도록 무척 많은 노력을 해왔습니다. 그동안은 무의식적으로 반항심 속에 살고 있었는데도 그 사실조차 인식하지 못하고 있었던 거예요.

수년 전에, 전 남편은 같이 외식을 나가면 저를 경멸스러운 눈초리로 쳐다보곤 했습니다. 당시 전 겨우 60킬로그램이었는데 말이에요. 남편은 그런 후에 내 접시에서 롤을 가져가더군요. 정말 화가 치밀어 올랐지만 전 아무런 말도 할 수 없었습니다. 아니, 그냥 받아들였어요. 그렇지만 마음 깊은 곳에서는 그 누구도 내게 무엇을 먹고, 무엇을 먹지 말아야 할지 지시하지 못하게 하겠노라 결심했죠. 그렇게 전 무엇이든 먹어치우는 제 태도를 정당화시켰습니다. 보디 클러터를 여기에서 이야기해도 될까요? 제 체중이 불어난 것은 아마도 그 태도 때문이었던 것 같습니다. 날 그렇게 대하면 어떻게 되는지 남편에게 보여주고 싶었어요. 남편에게 복수하고자 삼킨 쓴 알약이었죠. 하지만 사실 남편은 조금도 피해를 보지 않았습니다. 내가 한 일은 남편을 멀리 쫓기 위해 보디 클러터를 몸에 쌓는 것이었는데, 그것 때문에 결국 건강을 망쳐버렸죠. 그런 식의 삶을 더는 계속할 필요가 없었습니다.

전 저를 함부로 대했던 남편을 용서했던 거죠. 그는 좀더 사랑스러운 방법으로 표현할 방법을 몰랐던 거예요. 사실 그의 행동에 대해 변명을 할 필요조차 없습니다. 다만, 그가 화나게 하여도 아무런 말도 하지 못했던 바보 같은 나 자신을 용서했고, 그리고 나니 남편도 용서할 수 있었던 거예요. 그 시간 동안 내 행동을 지배했던 반항정신을 떨쳐버렸다고나 할까요? 마치 내 어깨를 짓누르고 있던 거대한 짐이 사라진 듯한 느낌이었어요. 그 사람은 내게 어떠한 영향도 미칠 수 없었습니다. 날 사랑하지 않는 그 사람이 날 상처 입히도록 더는 내버려두지 않을 거예요. 이제 난 나를 사랑하고, 그보다 더 위대한 사랑은 세상에 없습니다.

우리 자신과 다른 사람들을 용서하는 것은 먼저 자신을 사랑하고 있다는 증거입니다. 저는 수년 동안 근사한 사람과 살아왔습니다. 그 사람과의 관계에서 정말 많이 행복했어요. 그렇게 항상 행복하다면 내 몸에서 보디 클러터가 저절로 사라질 것이라고 믿었고요. 그렇지만 나 자신과 남편을 용서함으로써 분노와 반항심과 원한을 버리고, 태도를 변화시키기 전까지는 보디 클러터가 사라지지 않았습니다.

용서는 이 세상에서 가장 위대한 일 중 하나가 아닐까 싶습니다. 내가 생각하기로, 용서하고 용서를 받아들이는 능력은 인간의 내면적인 굴레를 벗어날 수 있는 열쇠입니다. 용서는 권한을 부여하는 것입니다. 스스로 용서를 구하고, 다른 사람까지 용서해보세요.

Leanne

우리는 자신에 대한 불신과 미움, 증오의 감옥에 자기를 가두고 있습니다. 삶의 많은 상황에서, 우리가 제어할 수 없는 일들(물론 배우자를 선택한다거나, 직장을 결정한다거나, 대학에 간다거나, 먹으면 안 되는 음식을 먹는다거나 하는 등의 제어할 수 있는 일들도 있지만요)에 대해 자신을 비난하죠. 자기를 용서할 줄 알아야 합니다. 물론 끊임없이 잘못된 선택을 하는 것을 당연하게 생각해서 그 자체를 용서해서는 안 되겠지만요. 용서하고 용서를 받아들이는 능력(자신에 국한된 것이라도)을 알게 되면 그전에는 상상하거나 꿈도 꾸어보지 못한 방법으로 구원받을 수 있습니다.

앞에서 '뿌린 대로 거둔다' 는 불변의 원칙에 대해 언급한 적이 있습니다. 용서란 이러한 법칙이 실현되는 완벽한 예라고 할 수 있죠. 용서를 하면(씨 뿌리기) 그 혜택(수확)이 즉각적으로 나타납니다. 부담감 가득했던 기분은 가뿐해지죠. 영혼 안에서 자유로워지고, 무엇인가에서 벗어났다는 기분이 느껴질 겁니다.

또 용서는 삶에서 원했던 좋은 것들을 생각해 볼 여유를 마련해주기도 해요. 정원에서 잡초를 뽑아내는 것과 비슷하죠. 잡초를 뽑아내면 여러분이 원하는 식물들이 더 쑥쑥 자랄 수 있으니까요. 그리고 잡초를 뽑아내는 동안(잡초를 손에 쥐고 뿌리 채 완전히 뽑아내는 행동을 말하는 겁니다) 표면이나 지면 아래에 커다란 공간이 생길 거예요. 이건 꼭 이해해야 할 중요한 사실입니다. 용서는 여러분 자아의 본질에서 비롯되어 주변으로 확산할 거예요. 그렇지만 용서의 혜택을 받는 것은 내부의 우아함이고, 그 우아함은 여러분의 얼굴에 투명하게 나타나게 됩니다. 용서란 인간을 제외한 모든 생명체를 초월하는 초자연적인 선물이죠. 또 하는 사람도, 받는 사람에게도 모두 축복입니다. 이 모든 것이 여러분의 권한 안에서 이루어졌다는 사실도요.

용서는 원한과 분노, 비통함이라는 잡초를 인생에서 제거해줍니다. 우리 주변에는 많은 여성이 그런 몹쓸 잡초에 실수로 물을 주는 경향이 있는 것 같아요. 원한을 키우고, 분노에 먹이를 주고, 비통한 감정을 보호하고 있는지도 모르죠. 어떻게 그럴 수 있냐고요? 상처 입은 감정을 세부적인 것까지 잊지 않고 마음속 어딘가에 잘 간직하는 거죠. 그리고 친구들에게 그 상처를 끊임없이 이야기하거나 그 문제를 해결하고자 치료사들을 만나고, 상황을 개선하려고 항우울제를 비롯해 다른 약물을 복용하기도 합니다. 또 그 사람이나 사건이 자신에게 얼마나 큰 상처를 주었는지 되뇌이며, 어떤 일이 있어도 다시는 그런 식으로 상처받지 않겠노라 다짐을 하죠. 이런 식의 사고방식은 쓰라린 가슴을 보호할 수 있을지는 몰라도 사랑의 씨앗을 뿌릴 수 있는 터전을 마련해주지는 않아요. 왜냐하면 아직 용서가 이루어지지 않았기 때문입니다.

용서의 초자연적인 힘을 이해하기만 한다면 우리의 심장은 용서를 할 수 있는 비옥한 터전이 될 수 있습니다. 용서를 구하면 스스로 완벽하지 않다는 사실을 인정하면서 겸손해지고(또다시 완벽주의를 버려야 할 때네요), 그 때문에 상처를 받을 수도 있음을 받아들이게 되죠. 이 과정을 밟기란 무척 어렵습니다. 다른 사람들과 함께 해도 두려운 일을 여러분 자신과 겪는다면 얼마나 더 고되겠어요? 사람을 힘들게 만드는 것은 그 어느 누구보다 자신의 감정이니까요. 그렇지만 용서라는 마음가짐이 우리 자신을 사랑하는, 얼마나 중요한 방법인지를 이해해 보세요. 용서는 최우선순위이며, 자신을 사랑하는 삶의 시작점이 되어야 합니다.

이 장에서 여러분에게 주어진 임무는 용서를 통해 필요한 치유 절차를 밟는 것입니다. 이 중요한 연습을 기회 삼아 여러분의 영혼에 용서가 녹아들어가기를 진심으로 빌어봅니다. 용서를 하면서 여러분에게 무슨 일이 벌어지는지 살펴보세요. 여러분의 삶이 원했던 것들로 가득 차기 시작할 거예요. 보디 클러터를 처치하는 데도 분명히 효과가 있을 거라고 약속드립니다. 이 여정을 즐겨보세요!

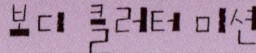
이번에 적을 내용은 카타르시스를 가장 많이 느낄 수 있는 작문이 될 거예요. 보디 클러터 컨트롤 일기장을 펼치고 최고의 친구와 함께 여러분이 느꼈던 상처와 분노의 감정을 나누어보세요. 바로 여러분 자신과 말이에요!

누군가에게 화가 나 있나요? 왜 화가 났는지 자세히 적어보고 이제 그 분노를 잊으세요. 격렬하게 그리고 빨리 적어 내려가세요. 어차피 이 일기장을 읽을 사람은 아무도 없습니다.

모두 적고 나면 찢어버려도 좋습니다. 이 과정을 '브레인 덤프brain dump'라고 부를게요.

분노를 모두 거둬내고 나면 이제 치유 과정으로 들어설 수 있습니다. 상처를 모두 잊어버리라고 말하는 것은 아니지만 용서는 상처를 사라지게 하는 열쇠가 될 수 있어요. 펜을 집어드세요. 완벽하게 적어야겠다는 강박관념을 버리고 일기장에 마음껏 써보세요.

제6장

베이비스텝

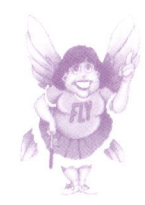

FlyLady

누구나 즉각적인 희열을 원하겠지만 자신에게 인내심을 발휘하세요. 아이들이 천천히, 한 걸음 한 걸음 걸음마를 배우듯 이러한 점층적인 변화의 원칙을 우리의 보디 클러터에 적용해 보겠습니다. 베이비스텝은 여러분이 생각하는 그대로예요. 아이들이 처음으로 혼자서 움직이기 시작할 때, 보통은 보행기를 타고 이리저리 빨리 움직이다가 기어다니기 시작하죠. 기어다니는 것이 점점 자연스러워지면 드디어 일어서서 첫 걸음을 내딛기 시작합니다. 처음에는 매우 느리고, 솜씨 없고, 또 어색하기 짝이 없죠. 이러한 초보적인 단계는 균형을 잡는 행동입니다. 처음에는 비틀비틀하고 조심스럽고 작고 짧은 걸음이지만, 이러한 새로운 기술을 익히고 나면 독립된 자세를 새롭게 찾아내 점점 편안하게 움직일 수 있습니다.

이런 베이비스텝을 우리 자신에게도 적용시켜야 합니다. 우리는 날씬해지고, 건강해지고, 원하는 바를 이루기 위해 많은 도전을 하면서 효과가 빠르고 고통이 따르지 않는 방법을 찾습니다. '이번만큼은 절대 실패하지 않을 거야'라고 되뇌지만 끊임없이 실패를 거듭합니다. 왜 이런 일이 생길까요? 문제가 바로 해결되기를 바라기 때문입니다. 우리는 날씬한 허벅지, 편평한 복부, 탄탄한 가슴을 비롯해 몸 어딘가를 교정하길 간절히 원합니다. 그것도 지금 당장. 이러한 욕망과 관련된 문제는 완벽이라는 기준선을 너무 높이 설정해서 우리의 기대치에 결코 미칠 수 없습니다. 그래서 또다시 실패를 거듭하는 것이죠.

완벽주의를 해결하고, 기대치를 낮추며, 궁극적인 목표를 향해 베이비스텝을 내디딜 수 있는 의지를 갖추세요. 더 오래, 건강하게, 행복하게 살겠다는 목표 말이에요. 꼬마 아이도 견뎌낼 수 없을 정도로 소량의 음식만을 섭취하고, 프로 선수도 쉽게 따라 하기 어려울 것 같은 엄청난 운동을 하겠다며 자신을 옭아매선 안 됩니다. 한 걸음 물러서서 현실적인 방법을 찾아야 합니다.

여기에서 '현실적'이라는 뜻은 섭취하는 음식이 무엇인지 잘 살피고, 우리의 몸이 좀더 나은 기능을 하고 건강해지는 데 도움이 될 만한 작은 변화를 모색한다는 의미입니다. 하루에 청량음료를 다섯 잔 마신다면 베이비스텝을 통해서 하루에 한두 잔 정도는 줄여나갈 수 있을 거예요. 운동이나 움직임이 전혀 없었다면 베이비스텝을 통해서 하루에 5분가량 움직이도록 시도하는 거예요. 여러분의 모습이 다른 사람들에게 어떻게 보이고, 어떻게 느끼는지 매일 자신을 달달 볶으며 살고 있나요? 그러면 지금부터 베이비스텝을 실천해 보세요. 여러분은 매우 특별한 사람이며, 그 이유 하나만으로도 자신을 소중하게 생각해야 할 의무가 있습니다. 이런 생각이 들면 저절로 기분이 좋아질 겁니다.

베이비스텝을 통해 보디 클러터를 처리하는 것은 시간을 충분히 두고 실천해야 하는 일로서 다음과 같이 크게 세 가지 영역으로 구분됩니다. 음식과 태도 그리고 움직임이죠. 각각 독립적인 것으로 보이겠지만 건강한 삶이라는 천을 짜려면 이 세 가지 요소가 서로 밀접하게 연계된 씨실과 날실처럼 꼭 필요합니다.

음식

음식은 우리의 몸이 제 기능을 하도록 해주는 연료이고, 움직임은 연료를 태우는 행동입니다. 자동차는 나쁜 연료를 넣으면 제대로 달리지 못하고, 오랫동안 세워놓으면 기능이 약해지거나 아예 출발하지 못할 수도 있습니다. 우리 몸도 마찬가지입니다. 좋지 않은 음식을 선택하면 피곤해지고, 무기력해지고, 변덕스러워지며 움직임이 적어지죠. 또 오랫동안 가만히 앉아 있으면 무기력증이 더 심해지면서 운동량은 더욱 줄어들고요. 이제 이 두 가지 영역이 서로 어떻게 연결되어 있는지 아시겠지요?

그렇다면 먹는 습관에서부터 베이비스텝을 시작해 보겠습니다. 전 아침 식사를 거르는 습관이 있는데, 가끔은 점심까지 건너뛰다 보니 저녁 식사를 지나치게 많이 먹게 됩니다. 이런 패턴은 물론 바람직하지 않죠. 남편도 늘 말해요. 규칙적으로 먹지 않으면 내 몸은 음식이 충분하지 않다고 생각해서 비축상태로 돌입하고, 그러면 신진대사가 느려진다는 사실을 린에게 배워서 잘 알고 있습니다. 기근과 생존 생리학을 보면 이 말이 사실임이 더욱 분명히해지죠. 그러니까 당연히 수년 동안 과체중으로 몸에 지니고 다녔던 클러터를 없애지 못한 거죠.

보디 클러터의 변화를 느끼려면 식습관을 변화시켜야 합니다. 그동안 섭취했던 음식량은 내 몸에 보디 클러터를 추가하지 않을 정도의 정량이었지만, 몸에서 보디 클러터를 조금이라도 제거하기에는 너무 많은 양이었죠. 이제 신진대사와 밀고 당기기 게임을 하고, 섭취량을 약간 줄임으로써 몇 달 안에 변화를 체험할 수 있을 거예요. 수영복을 입는다거나 과도한 무엇인가를 시도하지는 않겠어요. 우리는 그저 조금이라도 더 건강해지고 좀더 오래 살고 싶을 뿐입니다. 그러면 자기 피부에 만족감을 느끼고, 남편과의 삶을 축복하며 살아갈 자격은 있겠지요? 계단을 오를 때 헉헉대지 않으면서 말이에요. 여성 세 명당 한 명꼴로 심장병이 올 수 있다고 하더군요. 이제는 우리 자신을 더 건강하게 만들려면 무엇인가 해야 할 때입니다!

태도

또 중요한 요소가 한 가지 더 있습니다. 우리의 감정이 겉으로 드러나서 사람들이 인식할 수 있는 모양으로 형성되는 것이 바로 '태도'입니다. 우리의 감정은 행복했다가 슬퍼지기도 하고, 흥분했다가 분노하기도 합니다. 기쁜 마음이 들다가도 눈물을 흘릴 수도 있는 일이에요. 이 모든 감정이 5초 사이에도 다양하게 변화하고 있습니다. 최신 유행인 다이어트를 해야겠다고 생각하다가도, 혹시 그 다이어트가 실패하는 경우를 미리 예상해 보기도 합니다. 그럴 때면 심리적인 고통이 밀려오고 자멸감이 들어서 감정적으로 음식을 먹거나 몸을 움직이게 됩니다. 제대로 해내는 일이 하나도 없다며 자책하고 또다시 음식에서 위안을 찾아요. 이렇게 계속되는 악순환을 이제 그만 멈춰야 합니다! 더는 자신을 학대하지 마세요. 태도를 바꾸려면 지속적인 베이비스텝이 필수입니다.

움직임

베이비스텝은 우리가 좀더 활발하게 움직일 수 있도록 도와줍니다. 움직임이 몸에 좋다는 사실은 꼭 물리 치료사나 트레이너가 아니라도 알 수 있습니다. 혼자서 할 수 있는 1인용 게임을 하는 것만으로도 아주 즐겁게 움직일 수 있죠. 물론 인터넷으로 즐기는 전자 게임을 말하는 것은 아니에요.

15분이면 충분합니다. 군살을 없애거나 움직이거나……. 걷거나 춤을 춘다거나, 에어로빅을 할 수도 있습니다. 재미있다고 느끼는 것은 무엇이든 됩니다. 잠깐이라도 움직이도록 털북숭이 애완견을 동반하는 것도 좋은 방법이죠. 좋아하지 않으면 할 수 없어요. 베이비스텝을 통해 즐겁게 움직일 방법을 찾아보세요. 여러분만의 리듬을 따라 움직이는 겁니다. 어떤 사람들에게는 다양성이 필요하기도 하고, 또 어떤 사람들은 매일 똑같은 일을 하는 편을 좋아하기도 합니다. 무엇을 하는지는 중요하지 않아요. 계속 움직이면서 즐거움을 찾을 수 있다면 말이죠!

움직임에 대한 베이비스텝에서 중요한 것은 아침에 조금, 저녁에 조금씩 움직이는 것입니다. 몸속에 있는 클러터를 제거하려면 신진대사를 활발하게 해야 하죠. 저는 일주일에 3~5회는 러닝머신으로 운동을 했는데, 옷 사이즈에는 변화를 느낄 수 없었습니다. 그렇다면 걷는 움직임은 몸매를 있는 그대로 유지하는 데만 효과가 있다는 소리가 되죠. 매주 클러터를 조금이나마 제거하려면 좀더 움직여야만 했습니다. 그렇다고 러닝머신에서 한 시간 내내 뛰기 시작한다면 금세 지쳐서 다시는 그 기계에 오르고 싶지 않을 것 같았어요. 내가 다른 누구보다 나 자신을 더 잘 아니까요. 왜 내가 싱크대를 닦는 사소한 습관부터 베이비스텝을 시작했을까요? 그럴 수밖에 없었기 때문이에요. 너무 많은 일을 너무 빨리해치우려는 생각은 하지 않았습니다. 자신에게 벌을 주고 싶지도, 부담을 느끼고 싶지도 않았으니까요. 그렇게 전 베이비스텝을 실천했고, 그 결과로 가정의 평화를 얻었어요. 그전에는 어떤 것도 효과가 없었는데 말이에요. 하지만 이번에는 새로운 습관을 익히는 동안 베이비스텝을 통해서 내가 원하는 것을 해결했기에 효과가 있었습니다. 전 움직임이 하루 일상의 일부가 되어, 움직이는 것을 싫어하지 않았으면 하고 바랐습니다. 아침에 일어나서 옷을 입고 싱크대를 청소하는 것이 내게 지극히 자연스러운 일상이 되었듯이, 움직임이 내게 자연스럽게 느껴졌으면 했습니다.

몇 가지 움직임을 베이비스텝으로 시작하고, 아침에 일어나자마자 러닝머신에 오르기 시작하려면 일상을 약간은 수정해야만 했습니다. 어제 일어난 일을 이야기해 볼까요? 일어나서 늘 그렇듯이 샤워를 한 후에, 간단한 아침 일상을 시작했습니다. 그 후에 러닝머신에 뛰어올라 운동을 하다 보면 온몸이 땀으로 번들거리기 시작합니다. 그래서 운동을 마치고 나면 또다시 샤워를 해야 했어요! 그래서 오늘 아침에는 먼저 운동을 하고 샤워로 하루를 시작했습니다. 이때엔 마치 금방 막 일어난 듯이 행동해도 좋아요.

우리의 루틴은 틀에 박힌 듯이 고정된 것은 아닙니다. 자신의 라이프스타일에 맞게 하려면 필요에 따라 변경할 수 있어야 하죠. 저는 이 부분이 힘들었습니다. 나를 위해서 새로운 규칙을 만들어야 했으니까요. '운동과 샤워로 하루를 시작할 때까지는 그저 의자에 앉아서 플라이레이디로 일을 할 수 없다'라는 규칙 말이에요. 며칠 동안 계속 연습을 하고 나면 이 새로운 일상이 편하게 느껴질 것 같군요.

베이비스텝을 2분 동안 하든, 50분 동안 하든 이것은 중요한 문제가 아닙니다. 제가 강조하고 싶은 점은 매일 아침 일어나서 그 전날보다 조금 더 많이 움직여야 한다는 것이죠. 여러분의 심장을 축복하는 방법으로, 이 첫 단계를 밟는 것은 매우 기분 좋은 일이에요. 우리 모두 할 수 있습니다. 초반부터 지쳐서 포기하지 않는 것이 중요해요. 평생 실천해 나가야 할 몸에 좋은 습관을 익혀야 합니다.

여러분은 자신을 잘 돌보는 편인가요? 이 말이 무슨 뜻인지 이미 잘 알고 있으리라 생각합니다. 충분한 물을 마시고, 운동하기에 적절한 신발을 신고, 자기 페이스에 맞춰서 운동하고 있느냐는 뜻이죠. 최근에 병원에 가본 적이 있으세요? 정강이가 아프기 시작한다면 좀더 부드러운 표면을 걷거나 더 좋은 육상용 신발을 신어야 합니다. 정강이를 다치게 되면 고통스러운 데다 계속 움직이는 것이 힘들어져요. 묵묵히 고통을 참지 마세요. 저는 콘크리트길이나 보도에서 운동 삼아 걷고 나면, 아무리 좋은 신발을 신었어도 정강이가 아프더군요. 그래서 러닝머신이나 나무로 된 바닥을 걷는 쪽을 선택했어요.

움직일 때에도 자신을 돌보는 일을 게을리해서는 안 됩니다. 발가락도 보호해야 한다는 뜻이죠. 육상화를 착용하지 않고 사랑하는 아내를 따라잡으려 열심히 뛰었던 한 남자는 새끼발가락을 심하게 다쳤습니다. 그래서 다음날 직장에 갈 때는 슬리퍼를 신어야만 했다는군요. 가여운 발가락이죠? 신발은 우리의 발을 보호하고 발걸음에 에너지를 부여합니다. 신발은 반드시 신어야 해요. 제 친구 중 하나는 신발에 모래가 들어가는 것이 싫다는 이유로 바닷가에서 맨발로 뛰다가 발목이 부러지기도 했습니다. 신발에 모래가 조금 들어가는 쪽과 뼈를 부러뜨리는 쪽 중 어느 편이 더 싫은가요? 여러분은 보호받을 자격이 있습니다. 누구도 여러분을 대신해 주지는 못해요. 그리고 제발, 심장에도 조금만 운동을 시켜주세요. 즐거운 마음으로 말이에요!

최근에 본 뉴스에서, 9개월 전에 바다로 떠났다가 항구로 되돌아오는 배 몇 척을 보았습니다. 한 선원이 아내를 찾더군요. 마침내 아내를 발견한 그는 아내의 변화된 모습을 믿지 못했습니다. 아내가 보디 클러터를 제거했거든요! 이렇게 한 번 생각해 보세요. 집 안의 클러터를 치우는 것은 여러분에게 새로운 삶을 부여하는 것과 같다고 몇 번쯤 이야기했었죠. 습관이 점점 익숙해져서 우리 일부가 되는 루틴으로 자리를 잡으려면 9개월쯤 걸립니다. 개인적인 변화도 마찬가지입니다. 여러분은 아주 잘할 수 있습니다. 한 번에 하나씩 베이비스텝을 시도하세요!

전 오랫동안 FLY를 해 왔습니다. 이 사랑 덕분에 여러 차례 실패할 뻔했던 기억에서 벗어날 수 있었죠. 전 제 작은 성공을 축하하고, 더 이루어내지 못했다는 이유로 자책하지 않습니다. 여러분의 루틴에서도, 더 많이 연습할수록 더 쉽게 얻을 수 있습니다. 새로운 방법으로 생각할 수 있도록 베이비스텝을 시도해 보세요.

Leanne

내가 플라이레이디 시스템에서 마음에 들었던 점은 집을 정리하면서 죄책감이 들지 않아도 되었기 때문입니다. 그 양이 많든 적든 원하는 만큼 할 수 있었던 거죠. 내가 무엇인가를 한다는 사실 자체가 중요했던 거예요(아침에 일어나서 옷을 차려입는다거나 싱크대 청소를 한다거나 하는 것처럼요). 아무리 작은 일이라도 무엇인가를 한다는 사실은 계속 발전할 수 있도록 자신을 도와주고, 새로운 습관이 자리 잡을 수 있게 해주는 것이죠. 이것이야말로 우리가 강조하고 싶은 사실입니다. 좋은 음식을 해서 먹는다거나, 매일 조금씩 움직인다거나, 정신을 집중하고 태도를 바꾼다거나 하는 것 말입니다.

플라이레이디와 내가 이 책을 쓰면서, 여러분 모두가 자신의 몸을 있는 그대로 사랑하기를, 그리고 자신이 얼마나 아름다운 존재인지 알게 되기를 얼마나 바랐는지 모릅니다. FLY는 여러분 자신을 사랑하고 돌본다는 뜻입니다. 운동을 하는 습관은 그 목표를 이루는 수단이기도 하고, 플라이레이디가 직접 실천하고 있는 한 가지 방법이기도 합니다! 플라이레이디가 운동한 러닝머신의 기록을 살펴보면 아마도 토레도Toledo까지 왕복을 하고도 남을 정도일 거예요! 여러분도 영양분을 섭취할 때 플라이레이디만큼 근사한 일을 해낼 수 있습니다. 일주일에 샐러드를 한 번만 더 먹어보세요. 어떤 결과가 나타날까요? 영양분을 섭취하는 습관에서 베이비스텝을 한 단계 끌어올린 것과 마찬가지예요. 샐러드 먹는 습관이 익숙해지고, 다음 단계로 진입할 수 있는 준비가 되었다면, 주변에서 실천할 수 있는 또 다른 습관을 찾아보세요. 도넛이나 버터가 듬뿍 들어간 패스트리보다는 과일 한 조각을 먹는다든지, 청량음료보다는 물을 마신다든지, 아니면 이번 주 쇼핑 리스트에 브로콜리를 추가하는 것은 어떨까요?

물을 마실 때, 운동을 할 때, 여러분과 가족에게 좋은 음식을 마련할 때, 여러분의 기분도 한층 더 나아질 겁니다. 외모도 더 근사해 보일 거예요. 투명한 피부와 맑은 눈, 활기찬 에너지 그리고 스프링을 밟는 듯 가뿐한 발걸음.

베이비스텝을 통해 균형을 이루어요

제가 고등학교 3학년 때 부모님은 유럽으로 여행을 떠나셨습니다. 부모님이 탄 비행기는 로스앤젤레스에서 시작해서 뉴욕에 잠깐 멈췄다가 마침내 런던에 착륙했죠. 이 여행의 목적 중 하나는 잠깐이나마 파리에 들르는 것이었습니다. 어머니는 파리에 가본 적이 없어서, 그 짜릿한 여행을 고대하고 있었죠. 그런데 파리에 잠깐 들르는 동안, 비행기 엔진이 오작동해서 부모님이 탄 비행기는 비상착륙을 해야 했어요. 기장은 비행기가 추락하지는 않을 것이지만, 균형이 잘 이루어지지 않아서 비상착륙을 해야 할지도 모른다고 설명했지요.

몸이 고장 나면 우리에게도 그런 현상이 일어날 수 있습니다. 육체의 균형이 무너지면 우리 자신도 흔들리게 되죠. 호르몬이 비명을 질러대고,

끊임없는 피로나 그와 관련된 또 다른 불만들과 싸워야 해요. 우리가 간절히 바라는 몸의 균형은 어떻게 이룰 수 있을까요?

잠깐 비행기의 예를 다시 들어 보겠습니다. 비행기가 우리의 몸이라면 두 개의 엔진은 신진대사를 나타내죠. 신체의 균형을 이루려면 두 개의 엔진이 모두 필요합니다. 신진대사를 활발히 타오르게 하기 위해서는 운동과 연료가 필요한데, 지금 이야기하고자 하는 것이 바로 이겁니다. 우리가 아는 단 한마디로 말하자면 베이비스텝이라고 하는 것이죠.

자신의 몸을 현실적으로 바라보면 군살이 넘치지 않는 데가 없고 에너지는 부족하다는 사실을 알 수 있을 거예요. 이 두 가지 특징은 항상 공존합니다. 몸을 적게 움직일수록 더 많은 군살이 붙게 되죠? 더 많이 먹을수록 체중이 늘어나기 때문에 움직임이 더 줄어듭니다. 그러면 기분이 나빠져서 더 많이 먹고 싶고, 또 덜 움직이고 싶은 거죠. 이렇게 아래쪽으로 가라앉는 나선형 계단이 그 끝을 향해 치닫다가 마침내 바닥으로 떨어져서 추락하지 못하도록 막아야 합니다.

이제는 베이비스텝을 통해 새로운 여정을 시작할 때예요. 시작하기 전에 몇 계단을 올라가야 한다고 가정해 보죠. 이 계단이란 각각 우리의 모험에 도움이 될 새로운 사고방식과 습관입니다.

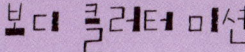
보디 클러터 컨트롤 일기장을 통해서 루틴을 만들어 보세요.

한 번에 베이비스텝 한 걸음씩 말이에요. 이 보디 클러터 미션은 음식, 움직임, 태도라는 세 가지 분야에서 아주 작고, 충분히 실천할 수 있는 일을 생각해 내도록 도와줄 거예요. 완벽주의에 사로잡혀서 이 간단한 임무를 '불가능한' 것으로 만들지는 마세요.

오늘 새로 시작하는 베이비스텝이 이미 루틴으로 자리 잡은 다른 습관들보다 지나치게 대단한 결심이라면 곤란해요. 한꺼번에 너무 많이, 너무 빨리 이루려고 노력하지 마세요. 그러다 결국 지쳐서 나가떨어지게 될 테니까요.

어떤 음식을 입에 넣을 것인지 더욱 신경을 쓸 수 있도록 해주는 베이비스텝을 나열해 보세요.

움직임과 관련해서 오늘 실천할 수 있는 간단한 베이비스텝이 뭘까요?

완벽주의적인 태도를 개선할 수 있는 베이비스텝을 하나만 생각해 보세요.

제7장

당신만의 루틴 만들기

루틴을 실천하는 즐거움은 아무리 과장해도 지나치지 않습니다. 인생에서 가치 있는 다른 일들과 마찬가지로, 정해진 목표에 이르려면 규칙적으로 실천해야 하는 노력이 있어야 하죠. 이 책에서는 그 행동들을 매일 실천해야 하는 노력이라는 뜻에서 '루틴'이라고 부르겠습니다. 여러분은 베이비스텝을 실천한 것을 한데 모아서 자신의 필요에 따라 개발해낸 맞춤 루틴을 만들 수 있어요. 보디 클러터를 포함해서 인생의 여러 가지 분야에서 루틴을 통해 이룰 수 있는 일은 놀라울 정도로 많죠.

Leanne

집을 깔끔하게 정리해서 꾸밀 때도 루틴을 통해 베이비스텝을 실천합니다. 제 아침 루틴에는 침대를 정리하고, 입었던 옷을 한데 모아서 세탁기 속에 담그고, 욕실을 깨끗하게 닦는 일들이 포함되어 있습니다. 또 아이들이 실천하기로 약속한 루틴을 제대로 실행하고 있는지도 확인하죠. 이러한 루틴을 실천하면 모든 일이 잘 진행됩니다. 그렇지 않으면 하루가 원활히 진행되지 못하고, 저도 어쩔 수 없이 기운을 잃게 되죠.

식습관과 움직임도 마찬가지예요. 건강한 식습관을 유지하려면 그 자체가 여러분의 루틴이 되어야 합니다. 베이비스텝에는 식료품 리스트를 작성하고, 쇼핑을 하고, 잘 준비되었는지 확인하는 절차가 포함됩니다. 어떻게 먹어야 하는지, 언제 먹어야 하는지, 여러분이 FLY를 하고 행복해지려면 가장 좋은 연료가 무엇인지 알아야 합니다. 이러한 베이비스텝이 루틴으로 굳어질 때, 엄청난 일들이 일어납니다. 여러분은 앞으로 나아가기 위한 위대한 내면의 결심을 굳히고 새로운 목표로 안내해 주는 길을 발견하게 되며, 거의 천하무적이 된 듯한 기분을 느끼는 거죠. 사실이에요! 루틴을 갖는 것이 위대하다는 이유가 바로 이 때문이에요. 그리고 여러분만의 루틴에 음식을 포함할 때 기대할 수 있는 가장 근사한 일은 생각했던 것보다 작은 노력만으로 보디 클러터를 제거할 수 있다는 사실이죠. 얼마나 쉬운 일인지 알게 되면 깜짝 놀랄 거예요.

베이비스텝을 통해 루틴이 만들어지듯이, 소량의 음식을 여러 번에 나누어 먹다 보면 신진대사가 활발해집니다. 플라이레이디와 나도 이러한 식습관을 실행하고 있는데, 우리 두 사람 모두 새롭게 시작된 변화에 흥분하고 있습니다. 우리는 무엇인가를 박탈당한 기분도 들지 않고, 배가 고픈 적도 없으며, 무엇보다 갑자기 낮아진 혈당 때문에 마구잡이로 먹고 싶은 충동이 사라졌습니다. 위대한 도약이었죠. 여러분이 이 방식을 그대로 따라할 필요는 없어요. 우리는 그저 우리에게 효과가 있었던 방법을 알려주고자 하는 것뿐입니다. 우리는 매일 소량의 식사를 대여섯 번씩 하지만, 매번 사뭇 다른 음식을 먹죠. 모든 사람에게 완벽하게 들어맞는 루틴이란 있을 수 없습니다. 각자에게 효과가 있는 자신만의 루틴을 찾아야 하죠.

루틴을 이루기 위한 베이비스텝으로 매일 여러 끼의 식사와 간식을 먹다 보면 신진대사가 활발해져서 연료가 활활 연소합니다. 하루에 대여섯 끼의 식사를 하는 방법은 이렇습니다. 하루에 아침, 점심, 저녁 식사를 규칙적으로 하고 두세 번의 간식을 먹는 거죠. 플라이레이디는 간식으로 아몬드 열한 알을 먹습니다. 제 경우는 끈 모양으로 생긴 치즈 한 조각과 사과 하나를 먹죠. 물론 아몬드를 먹을 때도 있는데 아마도 열한 알보다는 더 많이 먹을 것 같아요. 이게 바로 나 자신을 알고, 한계를 파악했다는 증거겠죠? 보디 클러터를 제거하려면 자신의 마지노선을 먼저 인식해야 합니다. 그것이 FLY를 실천하는 중요하고도 필수불가결한 요소예요. 지나치게 단순화를 시켜서 다른 사람들의 패턴을 그대로 따라하다가 지쳐 떨어지지 않을 준비가 되어 있어야 하는 것이죠. 여러분이 이미 여러 차례 실패했던 기억을 더듬어 보면 알겠지만 세상에 간단한 것이 효과가 있는 법은 없었어요. 무엇인가에 성공하려면 그 방법이 실천하기 어려워야 하고, 복잡해야 합니다. 그렇지 않나요? 고통 없이는 얻는 것도 없습니다.

개인 트레이너와 함께 처음으로 운동을 시작할 때, 트레이너가 기억에 남을 만한 말을 하더군요. 그런 이야기는 전에도 들은 적이 있었지만 그때는 정말 귀를 쫑긋하고 세웠나 봅니다. 트레이너는 변화를 지속시키려면 섭취하는 것보다 더 많이 소모하면 된다고 하더군요. 정말 간단했죠! 이런, 또 단순화시켜버렸네요. 우리는 운동이란 시간이 많이 소요되므로 바쁜 일상 속에서는 도저히 짬을 낼 수 없다고 생각해요. 그렇지 않으면 과로해서 우리를 너무 심하게, 빨리 달달 볶아 결국 지쳐 떨어져서 또다시 포기하고 말 것이라고 말이에요! 이 작은 베이비스텝들을 한데 모아서 작은 루틴으로 만들 수 있다는 희망을 품으세요. 여러분의 하루 일상에 아침 산책을 추가할 수 있겠죠. 숲 속을 80킬로미터 정도 달리는 하이킹을 한다거나 42.195킬로미터의 마라톤을 하는 등 대단한 계획 대신 말이에요. 저녁 식사 후 산책도 시도해 보세요. 결국은 움직임의 연속으로, 나중에는 루틴으로 진화하게 될 작은 움직임부터 시작해 보세요.

질질 끄는 버릇은 목표에 달성하는 일을 자주 방해합니다. 계획을 미루면 실험해볼 대상도 없는 거예요. 미적거리다 보면 뭔가에 쫓기게 되고, 그렇게 절박해져서 몸에 좋지도 않은 음식을 모조리 먹어치우게 됩니다. 그러고는 금세 돌아서서 식습관 조절에 실패했다는 사실에 죄책감을 느끼겠죠. 그리고 다시 포기하고 좌절하는 악순환을 겪는 겁니다. 진정 여러분을 방해했던 범인은 질질 끄는 버릇이며 계획 부족입니다. 그 무엇도 아니죠.

우리 모두는 바쁘게 살아가고 있습니다. 가족도 있고, 직장도 있고, 해야 할 일도 산더미 같죠. 그렇지만 이 점만은 기억하세요. 가장 먼저 해야 할 일은 계획을 세우는 것이랍니다. 우물쭈물 망설이다 보면 계획도 세우지 못하고, 그러다 보면 무계획은 다른 어느 것보다 빠른 속도로 여러분의 발목을 붙잡습니다. 이 사악한 목소리에 항복하지 마세요. 꿋꿋이 맞서서 계획을 세우고, 실천해 보세요. 베이비스텝과 루틴은 여러분의 바쁜 일상에 균형을 더해줄 것입니다. 여러분은 할 수 있습니다.

루틴이라는 댄스

새로운 댄스 스텝이나 에어로빅 운동을 배우려고 시도했던 적이 있나요? 전 없습니다. 왼쪽 발만 두 개를 가진 사람이라고 해도 과언이 아닐만큼 몸치인 데다, 한때는 우리 반에서 가장 많이 발전한 에어로빅 젬병으로 선정되어 상을 받기도 했었죠. 골프 스윙이나 플라이 낚시를 배울 때도 마찬가지였어요. 처음 시도할 때는 무엇이든 제대로 되는 것이 없다고 느끼기 마련입니다. 여러분의 팔과 다리의 근육은 머리가 원하는 대로 움직이지 않겠죠. 하지만 문제는 여러분의 팔다리 근육이 아니라 여러분의 귀 사이(다른 사람들의 말을 판단 없이 믿어버리거나 부정적인 생각에 빠져드는 현상을 양쪽 귀 사이에 존재하는 보디 클러터라고 표현함—옮긴이)에 있는 근육이랍니다. 결국 이 문제는 다시 속도를 늦추고 싶지 않아 계속 빠르게 움직이다가, 바로 춤을 출 수 있도록 스텝을 하나하나 밟아가는 것과 같습니다. 춤을 지켜보다가 마음이 급해져서 직접 춤을 추고 싶어 하는 것이죠. 여러분의 뇌는 그 근육을 움직입니다. 여러분이 지시를 내리지 않았다면 즉, 머릿속에서 그 움직임을 미리 짜지 않았다면 팔다리는 원하는 대로 움직이지 않습니다. 루틴이란 여러분의 하루를 FLY할 수 있게 해 주는 춤으로 변신할 베이비스텝에 불과합니다. 언젠가 차 안에서 빗속에서 플라이 낚시를 던지는 기술을 배웠습니다. 전 마음속으로 그 모든 동작을 계속 따라해 보았습니다. 차에서 내려서 다시 시도해 보았더니 아무런 실수 없이 낚싯대를 던질 수 있더군요. 차 안에서 마음속으로 연습을 하고, 제대로 된 리듬을 개발하고 나니, 나머지는 식은 죽 먹기였어요.음식과 움직임 그리고 태도에 관한 루틴을 이루는 매우 작은 베이비스텝을 실행할 의지가 있어야 합니다. 처음부터 완벽할 수는 없습니다. 물론 처음에는 오랫동안 실행하는 고문에 가깝도록 완벽한 루틴을 실행하고 싶을 겁니다. '모 아니면 도' 라는 사고방식이죠. 이보다는 작은 베이비스텝을 다른 베이비스텝과 병행함으로써 현실적이고도 실행 가능한 루틴을 만들 수 있을 것이라는 믿음과 신뢰를 갖고 한 걸음씩 내딛으세요. 작은 루틴들을 한데 모으면 여러분만의 리듬과 춤이 여러분을 그날 하루로 자연스럽게 안내할 겁니다. 다음은 베이비스텝을 한데 모아 루틴을 만든 예입니다.

❀ 아침 식사를 거르거나 건강하지 못한 식단으로 하는 습관이 있다? 그렇다면 이때 실행할 베이비스텝은 잘 차려진 아침 뷔페를 마련하

는 것이 아니라, 과일 하나나 통밀 머핀 혹은 시리얼을 먹는 겁니다. 이 베이비스텝은 작지만 건강한 변화를 만들 거예요.

⚜ 잘 수 있을 때까지 늦잠을 자고 허둥지둥 문을 박차고 나가서 차에 타거나 책상에 앉아 일을 한다고요? 베이비스텝은 격렬한 운동이 아닙니다. 체력적으로 온 힘을 소진해서 결국 베이비스텝이 끝난 후에는 지쳐 떨어져서 다시 침대로 돌아가야만 하는 그런 운동이 아니죠. 그저 평소보다 20분 일찍 일어나서 15분 동안 동네를 산책하는 겁니다. 베이비스텝은 여러분의 하루에 어제보다 약간의 움직임을 더하는 거예요.

⚜ 드라이브 인 레스토랑에서 주문한 음식으로 저녁 식사를 때운다고요? 그렇다면 여러분이 실천할 베이비스텝은 피자 배달부가 배달한 음식으로 저녁을 먹지 않는 것입니다. 미리 메뉴를 잘 계획해서 재료를 사고 정성스럽게 요리해서 만찬을 즐기는 것이죠. 가족에게 무슨 좋은 요리를 해줄까 하는 생각에 스트레스를 받아 안절부절못하는 것은 베이비스텝이 아니에요. 쉽게 요리할 수 있는 음식에 굴복하지 않는 것, 작지만 실행 가능한 계획을 실천하는 것, 그것이 바로 베이비스텝입니다.

❀ 날씬해진다거나 건강해지는 것이 너무 어려워서 완전히 포기하기로 했다고요? 여러분의 베이비스텝은 끊임없이 자신을 자책하며, 스스로 실패자라고 생각하라는 것이 아닙니다. 대신, 깊은숨을 들이쉬고 자신을 소중하게 가꾸어져야 할 존재라고 생각하는 거예요. 베이비스텝은 천천히 과거에 집착한 생각을 떨치는 방법을 배우는 것입니다.

❀ 베이비스텝은 습관이 될 만한 새로운 일 한 가지를 선택하는 것입니다. 루틴은 이러한 습관적인 베이비스텝들을 한데 모으는 것이죠. 첫 번째 베이비스텝이 자연스러워질 무렵 새로운 베이비스텝을 추가하면 얼마나 리드미컬해지는지 여러분도 알고 있을 거예요. 한 가지 베이비스텝을 자신만의 습관으로 만드는 데 성공했다면, 자기가 잘 아는 분야에 대해 자신감을 느끼게 되고 새로운 베이비스텝을 추가하는 과정은 그리 어려워 보이지 않을 겁니다.

❀ 이것이 바로 내가 루틴을 만들었던 과정이에요. 한 번에 한 가지 습관씩, 매일 아침 싱크대를 닦는 일부터 옷을 잘 차려입는 것까지. 이제 보디 클러터를 없애기 위한 루틴을 만들고자 먹고 움직이는 데도 베이비스텝을 추가했습니다. 여러분도 할 수 있습니다. 여러분이 댄스 스텝을 터득하지 못해서 더듬거리거나 넘어지지 않기를 바랍니

다. 꾸준히 연습하세요. 종이 위에 스텝을 적어보는 것도 그 무엇보다 도움이 될 겁니다. 어떤 스텝을 가장 먼저 밟아야 하는지 결정해 보세요. 정답은 베이비스텝입니다.

✪ 우리 모두 한 번쯤은 '모 아니면 도' 식으로 시도한 적이 있겠지만, 대부분은 효과가 없었습니다. 즉각적으로 결과를 확인하려고 너무 빨리, 너무 많은 일을 하게 되고 결국 나가떨어져 또다시 실패를 거듭하고 마는 거죠. 이번에도 여러분이 실패하는 모습을 보고 싶진 않군요. 여러분도 저처럼 평화로워지기를 바랍니다. 스텝들을 잘 연습해서 루틴이 되면 바로 그 평화가 찾아옵니다. 이제 전 미끄러지듯 자연스럽게 하루를 시작하면서 루틴의 스텝에 따라 FLY 음악에 맞춰 춤을 춘답니다.

✪ 보디 클러터를 처리하는 문제로 다시 돌아가서, 베이비스텝과 루틴을 계획해야 하는 세 가지 주요 영역을 좀더 깊이 있게 연구해 보겠습니다. 그 세 가지는 바로 음식과 움직임 그리고 태도이죠. 이제 한 번에 한 가지 베이비스텝을 실천함으로써, 좀더 오랫동안 건강한 삶을 유지할 수 있도록 현명한 선택을 하는 방법을 살펴볼까요?

보디 클러터 컨트롤 일기장에 여러분의 루틴을 적어 보세요. 완벽하지 않아도 됩니다. 여러분은 매우 잘하고 있으니까요.

루틴은 일정한 순서대로 행해진 일련의 습관으로서 댄스 스텝과도 매우 비슷하죠. 이미 가진 이러한 습관을 이용해서 새로운 습관을 길들여 보세요. 기존의 습관과 새로운 습관을 연결하면서 여러분의 보디 클러터 여정을 도와줄 새로운 루틴을 연습하는 겁니다.

여러분의 일상적인 아침과 저녁 루틴에서 이미 확립된 습관은 무엇인가요? 적어보세요. 이제 새로 연습을 해야 할 작은 베이비스텝을 추가해 보세요.

성공 차트로 사용할 수 있는 달력과 스티커가 있나요? 새로운 습관을 연습하다가 한 가지씩 몸에 배면 별이나 스마일 스티커 또는 여러분에게 성공을 의미하는 스티커를 달력에 하나씩 붙여 보세요.

제8장

음식

슈퍼 사이즈의 음식을 선택하는 것은 가장 부정적인 유형의 행동입니다. 언론매체는 반복적인 주입을 통해 우리의 결정을 대신해줌으로써 모든 것을 획일적으로 맞춰갑니다. 슈퍼 사이즈의 음식은 갖가지 출판물이나 라디오, 영화, TV를 통해 이제는 유행이 지난 폭식주의를 대신하고 있죠.

Leanne

패스트푸드라는 단어를 들을 때 여러분의 마음의 눈에는 무엇이 보이나요? 황금색 아치와 로널드Ronald라는 이름의 광대(맥도널드McDonalds의 상징)가 떠오르나요? 아니면 낮은 목소리로 완벽하게 튀겨진 치킨을 약속하는 흰 수염을 기른 켄터키 남부의 신사(KFC의 상징)가 생각나나요?

제 생각에 드라이브 인 레스토랑은 정신없이 바쁜 삶을 사는 여성들을 유인하는 것 같습니다. 그들은 우리의 특징을 잘 알고 있기에, 우리가 사는 도시 곳곳에 편리한 덫을 설치해 두었어요. 손쉽게 음식을 구하는 덫에 우리가 언젠가는 걸려 주리란 사실을 미리 알고 있었던 거죠. 실제로 우리는 거의 매일같이 그 덫 앞에 나타나서 마음속으로 밀고 당기기를 하다가 "그래 내일은 정말 건강한 음식을 먹겠어"라고 약속하고는 결국 슈퍼 사이즈로 주문하고 맙니다. 하지만 내일이 돼도 결코 건강한 음식을 먹지 않을 것입니다. 왜냐하면 미리 계획하지 않았고, "한 번쯤 이런다고 해서 일이 크게 잘못되지는 않을 거야"라고 자기 합리화를 시키다가 결국 그것이 라이프스타일로 굳어졌기 때문이죠.

드라이브 인 레스토랑에서 파는 커다란 햄버거가 몸에 나쁘다는 사실은 굳이 말할 필요도 없겠죠? 우리 모두 이미 잘 알고 있으니까요. 다행히도 약간의 지속적인 노력 즉, 베이비스텝만으로도 영양분을 섭취하는 스타일을 완전히 변화시키고 여러분과 가족의 건강을 극적으로 개선할 수 있습니다.

축구 연습장에서 운동을 마친 아이들을 데리고 온 경험이 있겠죠? 그땐 집에서 요리를 하는 것보다 드라이브 인 레스토랑에 잠깐 들러서 햄버거를 사서 차 뒷좌석에 앉아 있는 아이들에게 건네는 편이 더 손쉬울 거예요. 게다가 유명한 패스트푸드 레스토랑의 황금색 아치가 여러분을 유혹하기까지 하겠죠. 바쁘다는 것이 무엇인지도 잘 알고 있습니다. 저 역시 패스트푸드 레스토랑에 가서 햄버거를 구입하고, 티셔츠까지 얻어왔으니까요. 냉동 음식이라는 덫이 얼마나 유혹적인지도 잘 알죠. 특히 저칼로리라고 적힌 음식에는 더욱 쉽게 손이 간답니다. 그렇지만 라벨을 잘 읽고 자문해 보세요. 거기에 적힌 단어들이 무슨 뜻인지, 과연 절반이나 이해하는지 말이에요. 그 재료들을 제대로 발음할 수나 있는지, 진정 무엇인지 알고 있는지, 정말로 이 음식들을 몸에 집어넣고 싶은지 말이에요.

바쁘다는 이유만으로 여러분의 루틴에 훌륭한 음식을 포함하고 좋은 영양분을 삶의 일부로 만들지 못할 이유는 없습니다. 놀라운 일은 이렇게 하다 보면 시간이 지날수록 보디 클러터가 자연스럽게 여러분의 몸에서 떨어져 나간다는 거죠. 이 모든 것의 비밀은 매우 까다로운 선택과 주의 깊은 살핌입니다. 여러분은 세상에서 가장 좋은 것을 먹을 자격이 있잖아요? 단지 허기를 채우기 위한 목적으로 정크 푸드junk food를 몸에 집어넣지 마세요.

영혼 채우기

음식을 다른 용어로 생각해 볼까요? 결국 가장 쉬운 방법이라고 생각했던 것이 어쩌면 가장 힘든 방법일지도 모릅니다. 쉽게 선택한 음식 때문에 여러분과 가족은 영향 결핍을 겪게 되고 결국은 나중에 건강 문제로까지 발전을 할 수 있으니까요. 여러분과 가족에게 좋은 음식을 제공할 기회를 놓치고 나면, 그 뒤에는 극단적인 결과가 기다리고 있습니다. 아이들에게는 일찍부터 보디 클러터가 몸에 자리 잡고, 건강 면에서도 조기 퇴화가 진행되고, 그저 몸이 노곤해지는 느낌이 드는 것입니다. 신체적으로 무기력해지고, 아무것도 하기 싫어지는 현상이 나타나는 주요 원인 중 하나가 바로 부적절한 영양 섭취입니다. 우리의 몸이 요구하는 영양분을 충분히 섭취하지 못했기에 무기력한 느낌이 드는 거죠.

가족을 이끌어가는 우리의 역할 중 하나는 각 구성원이 영양적인 면에서도 스스로 책임을 질 수 있도록 가르쳐야 한다는 것입니다. 이 모든 일은 좋은 예로 시작됩니다. 즉, 가족에게 요리를 해주는 것도 진지하게 여겨야 한다는 사실을 잊지 말아야 하는 것이죠. 결국, 우리는 영혼에 난 구멍을 메우는 것이 목적이 아니라 영혼의 살을 찌워야 합니다. 이 목표에는 여러분 자신도 포함되어 있음을 잊지 마세요!

생활을 약간 개선하는 데는 하루에 15분이면 충분합니다. 식품 리스트를 작성할 때는 꼭 몸에 좋은 건강한 재료를 포함하도록 하세요. 이때도 '모 아니면 도' 식의 태도로 임할 필요는 없습니다. 아무리 몸에 좋다고 해도 평생 두부나 채소 따위만 먹고살아야 한다는 뜻은 아니니까요. 패스트푸드는 입에도 대지 말라는 뜻도 아닙니다. 더 좋은 음식을 먹으면 건강도 더 좋아진다는 사실을 생각하고 패스트푸드 섭취량을 조금만 줄이라는 말입니다. 아주 사소한 계획, 베이비스텝을 실천할 때는 그저 여러분의 상식선에서 움직이면 됩니다.

이제 정말 간단한 베이비스텝부터 시작해 볼까요? 일주일 식단에 샐러드를 한두 번 추가시키는 거죠. 어떤 이는 이렇게 말했습니다. "일주일 식단을 준비하려고 쇼핑을 할 때, 쇼핑 카트에 신선한 채소를 듬뿍 담기를 실천하는 방법을 발견했어요. 마치 커다란 진실을 깨달은 듯 머리 위에 전구가 켜지는 것 같더군요."

이를 쉽게 기억하는 방법이 있습니다. 쇼핑 카트에 다양한 색깔의 채소들을 담아보세요. 마치 색상을 코디하듯 말이에요. 그것만으로도 여러분의 가족을 훌륭하게 돌볼 수 있습니다.

여러분도 할 수 있어요!

무엇보다 심장이 중요해요

여성들이 심장질환으로 사망할 확률은 유방암보다 4~6배나 높다고 합니다. 여러분의 건강 목표 중 하나가 심장을 튼튼하게 지키는 것이라면 역시 충분한 영양을 섭취해야만 합니다. 아침, 점심, 저녁 식사면 충분하죠. 음식에는 먹고 싶은 것을 먹어서 식욕을 충족시키는 일 외에도 많은 의미와 역할이 있습니다.

여러분의 심장이 최고의 상태에서 작동하도록 몸에 필요한 영양분을 알고 있다면, 이는 심장에도 좋은 일일 뿐 아니라, 다른 신체 기관을 건강하게 유지하는 데도 효과적입니다. 영양학적으로 심장에도 좋고 노화방지라는 형태로 몸을 보호하는 음식이 있습니다. 그런데 한편으로 음식을 가공하고 소화시키는 과정에서 자연스럽게 발생하는 유리기free radical는 건강에 나쁜 영향을 미칩니다. 유리기가 무엇인지 이해하려면 오랫동안 내버려둔 자전거가 어떻게 변하는지 생각해 보죠. 자전거를 오래 버려두면 표면이 부식되겠죠. 그렇지만 차고에 자전거를 보관하면 그런 부식 현상을 막을 수 있습니다. 노화방지 성분이 풍부한 음식을 섭취하는 것은 여러분의 심장에 영양분이라는 차고를 제공하는 것과 마찬가지 효과를 냅니다.

비타민, 대자연의 순리

비타민 A, C, E(여러분에게 필요한 노화방지제)와 함께 천연적인 피토케미컬phytochemical(식물화학성)이 풍부한 음식은 심장 건강에 최고입니다.

비타민 A가 풍부한 음식으로는 달걀, 녹청색이 도는 잎채소, 브로콜리, 노랗거나 오렌지색의 채소가 있습니다.

비타민 C 하면 여러분은 레몬, 오렌지, 귤 등을 떠올리겠지만 피망(특히 빨간색), 브로콜리, 딸기나 키위에도 다량 함유되어 있습니다.

비타민 E는 잎채소, 아보카도, 통밀이나 견과류, 씨 등에 풍부합니다.

이런 음식 목록을 모조리 외울 필요는 없습니다. 그저 식료품을 쇼핑할 때 신선한 과일과 다양한 색깔의 채소를 카트에 골고루 담아서 심장 건강에 좋은 음식을 먹는 습관을 기르도록 베이비스텝을 실천하기만 하면 됩니다. 이런 영양분들은 암이나 기타 질병 등 여러분이 걱정하는 다른 건강 문제를 해결하는 데도 좋은 방법입니다. 그러니까 심장을 지키세요! 심장을 건강하게 지키려면 위에서 언급한 음식과 같은 다양한 건강 식품을 섭취하면 됩니다.

양 조절

덜 먹는 것이 차라리 낫다는 말은 제게 정말 큰 교훈이었습니다. 단지 몸에 좋다는 이유만으로 한없이 먹어댈 필요는 없다는 뜻이죠. 음식은 그 품질이 매우 중요한 만큼 양도 중요합니다. 몸에 좋은 음식이라고 해도 여러분에게 돼지처럼 먹어도 좋다는 자격증을 주지는 않습니다. 이제는 다시 양 조절이라는 고전적인 가치를 강조해야 할 때로군요.

우리는 완전한 다이어트 식품이라는 광고만 보고 그것을 구입하고, 운동 기구가 우리를 위해 무엇인가를 대신해 주리라 기대하죠. 보디 클러터를 제거하겠다는 목표 하나만으로 운동 기구와 보조 식품과 헬스클럽 회원증을 구입하면서 수백 달러의 돈을 기꺼이 치르는 겁니다. 이는 우리의 잘못이 아닙니다. 다이어트 산업계가 그런 식으로 진실을 포장해 왔으니까요. 그래서 그 물건들이 잘 팔리고, 우리는 한 번도 아니고 여러 번 속게 되는 것입니다. 그런데 여기에 의외의 반전이 있습니다. 진실을 감추는 쪽은 다이어트 업체들이 아니라 우리 자신이라는 거죠! 우리는 베이비스텝을 통해 다이어트를 할 수도 있고, 일단 양 조절의 중요성만 이해하고 조금씩 먹는 법을 실천하다 보면 다이어트 제품을 구입하지도, 아니, 아예 쳐다보지 않을 수도 있어요.

식탁으로 눈을 돌려봅시다. 1인분은 과연 얼마나 많은 양일까요? 개인차가 있겠지만 단백질로 따지자면 120~150그램 정도입니다. 카드 한 세트를 쌓아놓은 것과 같은 부피랍니다. 손바닥은 크기를 가늠하는 가장 손쉬운 도구입니다. 식품을 손바닥에 가져다 댔을 때 딱 들어맞으면(손가락 부분은 빼고) 약 120~150그램 정도의 부피가 되죠(여러분이 지나치게 크거나 작은 손바닥의 소유자가 아니라면 말이에요).

한 컵 분량은 주먹을 꼭 쥐었을 때의 크기와 거의 비슷합니다. 보통 크기의 감자 하나가 주먹을 쥔 크기와 비슷하죠. 사과나 오렌지, 포도송이도 마찬가지예요. 참 쉽지 않나요?

제가 그동안 얼마나 많이 먹어댔는지 생각해 보면 놀라울 정도예요! 아무리 건강에 좋은 음식만 먹었다고 해도, 보디 클러터를 제거할 수는 없었을 겁니다. 이렇다 보니 양 조절이야말로 저에게 꼭 필요한 깨달음이었습니다. 지속적으로 음식의 양을 조절하는 데 신경을 쓰다 보니, 어느 순간 아랫배가 점점 평평해지더니 속옷이 그리 꽉 끼게 느껴지지도 않더군요. 내가 얼마나 잘 실천하고 있는지는 속옷을 입어보고 평가합니다. 속옷이 꼭 끼면 최근에 음식량 조절을 너무 신경 쓰지 않았다는 증거인 셈이죠.

음식량을 조절하는 목표는 여러분의 몸과 위와 식욕을 조절할 수 있도록 하는 거예요. 자신을 돌보려면 대체 무슨 일을 해야 할지, 어떤 방법으로 해야 할지 직접 계획할 자격이 여러분에게 충분히 있으니까요. 이런 식으로 생각해 본 적 있으세요? 초콜릿 캔디 한 봉지(어떤 음식이든 여러분이 참을 수 없을 만큼 좋아하는 음식을 생각해 보세요)가 여러분의 인생을 움직이고 있다고 말이에요. 상상해 보세요. 충동적으로 그런 음식을 먹어치운다면 여러분은 생명도 없고, 대화도 나눌 수 없는 무엇인가에 여러분의 의지를 넘겨버리는 것이나 다름없어요. 여러분의 인생을 책임질 사람이 과연 누구인지 파악하고, 이제는 결정을 해야 합니다. 여러분 인생의 책임자가 여러분 자신이라면 초콜릿 캔디에게 당장 눈앞에서 사라지라고 명령한 다음 빼앗겼던 의지를 찾아오세요. 여러분의 삶은 여러분이 저어가는 보트니까요. 직접 노를 저어 힘차게 앞으로 나아가세요.

이 얘기를 하다 보니 절 미치게 하였던 또 다른 사건이 떠오르네요. 여러분은 문제가 되는 음식을 먹을 때 적절히 양을 줄이면서 섭취량을 조정하나요, 아니면 과감하게 끊어버리는 편인가요? 저는 초콜릿이 문제였습니다. 초콜릿을 먹을 때는 도무지 자제를 할 수가 없었거든요. 그러나 초콜릿을 엄청나게 먹으면 건강에 커다란 해를 끼칠 수도 있었기에 결국 그 맛있는 친구를 포기해야 했습니다. 그저 간단한 문제였죠. 저는 초콜릿이 없어도 살 수 있고, 또 앞으로도 그렇게 살아갈 테니까요. 초콜릿이 내 생존을 위협할 만한 중요한 문제는 아닌 셈이죠. 제가 아직도 초콜릿을 좋아하느냐고요? 물론입니다! 알코올 중독자에게 여쭤보세요. 그도 분명히 보드카나 마티니가 너무도 훌륭한 음료수라고 열변을 토할 거예요. 사실 알코올은 아무런 득이 없이, 심지어 그의 몸을 망치고 있는데도 말이에요. 저 같은 사람에게는 초콜릿을 포함한 탄수화물 음식이 굉장히 파괴적인 힘을 행사할 수 있습니다. 그래서 전 좋아하는 그 음식에서 멀찌감치 떨어져 있기로 한 겁니다. 간단하고도 평범하죠. 이는 개인차가 큽니다. 어떤 사람에게는 이렇게 극단적인 조치가 필요한 반면 또 어떤 사람에게는 극적으로 탄수화물을 끊을 필요가 없죠. 현실을 직시하고 판단하는 것은 여러분에게 달렸습니다. 탄수화물 섭취 자체가 문제가 된다면 결정을 해야겠죠. 적절히 조절할 수 있다면 미리 계획을 세우고, 어느 정도가 적당한 양인지 결정하세요. 그렇게 하지 못하겠다면 그 좋아하는 음식을 포기하고, 슈퍼마켓에서 아예 쳐다보지도 마세요. 미래에 발생할지도 모르는 문제를 미리 대비한 사람들은 그 위험을 모면할 확률이 높죠.

타거라, 제발 타라:
자신만의 엔진을 재정비하고 더 많은 보디 클러터를 소모하는 방법

이 모든 것은 결국 신진대사와 관련이 있습니다. 여러분의 몸이 최적화되어 작동하고 있는 신진대사를 갖고 있는지, 아니면 느려 터진 신진대사를 갖고 있는지의 문제이죠. 상황이 도무지 해결되지 않아서 보디 클러터를 제거할 수 없다는 생각은 말도 안 됩니다. 저는 결코 그렇게 생각하지 않고, 여러분도 저와 마찬가지이길 바랍니다. 이 모든 것이 간단한 속임수에 불과하답니다. 여러분 몸과 속임수 게임을 하시려거든, 누가 진정한 고수인지 보여주시기만 하면 됩니다!

신진대사를 정상화시키는 방법 중 가장 효과적인 것은 하루 세 끼를 매번 거하게 먹는 대신 여러 번 조금씩 나눠 먹는 것입니다. 최악의 방법으로는 아침을 거르고 점심을 먹는 둥 마는 둥 때운 다음 저녁 식사는 돼지처럼 게걸스럽게 하는 것이 있죠. 한때 저도 그랬지만요.

하루에 조금씩 여러 번 나눠 먹으면(저는 다섯 번씩 나눠 먹는데, 어떤 사람들은 여섯 번씩 나눠 먹기도 하더군요) 혈당이 급격히 오르락내리락거리지 않아서 갑자기 온몸에 힘이 빠지는 현상을 방지할 수 있지요. 혈당이 급격히 떨어지면 엄청난 양의 음식을 입 안에 재빨리 집어넣고 싶어지거든요. 그것이 바로 우리 몸의 함정이고, 매번 건강한 식습관을 방해하는 원흉이기도 합니다.

커다란 샌드위치를 작게 나누어서 온종일 먹으라는 뜻이 아닙니다. 신진대사의 심지에 불꽃을 가까이 가져다 대서 신진대사가 활발하게 움직일 수 있도록 도와주라는 것이지요. 저 같은 경우에는 껍질을 벗기지 않은 밀이 들어간 시리얼을 매우 조금 먹는 것으로 아침을 시작했습니다. 여기서 포인트는 바로 '조금'이라는 것입니다. 전 시리얼 박스에 적힌 안내대로 따랐습니다. 3분의 2컵만 먹은 거죠. 그리고 그로써 하루에 필요한 식이섬유의 3분의 1을 섭취한 셈입니다. 제 엔진이 준비할 수 있도록 연료 탱크에 무엇인가를 집어넣었으니, 이제 나중에 배가 고파지면 다시 먹기 시작하면 되는 겁니다.

제 방법을 더 자세히 알려드릴까요? 정말 실천하기 쉽고도 몸에 더 많은 클러터를 쌓지 않도록 도와주는 방법이죠. 무슨 말인지 아시겠죠?

아침: 아주 소량의 버터(버터를 잘 저어서 바르면 소량만으로도 빵에 넓게 퍼집니다)를 바른 통밀 토스트와 달걀 몇 개, 아니면 앞에서 설명했듯이 시리얼을

먹습니다.

오전 간식: 저지방 코티지 치즈cottage cheese(희고 부드러운 치즈―옮긴이)와 함께 저지방 요구르트(단백질protein을 좀더 섭취할 수 있지요).

점심: 캔에 든 참치, 올리브 오일과 현미 식초를 넣은 그린 샐러드 듬뿍, 꼬마 당근과 사과.

오후 간식: 단백질 음료나 단백질 바(고단백, 저탄수화물).

저녁: 저지방 식(끓이거나, 굽거나, 찌는 등)으로 요리된 단백질 1인분, 구운 호박(아니면 다른 황색 채소), 삶은 브로콜리, 현미밥(먹지 않을 때도 있음. 이미 호박에 많은 양의 탄수화물이 함유되어 있으니까).

저녁 간식: 저지방 요구르트. 취침하기 3시간 전에 이 간식을 먹습니다. 밤새도록 뱃속에 요구르트가 굴러다니는 기분을 느끼기 싫어서요.

여러 번 소량의 음식을 먹는 것은 신진대사의 불꽃을 지피는 데 효과적인 방법이며, 보디 클러터를 제거하고자 하는 많은 사람에게 위대한 지름길이 됩니다. 좋은 음식을 더 자주 먹음으로써 기분도 좋아지고, 예전처럼 오후가 되어도 몸이 지치지 않을 수 있습니다(오후 2시쯤이면 졸려서 낮잠을 자고 싶어지는 기분 말이에요). 그 이유는 하루에 세끼 먹을 때에 비해서 혈당 수준이 뚝 떨어지는 시기가 없기 때문입니다. 온종일 기분 상태를 일정하게 유지하는 데 이상적인 방법이기도 합니다.

하루 동안 소량의 음식을 자주 먹는 것은 그리 어렵지 않기 때문에 위대한 베이비스텝이라 할 수 있습니다. 낡은 습관을 조금만 재정비하고, 미래 지향적인 사고로 계획을 세우세요. 물론 모든 가치 있는 것에는 항상 노력이 뒤따른답니다.

플라이레이디는 항상 말합니다. "여러분의 집이 하루아침에 어지러워진 것은 아니므로, 깔끔하게 정리하는 것도 역시 하루에 이루어지지는 않습니다."

보디 클러터를 처리할 때도 똑같은 개념이 적용된답니다. 하루아침에 허벅지를 매끈한 라인으로 만들 수는 없죠. 몇 년에 걸쳐서 찐 살인데요. 허벅지 살을 빼려면 집 정리를 할 때와 마찬가지로 집중적인 노력이 필요합니다.

우리는 할 수 있습니다. 베이비스텝은 우리의 가장 좋은 친구이죠. 모든 다이어트가 효과를 내는 것은 아닙니다. 어쩌면 잠깐 동안 짭짤한 효과를 볼 수도 있지만 어느 순간에는 다시 예전의 식습관으로 돌아갈 것이고, 엄청난 노력을 쏟으면서 느꼈던 박탈감들은 폭발할 것입니다. 한 번 먹으면 모든 것이 해결되는 마법의 알약이란 이 세상에 없습니다. 어떠한 마법의 다이어트도, 영화배우들의 운동 비디오도 여러분이 아무런 노력을 하지 않는데도 원하는 몸매로 하루아침에 탈바꿈시켜주지는 않습니다. 그런 일은 절대 없을 거예요.

그렇지만 여러분에게 이것만은 약속할 수 있습니다. 노력하고, 베이비스텝을 실천하면서 목표에 집중하면, 여러분의 몸에서 드디어 보디 클러터가 떨어져 나가기 시작할 것이고 그 상태가 오랫동안 지속할 것이라는 사실이죠.

아침은 청소로 시작하세요

집을 정리할 계획을 세우면서 플라이레이디의 베이비스텝을 실행할 때, 제 첫 번째 베이비스텝은 싱크대 청소였습니다. 깨끗하고 빛나는 싱크대는 일을 처리하는 새로운 방법이자 우리가 실행하는 루틴의 핵심이 되었죠. 그 싱크대는 새로운 희망을 불러일으킵니다. 베이비스텝을 실행한다는 뜻은 앞으로 나아가다가 넘어지기도 하고, 가끔은 뒷걸음질치기도 한다는 의미입니다. 뒤로 넘어진다고 해도, 옛날 방식으로 되돌아가는 것은 아니에요. 우리는 그저 다시 싱크대를 빛내러 가면 되는 겁니다.

보디 클러터를 처치하려면, 과연 우리 몸에서 빛나는 싱크대에 해당하는 것이 무엇인지를 생각해봐야 합니다. 제가 어지러운 집 안을 깨끗이 정리하고자 가장 먼저 습관으로 굳혔던 일이 바로 반짝거리도록 싱크대 청소기였어요. 이와 마찬가지로 우리 몸을 돌보려고 기본적으로 익혀야 할 습관이 바로 아침 식사입니다. 아침 식사는 우리의 몸에 하루의 첫 연료를 공급하는 행위입니다. 누구나 아침 식사가 하루 중 가장 중요한 식사라는 말을 들어보았을 거예요. 그러면서도 정작 아침에 일어나고 보면 아무것도 먹고 싶지 않을 때가 많죠. 하지만 기억하세요. 아침 식사는 여러분의 신진대사에 불을 지피고 지방을 연소시키는 기계가 작동하도록 하는 중요한 베이비스텝이에요.

이때가 중요한 시기입니다. 밤새 아무것도 먹지 않은 상태에서 벗어났기 때문에 여러분의 몸은 다시 완전 가동을 시작하도록 자명종을 울리는 거죠. 이 자명종은 '휴식은 끝났다. 이제 일하러 갈 시간이다!' 라고 메시지를 보냅니다. 이때는 혈당이 낮아서 엔진을 다시 작동시키려면 여러분의 몸에 연료를 공급해야 합니다.

하루를 연료 없이 시작하는 것은 장거리 여행을 하면서 차 뒤로 연료 탱크를 실은 차량이 졸졸 따라오기를 바라는 무모함과 마찬가지입니다. 그런 일은 절대 일어나지 않습니다. 혈당이 급강하하기 때문에 대부분의 사람은 드라이브 인 레스토랑에서 무언가 기름진 음식을 사먹는다든지, 지방과 탄수화물이 듬뿍 함유된 요리를 먹게 될 거예요. 그것도 아니라면 점심때까지 기다렸다가 굶어 죽을 지경에 이르러서야 식욕을 제어하지 못하고 마구 먹을 테고요. 혈당이 바닥으로 떨어지는 바람에 기분이 엉망이 되는 현상은 설명할 것도 없겠지요. 이러한 패턴은 우리의 신체 기능을 운영하는 적절한 방식이 아니며, 우리는 이보다 더 나은 대접을 받을 자격이 있다는 중요한 사실을 간과하는 행동이죠.

아침 식사와 관련된 놀라운 사실은, 아침은 비용이 저렴하고도 손쉬운 식사라는 것입니다. 인공 색소로 색깔을 내거나 설탕이 듬뿍 들어 있는 아침 식사용 시리얼을 말하는 것이 아닙니다. 그런 시리얼들은 가격도 비싸고, 광고도 지나치게 많이 한 데다, 여러분을 비롯한 가족의 균형 잡힌 영양은 조금도 생각지 않죠. 건강 식품과는 거리가 먼 악몽과 같은 음식입니다.

많은 부모님들이 내게 아이들이 설탕이 들어 있는 음식만 먹으려 한다고 호소합니다. 그러면 저는 다시 한 번 강조하죠. 그 아이들의 부모는 다름 아닌 여러분이고, 매일 아이들의 시리얼 그릇을 채워주는 사람 또한 여러분이라는 사실 말이에요. 마케팅의 귀재들이 만들어낸 광고의 효과에 아이들이 현혹된다고 해도, 그들에게 부모로서의 권한까지 넘겨주는 일은 없어야겠죠.

아침 식사는 하루 중 처음 먹는 음식이니만큼 단순 탄수화물이 아니라 복합 탄수화물(흰 밀가루가 아닌 통밀)과 함께 단백질을 섭취하는 것이 중요합니다. 좋은 예는 통밀 토스트 한 조각에 달걀 두 개, 아니면 뷰리토 burito(토르티야tortilla[멕시코 지방의 둥글고 얇게 구운 옥수수빵]에 달걀 스크램블과 살사 소스를 넣은 멕시코 음식), 또는 시간이 없어서 다른 곳으로 이동하는 중에 먹어야 한다면 단백질 스무디protein smoothie(과일 · 주스 · 우유 · 요구르트 · 아이스크림 등으로 만든 부드러운 고단백 음료)나 단백질 바protein bar(초콜릿 바 형태의 단백질 흡수 식품)와 사과 하나 정도가 적당하겠네요. 건강한 하루를 시작하는 방법으로는 여러 가지가 있습니다. 아침에 일어나자마자 싱크대 청소부터 하고, 하루를 시작하기 전에 소량의 몸에 좋은 식사를 한다면 기분이 한결 상쾌해질 것입니다.

다음은 여러분에게 유용할 다양한 팁 목록입니다.

✿ 제가 가장 쓸모 있다고 생각되는 정보는 액체로 섭취하는 칼로리에 대한 것입니다. 하루에 한 잔씩 마시는 청량음료를 포기한다면 1년에 10킬로그램이 넘는 체중을 줄일 수 있습니다. 그런데 최근에 읽었던 잡지에서는 하루에 청량음료 두 잔과 주스 한 잔(어쨌거나 신선한 과일을 직접 먹는 편이 더 좋겠지만요)을 포기하면 1년에 17킬로그램을 감량할 수 있다는군요. 제가 좋아하는 베이비스텝적인 발상이네요. 분명한 점은 주스와 청량음료를 포기하는 대신 레몬 머랭 파이와 초콜릿 바 하나를 먹는다면 체중 감량 효과는 절대 없을 것이라는 사실입니다.

✿ 인터넷에서 읽었던 멋진 몸매를 가꾸는 팁입니다. TV 광고가 나오는 동안 운동을 한다는 거죠. 바닥에 앉아서 윗몸 일으키기 혹은 팔굽혀펴기를 몇 차례 한다거나 춤을 춰보세요. 이러한 베이비스텝으로 이룰 수 있는 효과는 놀라울 정도입니다.

✿ 아무 생각 없이 습관적으로 포테이토칩이나 프레첼pretzel(막대 모양의 딱딱하고 짭짤한 비스킷) 같은 것들을 먹어댄다면 그 대신 오이 피클을 시도해 보세요. 다른 음식을 너무 많이 먹어서 생기는 클러터는 줄어드는 동시에 짭짤하고도 아삭거리는 것을 씹는 즐거움을 누릴 수 있으니까요. 앉은 자리에서 피클 32개를 먹어치운다고 해도

섭취하는 열량은 겨우 160칼로리에 불과합니다(게다가 한 번에 그만큼의 피클을 먹기란 쉬운 일이 아니죠. 제가 강조하려는 부분을 이해하시겠죠?).

✤ 포테이토칩이나 프레첼 같은 것들을 완전히 끊을 필요는 없습니다. 다만 섭취량을 조절하는 데 신경을 쓰면서 규칙을 하나 세워 보세요. 커다란 봉지에 든 스낵을 한 번에 비우는 짓은 하지 마세요. 어떤 사람은 이렇게 생각할지도 몰라요. '고작 이만큼 먹는다고 설마 뚱보가 되겠어?' 하지만 이런 생각을 할 수 있는 시간도 그 효과가 가시적으로 드러나서 바지를 입기가 어려워질 때까지입니다. 포테이토칩을 지퍼가 달린 작은 봉투(한 번 먹을 분량, 30그램 정도)에 나눠 담아서, 한 번에 한 봉지씩 먹는 것으로 만족하세요. 아니면 어린 아이들 분량으로 나오는 개별 포장으로 된 스낵을 구입해도 좋습니다. 이쪽이 가격이 더 비쌀지도 모르지만 대신 보디 클러터를 제거하고자 쏟아야 할 비용은 쓰지 않아도 되잖아요? 무슨 말인지 아시겠죠?

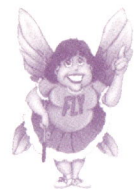

여러분은 자신이나 가족을 위해 어떠한 가치를 추구하며 사나요? 어떤 부모님이나 또는 광고계에서는 매일 가격 대비 양이 많은 '경제적인 선택'이라며 그들이 만들어 낸 새로운 가치를 강요하겠지요? 그렇게 타인이 만들어낸 가치를 따르려고 아이들이 엉망진창인 음식을 섭취하도록 내버려 두실 건가요?

그렇다면 광고가 우리에게 부여한 가치의 결과는 과연 무엇일까요? 얼마 전에 크리스Chris(우리 웹에디터인 리Lee의 아내)에게 편지 한 통을 받았습니다. 거기에는 유명한 패스트푸드 레스토랑에서 목격한 이야기가 적혀 있었지요. 이 편지를 읽고 저도 크리스 만큼이나 슬퍼졌습니다. 이 편지를 플라이레이디 멘토링 리스트에 포함된 회원들과 함께 나누었고, 우리는 이런 종류의 부정적인 생각stinking thinking(아니 이 실체를 있는 그대로 칭해도 될까요? 보디 클러터라고 말이에요!)을 수년간 해온 결과 우리가 얼마나 주눅이 들어 있었는지를 증명하는 수백 통의 답장을 받았습니다. 다음은 크리스가 보낸 편지의 내용입니다.

말라Marla에게,

어제 캐티Catie와 월마트에 갔다가 아이스크림콘을 먹으러 맥도널드에 들렀죠. 아이스크림을 먹고 있는데 세 명의 아이와 함께 어떤 엄마가 들어서더군요. 어린 아이 중 한 명이 플레인 치즈버거를 먹고 싶다고 말했어요. 그러자 엄마는 아이에게 플레인 치즈버거를 먹을 것인지, 아니면 더블 치즈버거를 먹을 것인지 되묻더군요. 그 어린아이는 네 살 정도밖에 안 돼 보였습니다. 아무튼 그 어린애는 그냥 플레인 치즈버거를 먹겠다고 대답했어요.

그러자 다른 아이들도 모두 플레인 치즈버거를 먹겠다고 하더군요(대략 열 살, 일곱 살, 네 살쯤 되어 보이는 여자아이들이었습니다). 엄마는 아이들에게 플레인 치즈버거가 더블 치즈버거만큼이나 비싸다고 말하더군요. 아이들은 플레인 치즈버거가 더 좋다고 우겼지만 엄마는 모두에게 더블 치즈버거를 사줬어요. 난 의아했죠. 왜 저 여자는 아이들에게 정량보다 더 많이 먹이려고 하는 걸까? 그래요, 같은 값이면 더 양이 많은 음식을 원하는 것이 당연하고, 가격 대비 가장 좋은 선택을 하려고 하죠. 그렇지만 네 살 난 아이에게 더블 치즈버거라니요?

어쩌면 먹다가 남으면 나중에 아이들에게 주려고 그러는지도 모른다고 생각했어요(그래야 상황이 이해가 됐으니까요). 그런데 놀랍게도 그 엄마는 어린아이가 배가 불러서 더는 못 먹겠다고 말하자 점점 짜증을 내더군요. 아이에게 음식을 남겨서 돈을 낭비했다면서 모두에게 아이스크림을 사주지 않겠다고 했어요. 아이가 울음을 터뜨리면서 말하더군요. '알았어, 엄마. 다 먹을게요'라고 말이에요. 난 정말 믿을 수가 없었어요! 그 어린아이를 꼭 안아주고 싶은 마음이 들더군요. 마음속에서 눈물이 흘렀어요.

이 상황을 목격하고 낙담해서 마음이 아픈 내 심정을 누군가와 함께하고 싶네요.

나중에 또 연락할게요.

크리스Chris

전 이 편지를 읽고 나서 아는 사람이 죽은 것처럼 대성통곡을 했답니다. 아들이 불렀는데도 몇 분간 대답도 못하다가, 마침내 누구도 죽지 않았으니 걱정하지 말라고 대답해 주었어요. 그리고 이 편지를 아들에게도 읽어 주었죠. 이제 침착하게 생각해 보니, 맥도널드에서는 그 순간 분명히 누군가가 세상에서 사라졌습니다. 바로 그 어린아이의 판단력이에요. 아이가 엄마에게 배가 부르다고 말했을 때는 신이 주신 판단의 본능에 귀를 기울였겠지요. 그렇지만 그 아이의 엄마는 아이의 몸이 말하는 메시지를 무시했습니다. 그렇게 그 아이의 판단력은 영원히 세상을 떠났습니다.

우리는 모두 이런 식으로 아이들에게 피해를 줘 왔습니다. 어린아이 시절을 떠올려 보세요. 우리 중 일부는 토할 것 같은 음식을 강제로 먹어야 했던 기억이 있을 거예요. 또 누군가는 접시에 담긴 음식을 다 먹어치울 때까지 몇 시간이고 식탁을 떠나지 못하도록 벌을 받은 적도 있을 겁니다. 외식이라도 하는 날에는 상황이 더욱 나빴지요. 그 시련은 매우 고통스러워서, 우리 접시에 남은 음식을 다 먹지 못하겠노라고 소리를 지르고 싶은 충동을 억누르고 화장실에 가겠다고 얘기하고 겨우 자리를 비울 수 있었으니까요. 우리는 음식을 다 먹지 못하면 돈을 낭비하는 것이라고 배웠습니다. 부모님이 서로 다른 얘기를 여러분에게 할 때는 어떤 기분이었나요? 한쪽 부모님은 넌 너무 뚱뚱하다고 비난하고, 또 다른 부모님은 접시를 다 비우지 못한다고 구박을 할 때 말이에요. 과연 얼마나 먹어야 할지, 어떻게 하면 몸이 우리에게 말하는 메시지에 귀를 기울일 수 있는지 도무지 알 수 없지요. 우리는 이미 비싼 돈을 치르고 구입한 음식이기 때문에 되도록 많이 먹는 것이 가치 있는 일이라고 가르쳐주는 이러한 세상의 세뇌에 귀를 기울여야 했습니다.

최대한 많이 먹을 자격이 있다는 생각은 이제 하지 마세요. 사람들이 뷔페에서 어떻게 행동하는지 눈여겨본 적이 있나요? 우선 접시 한가득 음식을 채웁니다. 원하는 만큼 여러 접시를 먹을 수 있는데도 그런 것쯤은 상관이 없나 봅니다. 이것이 다 무엇을 의미하는지 아시겠어요? 돈을 낸 만큼 최대한 먹어보겠다는 심보죠. 대체 언제쯤이면 충분하게 먹었다는 기분이 들까요?

우리가 집 안을 클러터로 가득 채울 때와 비슷한 기분 아닌가요? 집 안이 이것저것으로 가득 찼는데도 모르는 것처럼, 우리는 배가 부르다는 사실조차 인식하지 못합니다. 이제 우리의 스케줄을 살펴볼까요? 계속해서 달력에 스케줄을 추가하고 있는데도 우리는 알지 못합니다. 그저 하는 일이라고는 뛰고, 또 뛰고, 가능하면 빨리 뛰고 먹는 것이죠.

우리가 받은 독자들의 답장에서, 어떤 사람은 시어머니가 그녀의 아이들에게 접시를 비우지 않으면 죽어서 지옥에 갈 것이라고 말하는 소리를 들었다고 했습니다. 어떻게 그렇게 말도 안 되는 생각을 할 수 있을까요? 지난번에 알아보니 식탐은 7가지 원죄 중 하나이더군요. 사전에는 식탐이 그저 과식하는 습관으로 표현되어 있습니다. 우리는 이런 과식을 수년째 계속해 오지 않았던가요? 식사를 한 번 할 때마다 보디 클러터를 우리 몸에 쌓아둘 수밖에 없는 효율적인 습관이죠. 이 모든 것이 우리보다 더 몸집이 크고, 더 힘이 센 누군가(주로 부모)의 환심을 사려고 신이 우리에게 부여한 음식량을 조절하는 본능을 죽여야 한다고 배워왔기 때문이에요.

누구나 한 번쯤은 우울증에 빠져본 적이 있을 거예요. '언젠가는 아무 것도 먹지 못하고 굶을 때도 있을 거야, 그러니까 미리 먹어둬야 해, 누군가 먹어치우기 전에 되도록 많이 먹어야 해, 음식을 버려서는 안 돼, 조금이라도 몸에 비축해 놓는 것이 한 푼이라도 버는 방법이지, 아프리카에는 수많은 아이가 굶주리고 있잖아? 항상 몸에 비축을 해야 해, 다 써버리고, 다 입어버리고, 다 사용해야 해! 안 그러면 가난에 허덕일 거야' 등의 생각들 때문에 우리는 현명하게 돈을 쓰는 데 익숙해졌습니다. 그래서 적은 돈으로 아이들의 배가 터질 정도로 많이 먹일 궁리를 하죠. 이는 아이의 몸에서 건전한 판단력을 앗아가는 대신 그 자리에 아이의 몸과 마음을 파괴할 악마를 집어넣는 것과 같은 행위입니다.

다음에 패스트푸드 레스토랑에서 세트 메뉴를 보거들랑 마음속으로 물어보세요. '먹고 싶지도 않은데 왜 저 세트를 다 먹어야 하는 거지?' 몸이 필요한 양보다 더 먹어야 한다면 그것은 돈을 아끼는 방법이 아니에요. 그러다가는 비만이나 섭식 장애와 관련한 건강 문제로 더 많은 돈을 써야 할 테니까요.

인생은 선택입니다. 이 책을 구입하기로 했을 때도 여러분은 선택을 한 거죠. 이 책을 읽기로 하는 것 역시 또 다른 선택이었습니다. 무슨 일을 하든지 선택이 우선입니다. 보디 클러터도 마찬가지예요. 그 선택권은 여러분이 쥐고 있다는 사실을 기억하고, 여러분의 태도와 삶의 방식을 바꿀 수 있는 베이비스텝을 시작하세요.

오래전, 대학교 작문 시간에 마트의 식품 코너를 둘러보라는 숙제가 있었습니다. 슈퍼에서 파는 물건을 자세하게 적어 와야 했죠. 이때 알게 된 사실은 대규모 슈퍼마켓에서는 고객을 최대한 유혹해서 제품을 구입할 수 있도록 상품을 진열한다는 것입니다. 스피커에서는 항상 음악이 흘러나오고, 조명은 눈을 즐겁게 하고, 여러분의 감각을 자극하는 아름다운 색깔들이 함께 합니다. 이 모든 것들은 여러분뿐 아니라 우리의 아이에게도 무엇인가를 구입하고 싶은 유혹을 일으키게 합니다. 나중에 시리얼 코너를 지나갈 때 한 번 주의 깊게 살펴보세요. 시리얼은 아이들의 눈높이를 맞춰서 아래쪽 선반에 전시되어 있답니다.

한때는 식료품 쇼핑이 상당히 단순했습니다. 변화를 좋아하지 않았기 때문에 늘 같은 것들만 구입했으니까요. 어쩌면 전 변화를 싫어한 것이 아니라 무엇인가를 선택해야 하는 상황이 싫었던 것 같아요. 자주 구입하는 상품 외에 다른 선택권이 있다는 사실조차 인식하지 못했죠. 사서 먹었으면 그뿐, 음식은 다 같은 음식인 줄 알았고, 그것만으로도 충분했습니다.

이런 내게 린은 영양에 대해 선택을 할 수 있도록 가르침을 주었습니다. 더 건강한 라이프스타일을 추구하면서, 어떤 종류의 음식은 영양에 부정적인 효과를 끼친다는 사실을 알게 되었어요. 여러분의 몸에 이미 흡수된 영양분을 앗아가는 음식을 먹는다는 상상을 해보세요. 내가 선택한 새로운 삶의 방식에서는 내 몸 안에 들어갈 음식을 선택할 때는 아무리 작은 조각이라도 다시 한 번 신중하게 생각합니다. 식품 재료를 구입하고, 요리를 하고, 먹기 전에 생각이라는 것을 하게 되는 것이죠.

라벨 확인하기

요새는 음식을 사는 일이 마치 게임처럼 느껴집니다. 목적을 명확히 해두고 리스트를 만들어 쇼핑을 하기 때문에 무슨 요리를 할까 궁리하느라 식품 코너 이곳저곳을 기웃거리는 법도 없어요. 이제 제가 하는 작업은 늘 습관적으로 구입했던 물품을 찾기 위해 코너를 샅샅이 뒤지는 것이 아니라 라벨을 확인하는 일이죠.

제가 영양분 라벨을 확인하다니요! 최근까지도 이런 일이 생기리라고는 생각조차 하지 못했습니다. 라벨 확인은 상당히 교육적인 작업이었습니다. 처음 라벨을 볼 때는 켈리를 데리고 다니면서 린에게 전화를 하곤 했어요. 두 사람은 내가 적절한 선택을 할 수 있도록 가르쳐 주려고 애를 썼죠. 린과 켈리는 벌써 몇 년째 라벨을 확인하면서 식품을 고르고 있었으니까요. 린은 켈리에게 당뇨 치료에 도움이 되는, 탄수화물 섭취를 줄일 수 있는 음식을 선택하는 방법을 가르쳤어요. 제가 스스로 선택을 할 수 있게 될 때까지 두 사람이 가이드가 되어주었죠.

탄수화물이 설탕이나 녹말의 형태로 들어 있다는 사실을 알게 되었습니다. 라벨에서 탄수화물 수치를 발견하면, 그 음식에는 얼마나 많은 식이섬유가 들어 있는지도 아울러 확인해야 합니다. 사과 하나에 24그램의 탄수화물과 8그램의 식이섬유가 들어 있다면, 탄수화물의 양에서 식이섬유의 양만큼을 뺀 수치가 여러분이 실제로 섭취하는 탄수화물의 양이 되는 거예요. 즉, 사과 하나를 먹으면 실제로는 탄수화물을 16그램 섭취하게 되는 셈인 거죠. 식이섬유는 탄수화물의 체내 흡수율을 줄여주니까요. 40그램의 탄수화물이 함유된, 식이섬유가 전혀 없는 파스타 한 그릇을 먹고 나면, 내 몸은 흡수한 탄수화물을 적절히 처리하지 못해서 곧 혈당이 치솟게 되고 맙니다.

이 단 한 가지, 탄수화물과 라벨에 대한 진실을 배우고 나니 밤에 더 확실한 숙면을 취할 수 있었습니다. 한밤중에 목이 말라 자리에서 일어나지도 않았고, 몇 시간 간격으로 화장실에 가느라 잠을 깨지 않아도 됐기 때문이죠. 린과 켈리는 내게 포화 지방과 트랜스 지방, 경화유와 불포화 지방에 대해서도 알려주었습니다. 요즘은 식품을 고를 때 먼저 항상 라벨을 확인하고, 카트에 집어넣는 식품에 과연 어떤 종류의 지방이 포함되어 있는지 유심히 살펴봅니다. 라벨에서 내가 모르는 용어라도 발견하면 손에 집어들었던 식품을 다시 제자리에 가져다 둡니다. 내 혈관 동맥을 막히게 할지도 모르는 음식을 입에 넣고 싶지는 않거든요.

또 라벨에서 자세히 살펴보는 부분은 재료 목록입니다. 재료는 제품에 함유된 양이 많은 순서대로 나열되어 있습니다. 그러니까 라벨에 가장 먼저 적혀진 재료가 설탕, 포도당이나 비슷한 뜻이 있는 단어라면, 보통은 다시 선반에 가져다 둡니다. 식품이 가공되면 될수록, 그 재료의 이름이 더 길어집니다. 여러 가지 재료 중 제대로 발음도 안 되는 어려운 이름이 있다면 그것은 분명히 그 식품이 내 몸속에 들어오면 안 된다는 신호입니다. 아울러 라벨에 주재료가 염분이라고 된 식품도 잘 구입하지 않는 편입니다.

이 라벨에 대한 지식을 알고 나면 마트의 가장자리에서만 쇼핑하게 됩니다. 그러니까 농산품, 육류, 유제품 등을 파는 곳이죠. 이제 마트의 이런저런 코너를 헤매는 일은 거의 없습니다. 대부분 캔이나 병에 담긴 가공식품은 마트의 한가운데 자리 잡고 있기 때문이죠. 가끔은 냉동 식품 코너 쪽에서 쇼핑을 하기도 하지만, 집에서 데워서 먹기만 하면 되는 완전 조리 식품 코너에는 아예 가까이 가지도 않습니다. 한 입을 먹더라도 우리의 몸에 영양을 공급하는 진정한 식품만 찾게 되더군요. 자신의 몸이 건강해질 수 있도록 먹을거리를 현명하게 선택하는 것도 여러분에게 달렸습니다. 입에 집어넣게 될 단 한 조각의 음식이라도 몸과 마음을 모두 축복할 수 있기를 바랍니다.

그렇다고 빵 굽기를 좋아하는 내 사랑하는 친구 크리스토퍼Christopher 가 우리를 위해 브라우니brownie(아몬드가 든 납작한 초콜릿) 한 판을 구웠는 데도, 절대 한 입도 먹지 않겠다고 버티겠다는 뜻은 아닙니다. 그럴 경우라면 전 아마도 작은 조각 한 쪽을 입에 넣고 마지막 부스러기까지 그 맛을 음미할 거예요. 이것이 바로 저의 예전 사고방식과 달라진 점입니다. 예전에는 '모 아니면 도' 식이었어요. 한 번 먹기 시작하면 도저히 멈출 수가 없어서 먹는 것 자체를 완전히 거부했었죠. 그러다 보면 왠지 내가 순교자가 된 듯한 느낌이 들고, 자신이 불쌍해졌어요. 그러나 이제는 단 한 입만 먹고 자제심을 발휘해 과식을 하지 않는 방법을 알게 됐습니다. 브라우니 한 판을 다 먹어치우지 않을 수 있다는 뜻이에요. 예전 같았다면 한 판을 몽땅 먹어치우고도 마음속의 공허함을 채우기에는 역부족이었을 텐데 말이에요. 이는 모두 제 머릿속에 있었던 보디 클러터 때문에 아무리 먹어도 만족할 줄 몰랐던 식탐을 다스린 덕분입니다. 여기에는 이루 표현할 수 없는 커다란 만족감과 함께, 건강을 위협받는 일도 없는 평온함이 따라오죠.

입맛이 아니라 머리를 이용해서 쇼핑을 하는 방법을 배웠다면, 이 지식을 레스토랑에서 외식을 할 때에도 적용시켜 보세요. 우리 가족은 외식을 자주 하는 편입니다. 로버트Robert는 요리도 못 하면서 항상 요리를 하겠다고 고집을 피우는 아내보다는, 요리를 자주 하지는 않더라도 가끔이나

마 훌륭한 요리를 할 수는 있는 아내와 함께 사는 편이 더 낫다고 해요. 하지만 친구 린은 보디 클러터를 제거하고 싶으면 요리를 시작해야 한다고 충고하더군요. 글쎄요, 나의 개인 영양사, 린의 의견에 처음으로 동의하지 않는 부분입니다. 왜냐하면 외식을 할 때도 현명한 선택을 할 수 있으니까요. 그런 지혜로운 선택을 통해 전 허벅지에 있던 보디 클러터를 제거할 수 있었습니다. 물론 체중 감량이 유일한 목표는 아닌 이상 혈당 수치를 낮추려는 의도도 항상 기억해야겠죠.

전 집 근처 레스토랑의 메뉴를 꼼꼼히 연구한 덕분에 외식을 해야 할 때 내게 어떤 옵션이 있는지 잘 알 수 있습니다. 레스토랑의 메뉴가 내 새로운 라이프스타일에 맞지 않는다면 그곳에는 아예 가지 않죠. 즉, 피쉬 앤 칩스Fish and Chips(생선과 감자에 밀가루를 입혀서 튀긴 음식, 주로 영국이나 호주 사람들이 즐겨 먹음—옮긴이)는 선택하지 않겠다는 뜻이에요. 피쉬 앤 칩스는 내가 즐겨 찾던 레스토랑에서 항상 먹던 메뉴였기에 이제 그 단골집에는 아예 발을 들여놓지 않습니다. 그 메뉴를 요리하던 튀김 기름을 잘 살펴보았고, 그 기름을 다시는 내 몸에 집어넣지 않겠노라 다짐하고 스스로 선택했기 때문입니다. 문제가 심각해지기 전에 그렇게 내버려두지 않겠다고 결정한 것이죠. 돈을 많이 지출할 것이 뻔한 상점에는 아예 들르지도 않는 것과 비슷하다고나 할까요? 피쉬 앤 칩스의 유혹을 느낄 것이 뻔한 그 레스토랑에는 아예 발걸음도 하지 않겠다는 뜻이에요. 그러니까 섭섭하다거나 박탈감을 느끼지도 않죠.

외식을 할 때 내린 또 다른 건강한 선택은 양상추가 듬뿍 들어 있는 샐러드예요. 보통은 시금치나 배추 샐러드를 선택합니다. 크루톤crouton(샐러드나 수프를 장식할 때 쓰는 말린 빵 조각 튀김－옮긴이)은 빼고 드레싱은 따로 달라고 주문하죠. 이는 나 자신과 펼치는 또 다른 게임이에요. 주문할 때부터 아예 드레싱을 빼달라고 말한다면, 왠지 모르게 아쉬운 느낌이 들어서 박탈감을 느낄 수 있거든요. 그래서 드레싱을 따로 달라고 말해서, 블루치즈 끝 부분에만 포크를 살짝 담가서 맛을 보곤 합니다. 내가 원하기만 한다면 언제든 먹을 수도 있지만, 맛만 살짝 보는 것만으로도 만족할 수 있다는 사실을 확신하는 거죠. 식사를 마치고 나서도, 드레싱이 담긴 통은 아예 손도 닿지 않은 것처럼 말짱해 보입니다. 드레싱을 모두 먹지 않았다는 사실에 나는 홀로 축하를 하죠. 아무런 박탈감을 느끼지 않고 내가 선택한 결과를 즐겼다는 사실을 느끼면서요. 진정한 박탈감은 사랑하는 남편을 세상에 홀로 남겨 두고 떠날 때 느껴야 할 감정 아닌가요? 비만과 당뇨 등의 합병증에 시달리지 않고 오랫동안 건강한 삶을 살고자 스스로 선택을 했는데, 왜 그런 감정을 느껴야 하죠?

요즘 대부분 레스토랑에서는 저탄수화물 메뉴를 제공하고 있지만, 혹시 그런 메뉴가 없다고 해도 주문을 할 때 내가 원하는 것을 자세히 설명할 수 있답니다. 연어가 들어 있는 메뉴를 주문하면 보통 밥이 같이 제공되죠. 그러면 밥 대신 삶은 브로콜리나 채소를 가져달라고 말하면 됩니다. 우리가 원하는 것이 무엇인지 레스토랑에서도 잘 알고 있기 때문에, 여러분이 원하는 음식을 접시에 담아달라고 요청하는 것은 그리 까다로운 주문은 아닙니다. 특별한 이유가 있어서, 이런 부탁을 하지 못할 때는 빈 샐러드 접시에 원하지 않았던 음식을 따로 덜어내면 그만입니다. 그리고 샐러드 접시를 사용한 냅킨으로 덮어놓으면 되거든요. 전 저 자신에 대해 누구보다 더 잘 알고 있기 때문에 이런 행동을 한 거예요. 그 음식들이 내 접시에 그대로 놓여 있으면 아마도 난 아무 생각 없이 끝까지 먹어치웠을 테니까요. 마구잡이로 먹어대는 습관이 또다시 발현되는 순간이겠죠. 그러니까 제 이성적인 선택을 전혀 존중하지 않는 못된 녀석이 몸 안에 살고 있다고나 할까요?

이제는 디저트 시간입니다. 모든 사람들이 디저트를 즐기는데 나 혼자 안 먹는 것은 정말 비참한 노릇이죠. 제가 새로운 라이프스타일을 선택하기 전부터 로버트와 전 항상 디저트를 나눠 먹었습니다. 밀크셰이크 하나에 빨대를 두 개 꽂아서 나눠 먹는다거나 했죠. 스푼이나 포크를 하나 더 가져다 달라고 말하기도 쉬우니까요. 최근에는 친구들 네 명과 기념일 식사를 마치고 난 후에 초콜릿이 듬뿍 든 케이크 한 조각을 주문했습니다. 우리는 그저 초콜릿 케이크를 한 입만 맛보고 싶었고, 그것으로 충분했던 거죠.

때때로 음식을 꼭 먹어야 하는 상황이 있습니다. 게다가 항상 우리가 원해서 선택한 음식만 먹을 수 있는 것도 아니죠. 하지만 건강을 위해 선택된 음식이 아니라도 식사량을 조정할 수는 있습니다. 예전에는 축하 파티가 열리는 저녁 식사에 초대받아 가는 날이면 그 자리를 최대한 즐기기 위해 온종일 준비했습니다. 무슨 말인지 아시지요? 근사한 저녁 식사 약속이 있는 날은 온종일 굶다가, 그 순간 돼지처럼 먹는 거죠. 그런 이벤트에서 전 정말 돼지처럼 행동했다니까요? 그 모든 것이 다 온종일 굶었기 때문에 발생한 일입니다.

이러한 행동은 우리의 신진대사에 커다란 손해를 끼칩니다. 러시안룰렛과도 같은 게임이라고 할 수 있죠. 우리의 몸은 음식이 없는 상황에서 우리를 보호하기 위해 온종일 비축상태로 돌입할 테니까요. 그러면 우리 몸의 신진대사가 느려지면서 뷔페 테이블에서 진탕 먹게 되는 모든 것들이 다 보디 클러터로 변해서 몸에 쌓이게 됩니다. 그러니까 만약 파티에 가야 한다면, 온종일 잘 먹으려고 애를 쓰고, 간단한 간식과 물도 준비하세요. 저는 집을 떠나기 한 시간 전쯤 사과 하나와 치즈 한 조각을 먹을 때도 잦아요. 그러면 배가 고픈 나머지 이것저것 입으로 집어넣고 싶은 충동을 피할 수 있으니까요.

우리는 먹을 때 얼마나 먹었는지 표가 나지 않도록 어정쩡하게 감추는 방법을 배워왔습니다. 마구 먹다 보면 접시를 셀 필요 없게 되고, 그러면 우리 몸에 얼마나 많은 음식을 넣었는지도 모르게 되지요.

뷔페에서도 마찬가지입니다. 우리 동네에는 무척 근사한 아시아 스타일의 뷔페 레스토랑이 있습니다. 자신이 선택한 음식을 직접 불에 굽거나 요리할 수 있는 그릴과 함께 멋진 샐러드 바가 마련되어 있죠. 전 작은 접시에 담아서 음식을 먹는 습관을 들여왔기 때문에, 뷔페에서 몇 번이나 줄을 서야 했습니다만, 그때마다 접시에 음식을 가득 담아오지는 않았어요. 가장 먼저 작은 그릇에 수프를 담는 것으로 식사를 시작하고, 또 두세 개의 생선초밥과 제가 가장 좋아하는 양념인 와사비를 담습니다. 그리고 나서는 시금치 샐러드를 조금 먹는 거예요. 벌써 세 가지 코스를 끝낸 셈이므로 이때부터는 좀더 천천히 먹으려고 노력합니다. 그리고 메인 코스를 요리할 재료는 뷔페 테이블에서 신중하게 선택했습니다. 그때쯤이면 별로 배가 고프지 않기 때문에 접시에 조금만 담게 되지요. 또 그 레스토랑에는 디저트 바도 있지만, 이미 배가 불러서 디저트를 먹고 싶은 생각이 없어져요. 어쩌다 디저트를 먹고 싶을 때는 신선한 과일로 선택을 합니다. 전 보통 '운명의 쿠키fortune cookie(중국 음식점 등에서 만들어 파는 점괘가 든 과자—옮긴이)'나 뜨거운 차 한 잔으로 디저트를 먹는데, 웨이터는 그 동안 내내 유리컵에 차를 가득 채워주는 일을 잊지 않습니다.

우리의 일상이 결국 우리의 선택으로 이루어졌다는 사실을 여러분도 이해했으면 합니다. 우리가 마트에서 결정한 선택들은 냉장고 안에 반영되어 있습니다. 건강과 몸에 좋은 음식을 집에 가져오도록 선택하지 않았다면 집에서 식사를 할 때 건강한 음식을 먹을 수 없죠. 반면 마트에서 좋은 선택을 하는 방법을 배우면 외식을 할 때나 파티 등에서 식사를 할 때도 현명한 결정을 내릴 수 있을 겁니다. 삶은 선택의 연속이에요! 선택은 너무도 간단한 일이고, 박탈당한 삶을 살 필요도 없습니다. 우리의 선택은 우리 자신을 위한 사랑의 선택입니다. 마음의 빈자리를 채우려고 음식이 필요하지 않을 만큼 나 자신을 사랑하면 되는 거죠.

얼마 전에 동생과 함께 아흔 살이 되신 할머니와 시간을 보냈습니다. 할머니는 몸무게가 38킬로그램 정도밖에 되지 않으십니다. 잘 드시지 않아서 그런 것이 아니라, 음식의 품질이 나쁜 거죠. 할머니의 냉장고를 살펴보니 우유와 간식으로 먹을 케이크밖에 없더군요. 일주일에 한 번씩 마트에 가서 제조 식품 코너에서 쇼핑을 한다고 합니다. 햄과 2인용 브로콜리 치즈 캐서롤casserole(캐서롤이라는 뚝배기 모양의 냄비에 요리한 음식—옮긴이)을 사서 그릇 세 개에 나눠 담아 일주일 내내 드신다고 하네요. 아직 살아 계신 것이 신기할 따름이지요.

문제는 할머니 자신이 식사를 꼬박꼬박 하는데도 체중이 빠지는 이유를 알지 못하신다는 사실이었습니다. 자신의 몸에 공급하고 있는 음식이 영양상으로 전혀 가치가 없다는 사실을 눈치도 챌 수 없으셨던 것이죠. 할머니는 요리를 마치고 음식이 접시에 담길 무렵에는 영양분이 거의 남아 있지 않은 음식을 먹고 있었던 데다, 신선한 채소도 없이 흰 빵으로만 연명하셨어요. 내장 운동이 활발하지 않아 고생을 하고, 손가락이나 발가락 끝에 느낌이 없는 것도 다 이유가 있었습니다. 우리를 농장에서 길러주시고, 정원에서 갓 뽑아온 신선한 채소를 사랑하고, 우리 땅에서 직접 길렀던 고기를 요리해 주던 분이셨습니다. 할머니는 언제나 체구가 작은 편이셨지만 38킬로그램에는 이런 표현도 어울리지 않습니다. 할머니 생각에는 음식은 음식일 뿐이었습니다. 그 후로 할머니는 도우미 기관으로 옮겨가기로 했습니다. 그곳에는 독립적인 생활공간을 제공하면서도 좀더 나은 선택을 할 수 있도록 도와주는 사람들이 곁에 있으니까요.

우리도 항상 그렇게 생각해 왔습니다. 무언가를 먹기만 한다면 그것으로 충분하다고 말이에요. 이는 올바른 생각이 아니에요. 우리는 아이들을 키워야 합니다. 우리 자신을 잘 돌보지도 못하면서, 어떻게 아이들을 보살필 수 있을까요?

우리에게는 아이들이 있습니다. 그러니 영양분에 대해 배워가는 베이비스텝을 여러분 모두가 실천하셔야 합니다. 언론에서 단단히 겁을 주는 바람에 영양분에 대해 배우는 것이 대단히 복잡하고 어려운 학문이라고 생각하겠지요? 그렇지만 베이비스텝은 그렇게 거창한 과학이 아닙니다. 우리는 대부분 지방, 탄수화물, 단백질, 식이섬유에 대해 멍하니 듣기만 할 뿐, 대체 그 영양분으로 어떻게 해야 하는지는 모르죠. 하지만 이제는 단순히 생명을 유지하고자 좋은 연료를 몸에 채우는 것이 아니라, 우리의 몸이 최소한의 필요량 이상으로 기능을 할 수 있도록 도와주어야 합니다. 린은 제게 영양분에 대해 가르쳐 주려고 노력을 많이 했어요. 이제 린에게서 배운 지식을 여러분이 이해할 수 있도록, 여러분이 겁을 집어먹거나 부담을 느끼지 않도록 함께 공유하려 합니다.

'그 사람이 누구인지는 먹는 음식을 보면 안다' 라는 말 들어본 적 있나요? 이제부터 여러분이 다시는 라벨을 먼저 살펴보지도 않은 채 아무 생각 없이 과자 봉투를 집어드는 일이 없도록 이 말을 중심으로 설명할까 합니다. 몸에 좋은 연료만 집어넣겠다고 다짐했다면 입으로 집어넣는 음식 한 조각에도 영양분이 듬뿍 담기길 바랄 거예요.

나쁜 기름으로 주유를 하고 나면 과연 그 차에 어떤 일이 생길까요? 대부분의 차가 달리기는 하겠지만 꼭 필요할 때 강한 힘으로 앞으로 치고 나아갈 수는 없겠죠. 때로는 덜컹거리기도 할 겁니다. 그런 느낌이 무엇인지 여러분도 잘 알고 계시리라 믿어요. 여러분도 컨디션이 좋지 않은 것 같으면, 커피 한 잔을 손에 뽑아들고 기운을 차리기를 바라지요. 그런데 그때가 바로 몸이 여러분에게 카페인이 아니라 새로운 연료가 필요하다는 신호를 보낸 것이라는 사실을 생각해 본 적이 있나요? 간단한 간식이나 커피를 선택하면서 어떤 생각을 했나요? 이것이 바로 린이 '부정적인 영양분'이라 부르는 것입니다.

쇼핑을 할 때는 항상 식품 포장의 라벨을 잘 읽어보세요. 가장 먼저 살펴보아야 할 부분은 '영양성분'이라고 적힌 곳입니다. 여러분이 마트에서 구입하는 모든 식품에 부착된 정보로, 이를 활용하는 방법을 잘 모른다면 외국어로 적힌 글을 읽는 것과 별반 다를 바가 없습니다. 이제부터는 이 라벨을 읽는 방법뿐 아니라, 이를 가이드 삼아 몸에 좋은 연료를 구입하도록 돕는 방법을 알아볼까요?

✿ 라벨의 가장 윗부분에는 1회 분량serving size에 대한 정보가 적혀 있

습니다. 우리는 대부분 이러한 1회 분량을 포장 분량에 대한 정보로 착각합니다. 잘 읽어 보세요. 라벨에는 1회 분량이 어느 정도의 양이며, 여러분이 쥔 포장지에는 몇 회 분량이 들어 있는지 알려줍니다. 이 사실을 알고 나면 정말 충격이 클 것입니다. 특히, 속이 거북한데도 이미 과자 한 봉지를 끝까지 비운 상태라면 더욱더! 우리는 레스토랑에서 엄청난 분량의 음식을 접대받는 데 익숙해져 있습니다. 그러니 과자 봉지 하나가 1회 분량이라고 생각하는 것이 당연할 수밖에요!

✤ 다음으로 살펴야 할 부분은 **1회 분량 당 칼로리**와, **지방의 칼로리**입니다. 이 두 가지 숫자가 매우 비슷하다면, 다양한 영양분을 섭취하지 못할 수도 있다는 첫 번째 경고입니다. 그렇지만 계속 읽어보지요.

✤ 다음 부분은 1회 분량에 포함된 **지방**, **콜레스테롤**, **염분**에 대한 정보입니다. 이 부분은 매우 혼란스럽기 때문에 여러분에게 더더욱 알려주고 싶어요. 지방에는 네 가지 종류가 있습니다. 먼저 포화 지방부터 시작하죠. 이 포화 지방은 극소량으로 제한하는 것이 좋습니다.

✤ **포화 지방**은 야자유처럼 식물성도 있지만 주로 동물성으로 고기, 우

유, 달걀, 치즈 등의 음식을 통해 섭취됩니다. 그리고 실온에서는 대부분 고체 상태로 굳어 있습니다. 돼지비계를 생각해 보세요. 이는 물론 동물성 지방으로 우리의 나쁜 콜레스테롤 치수를 높이고, 많이 섭취하면 동맥이 막히게 됩니다. 그래서 여러분의 입으로 들어갈 음식에 함유된 포화 지방을 제한하려는 것이죠.

✿ 다음 지방은 **단일 불포화 지방**입니다. 이 지방은 식물성이죠. 좋은 지방이지만 다른 좋은 것들과 마찬가지로 너무 많이 섭취하면 몸에 해롭습니다. 그러므로 매번 먹는 음식 중 30퍼센트 미만으로 지방을 유지하는 것이 좋습니다. 포화 지방을 제한하고, 불포화 지방으로 대체시키세요. 단일 불포화 지방을 함유하고 있는 음식의 리스트는 다음과 같습니다. 올리브, 올리브 오일, 아몬드, 땅콩을 비롯한 견과류, 씨앗, 아보카도avocado. 우리는 이제 지방뿐 아니라 모든 것들에 균형을 잡는 방법을 알려주고 싶네요. 단일 불포화 지방은 여러분의 동맥에 도움이 됩니다. 나쁜 콜레스테롤 치수를 높이거나 좋은 콜레스테롤을 감소시키지도 않죠. 우리 몸이 영양분을 소화시킬 수 있도록 도와주려면 어느 정도의 지방이 필요합니다. 아무리 노력해도 일정량의 지방을 섭취하기 때문에 그것을 우리 몸에 유용하게 활용할 수도 있겠지만 그렇다고 하더라도 항상 단일 불포화 지방을 선택하도록 하세요. 그것이 바람직한 선택입니다. 다중 불포화 지방도 단일

불포화 지방과 같은 좋은 특징이 있습니다. 또 모든 종류의 지방은 칼로리가 같으니 가능한 지방 섭취는 줄이는 것이 현명하겠지요.

✿ 이제 분명히 좋은 선택이 아니라고 할 수 있는 종류의 지방을 소개합니다. 여러분이 아이들에게 자주 하듯이 '절대 안 돼!' 라고 말할 수 있어야 합니다. 트랜스 지방은 좋은 지방에서 비롯되었지만 화학적인 분자로 바뀌면서 경화되었습니다. 상온에서 액체 상태였던 지방이 고체로 변화하는 것이죠. 유통 기한을 늘리고 튀길 때 분해되지 않도록 이러한 과정을 거친 것입니다. 이러한 지방은 관상 심장 질환과 동맥경화를 유발합니다. 여러 가지 종류의 포장 음식에는 이런 경화유가 들어 있어요. 몸에 매우 해로워서 정부에서도 식품 라벨에 트랜스 지방 함유율을 표시하도록 규정해 놓았습니다. 가능하면 트랜스 지방은 피하세요.

이제 라벨을 살펴보는 방법을 배우셨겠죠? 지방이 칼로리의 절반 이상을 차지하고 있다면, 그것은 대개 좋은 선택이 아닙니다. 음식에 함유된 지방이 트랜스 지방이라면, 그 음식을 먹는 순간 생명이 단축되는 선택을 하는 거죠. 너무 심하게 들릴지도 모르지만, 사실이 그렇거든요. 우리 몸에 트랜스 지방을 집어넣어서는 절대 안 됩니다. 레스토랑에서 튀김 음식을 먹는 것도 좋은 선택이 아니죠. 여러분이 먹는 음식 중 지방 함유량이

30퍼센트 미만이면 괜찮은 선택을 한 것이지만 그래도 소량만 드세요. 고기를 먹고 있다면, 지방이 적은 부분을 먼저 선택하세요. 그리고 이제부터는 이러한 지식을 충분히 활용해서 가족에게 영양가 있는 음식을 제공해야겠죠?

참, 제조업체들의 거래 비밀을 하나 알아냈습니다. 지방을 제거하면 음식에 맛을 내려고 무엇인가를 추가해야 하는데, 그 성분이 대부분 염분이나 설탕이라는 것입니다.

✼ 라벨에 나와 있는 다음 항목은 **콜레스테롤**입니다. 음식이 얼마나 많은 콜레스테롤을 함유하고 있는지 알려주죠. 여러분의 간은 이미 콜레스테롤을 만들어내기 때문에, 섭취하는 콜레스테롤은 거기에 그대로 추가됩니다. 건강한 사람은 하루에 300밀리그램 이상의 콜레스테롤을 섭취해서는 안 됩니다. 참고로 달걀 노른자 하나에 214밀리그램의 콜레스테롤이 포함되어 있죠. 라벨을 살펴보면, 이 음식은 영양분의 하루 권장량의 몇 퍼센트를 제공하는지 알려줍니다. 그 퍼센트가 높을 때 이 식품을 1회 분량 먹으면 하루에 섭취할 콜레스테롤을 이미 모두 섭취한 것이나 마찬가지입니다. 이미 섭취한 다른 식품들과 함께 이 수치를 결합해 보면 사실을 알 수 있을 거예요. 이 식품 한 가지만 먹지는 않을 테니까요. 너무 많은 영양분을 섭취하지 않도록 하려면 라벨을 잘 활용해서 하루 음식 섭취량뿐 아니라

접시에 올려놓는 모든 음식에 대해 곰곰이 생각해 보세요.

✿ 이제 **염분**을 살펴볼까요? 염분은 쉽게 말해 소금입니다. 너무 많은 소금을 섭취하면 계속해서 물을 마시게 되고, 그러면 손가락이 퉁퉁 붓기 쉽죠. 건강한 사람의 하루 권장 섭취량은 2,400밀리그램으로, 이 수치를 세 끼 식사와 세 번의 간식으로 나누면 매번 섭취할 분량이 어느 정도인지 알 수 있겠죠? 이제 냉장고 앞으로 가서 치즈 포장을 꺼내보세요. 작은 끈 모양의 치즈 한 장에 염분이 얼마나 들어 있는지 살펴보세요. 280밀리그램 정도 될 거예요. 그렇다면 별로 염분이 많이 들어 있는 편은 아니지만 그 끈 모양의 치즈를 하루에 7장 이상 먹어서는 안 된다는 결론이 나옵니다. 왜 균형 잡힌 식사를 해야 하는지, 왜 하루 권장 섭취량을 모든 식사와 간식으로 나누어 섭취해야 하는지 잘 알 수 있는 부분이죠.

✿ 그램이나 밀리그램의 오른쪽에는 퍼센트가 보일 겁니다. 이 숫자는 그 음식을 1회 분량 섭취하면 하루 2,000칼로리의 권장량 중 몇 퍼센트가 충당되는지 보여줍니다. 만약 여러분이 하루에 2,000칼로리를 섭취하고자 하면 말이지요. 그렇지만 보디 클러터를 제거하려면 지금까지 섭취한 것보다 덜 먹고, 더 많이 움직여야 합니다. 음식의 라벨을 살펴볼 때는 항상 숫자(그램이나 퍼센트)를 낮게 유지할 수 있

도록 해야 해요. 하루에 섭취하는 총 칼로리는 사람마다 다릅니다. 과체중 문제를 겪지 않는 일반 성인은 대략 하루에 2,000칼로리를 소비하죠. 그렇다면 보디 클러터를 제거하고자 하는 사람이라면 분명히 2,000칼로리보다 더 적게 먹어야겠죠. 의사와 잘 상의해서 적절한 하루 칼로리 섭취량을 결정하세요.

✿ 다음은 제가 항상 살펴보아야 하는 부분입니다. 전 음식 안에 얼마나 많은 **탄수화물**이 들어 있는지 확인하기 전까지는 단 한 입도 먹지 않아요. 저 역시 탄수화물을 사랑하지만 어쩔 수 없죠. 빵, 파스타, 밥, 디저트, 설탕을 넣은 차나 레모네이드 등 종류도 다양한 이런 음식들의 라벨은 당뇨에 주의해야 하는 제 생활 습관에 많은 도움을 줍니다.

그렇다면 탄수화물이란 과연 무엇일까요? 보통 당분으로 섭취하거나 소화 과정(신진대사라고 하죠)을 통해 당분으로 변하는 음식입니다. 사실, 모든 종류의 음식은 결국 당분으로 변하게 되죠. 그래야 우리 몸에 에너지를 공급하니까요. 음식이 당분으로 변하는 속도는 마치 사탕을 좋아하는 아이들이 벌떡 자리에서 일어나는 때만큼이나 빠릅니다.

우리의 혈당도 마찬가지입니다. 청량음료나 달콤한 음식을 통해 액체 당분을 섭취하면 혈당 수치가 급속히 올라갑니다. 밀가루나 빵, 감자를 먹을 때도 그 수치가 치솟죠. 어릴 적 학창시절에 과학 선생님이 계속 씹어 보라고 나누어 주었던 크래커를 기억하나요? 절대 그 크래커를 삼키지 말고 그냥 계속 씹기만 해야 했습니다. 결국 처음에는 짭짤한 맛이 나던 크래커가 나중에는 달콤한 맛이 났어요. 그것이 바로 우리의 소화기관이 하는 일입니다. 우리의 몸은 녹말을 당분으로 변환시킵니다. 빵, 밥, 감자는 녹말이지만 빠른 속도로 당분으로 변화하죠.

라벨에서 탄수화물이 24그램 들어 있다고 한다면, 설탕 여섯 티스푼을 먹는 것과 마찬가지라는 뜻이에요. 그 설탕을 커피에 집어넣고 저어보면 뻑뻑해서 잘 저어지지도 않을 거예요! 청량음료에는 이보다 약간 더 많은 양의 설탕이 들어 있죠. 설탕 40그램이라고 하면 어느 정도의 양이라고 생각되나요? 설탕 10티스푼입니다. 티스푼 하나당 15칼로리가 들어 있는 셈이고요. 또 라벨의 탄수화물 부분은 식이섬유와 가미 설탕에 대해서도 말해줍니다.

✿ 식이섬유는 같은 양의 탄수화물을 감소시켜 줍니다. 몸의 당분 섭취 속도를 줄여주기 때문이죠. 또한 사용할 수 없는 음식의 잔존물을 배출하는 데도 도움을 줍니다. 즉, 우리의 장에도 유익한 것이죠. 우리가 하루에 섭취해야 할 식이섬유는 25그램입니다.

✿ 근육을 만들려면 단백질이 있어야 합니다. 성인 여성은 하루에

45~50그램 정도가 필요하죠. 지방이 적은 살코기를 선택해서 지방 섭취량을 최소한으로 줄이세요. 그리고 고기나 다른 단백질은 음식이나 샌드위치의 고명쯤으로 생각해 보세요. 조금만 먹어도 효과는 오래갑니다. 저녁 식사로 고기 한 조각을 먹고 싶다면, 그 하루의 다른 식사는 마치 여러분이 채식주의자로 변한 것처럼 먹어야 합니다. 단백질은 고기뿐 아니라 다른 형태로도 섭취할 수 있어요. 생선이나, 콩, 견과류, 유제품도 좋은 단백질이죠.

❉ 다음으로는 라벨의 가장 하단을 살펴보세요. 여기에서는 식품에 함유된 비타민을 보여줍니다. 몸속에 섭취할 음식이 영양분을 얼마나 잘 보충해 주는지에 관한 정보를 알려주는 것이죠. 1회 분량을 섭취하면 각 비타민의 하루 필요량 중 몇 퍼센트를 섭취할 수 있는지 보여주고 있으니까요.

이렇게 라벨을 살펴보고 식품을 선택하는 일이 지겹게 느껴질 수도 있습니다. 하지만 이는 가족과 여러분의 몸에 좋은 음식을 공급하는 훌륭한 방법이에요. 영양분에 대해 조금 더 공부를 해서 여러분이 실질적으로 어떤 선택을 하고 있는지 알아두면 도움이 될 거예요. 아는 것은 힘이고, 열심히 공부를 해서 부정적인 생각을 이겨내는 시기가 빨리 올수록 우리는 귀 사이에 자리한 보디 클러터를 빨리 제거할 수 있습니다. 그러면 여러분과 여러분의 가족이 새로운 라이프스타일을 영위할 수 있는 시기가 더 빨리 찾아오겠죠?

보디 클러터 컨트롤 일기장의 빈 페이지를 펼쳐보세요. 이제 여러분의 냉장고나 찬장으로 가서 식품의 포장을 살펴보세요.

영양분 라벨에서 트랜스 지방을 포함하고 있는 음식을 모두 나열해 보세요.

이 중에서 여러분이 특별히 집착하는 음식이 있나요?

그 음식을 먹으면 여러분 머릿속에 어떤 소리가 들리나요?

혹시 주어진 접시는 모두 비워야 한다는 강박관념에 시달리고 있나요?

어렸을 때 부모님이 모두 먹지 않으면 식탁을 뜰 수 없다고 말해서 브뤼셀 스프라우트Brussel sprout(양배추의 일종, 서양에서는 대부분의 어린아이들이 좋아하지 않는다고 함-옮긴이)나 하얀 강낭콩 등을 몰래 숨겼다가 강아지에게 주곤 했던 기억 때문에 아직도 절대로 먹지 않는 채소가 있나요?

이제 아이들에게 영양과 관련해서 행했던 과거의 일들을 생각해 보세요. 알아요, 힘든 일이죠. 하지만 자신을 용서하세요. 지나간 일에 대해 너무 자책해서는 안 됩니다. 여러분은 완벽해질 필요가 없어요. 이렇게 하나씩 공부를 하면서 자신을 용서하세요. 이것이 바로 보디 클러터를 제거하는 방법입니다.

| 제9장 |
움직임

움직임이라고 정의할 수 있을 만한 수준이 어느 정도인지 구분하는 것은 순전히 견해의 차이라서, 사람마다 다를 수 있습니다. 여러분과 저의 시각도 완전히 다를 수 있지만 여러분의 몸은 어떻게든 분명히 움직이고 있습니다. 어떤 사람들에게는 일부러 마트의 주차장에서 입구로부터 먼 곳에 차를 주차하는 것이 움직임의 시작점이 될 수도 있습니다. 또 어떤 사람들에게는 그보다는 더 격렬한 수준의 움직임이 필요할 수도 있겠죠.

전 육체적으로 건강해지겠다고 진지하게 결심하기 전에는 어떠한 일도 해낼 수 없는 사람 중 하나였습니다. 그런데 갑자기 주변에 불이 환하게 켜진 것처럼 새로운 사실을 깨닫고, 건강해지기로 한 거죠. 모든 사람이

Leanne

나와 같은 경험을 하지는 않았을 것입니다. 건강해져야 한다는 것은 너무도 당연한 사실이지만 저도 오랫동안 그 사실을 깨닫지 못하고 살았으니까요. 제가 문제를 인식했던 방법은 플라이레이디와 달랐고, 당연히 겪었던 경험 또한 그녀와는 별개인 거죠. 중요한 점은 우리가 모두 살아가면서 적절한 몸의 움직임이 필요하다는 사실을 인식했다는 겁니다. 저는 갑상선에 문제가 있었고, 플라이레이디는 당뇨와 싸우고 있었습니다. 그동안 제가 연구한 결과에 따르면, 특정 병을 앓고 있다고 해서 같은 병력이 있는 사람들을 비슷한 부류로 규정할 수는 없다고 합니다. 그렇지만 보디 클러터를 제거하려면 정말이지 특별한 조치가 필요했어요.

그때까지도 내 의도는 가능하면 조금만 움직이면서 건강을 되찾는 것이었습니다. 최소한으로 필요한 운동만 해야겠다는 생각이었던 거죠. 그렇지만 어떻게든 그 움직임을 일상의 루틴으로 만들고 싶었기에 전 필요 이상으로 조금씩 더 걷기 시작했습니다. 산책도 하고, 운동 비디오도 따라 해 보고, 인기 있는 운동법은 모두 시도했지만, 별 효과를 보지 못했어요. '건강해지고자' 라는 목표의 우선순위를 너무 낮게 잡았던 결과였죠. 노력을 해도 결과가 좋지 않았기에 그 어느 때보다 절망감이 컸습니다. 간단하게 결론만 이야기하자면, 그 후로는 움직임이라는 목표에 좀더 우선순위를 부여하게 되었고, 제 움직임은 격렬한 운동으로 바뀌었습니다. 이 이야기를 듣고 있노라면, 여러분은 온몸이 땀투성이로 변하는 끔찍한 상황과 조금도 재미가 없는 장면들이 연상되겠죠? 그렇지만 조금만 더 참고 들어주세요.

누구에게나 인생에서 운동을 할 것인지, 말 것인지를 결정해야 하는 순간이 있습니다. 그 전에 게으르거나 다쳤다거나 해서 운동을 하지 않은 것은 아니지만, 어쩔 수 없이 운동을 할 수밖에 없는 순간이 다가오면 기가 막히기 그지없습니다. 전 한때 80킬로그램이 넘는 몸무게의 소유자였습니다. 스스로 내 몸을 예쁘다고 생각한 적도 없거니와 생활이 행복하지 않았기 때문에 운동이라는 불쾌한 일을 해야 한다는 생각 자체가 절 더욱 비참하게 만들었죠. 지금 생각하면 여기에서도 또다시 완벽주의적인 생각이 절 가로막았던 것 같아요. 전 무엇이든 잘 해내야 한다는 완벽주의를 믿고 있었거든요. 운동을 해야 한다는 상황이 얼마나 힘들지 지레 겁을 먹고, 혼자서 부정적인 생각만 많이 했습니다. 이것이 바로 보디 클러터의 영향이죠. 보디 클러터는 우리의 궁둥이에만 붙어 있는 것이 아니라 귀 사이에도 존재하니까요. 우리는 혼자 미리 판단을 하고, 무엇이든 시작도 하기 전에 좌절부터 합니다. 그 결과는 사람마다 다르지만요. 어떤 사람들은 그 결과로 집 안을 엉망으로 만들어놓기도 하고, 몸 관리도 하지 않습니다. 그리고는 도저히 감당해낼 수 없어서, 너무 일이 많아서라는 변명을 하면서 칭얼거리기 시작하죠. 그러다가 왜 애초에 그렇게 될 수밖에 없는지 자기 합리화를 하기 시작하죠. 중간 과정은 건너뛴 채 완벽하게 완성된 결과물만을 생각합니다. 베이비스텝을 통한 중간 과정을 밟으려고도 하지 않고, 그저 무엇인가 근사한 결과를 얻으려고만 시도했으니 시작도 하기 전에 절망하는 것은 당연할 수밖에요.

진실을 직시해야만 했습니다. 플라이레이디에게 찾아온 경고음은 제게도 찾아왔거든요. 전 신에게는 세상을 엉망진창으로 만들 의도가 없다는 결론을 내렸습니다. 이것은 해결책도 분명히 있다는 뜻이었습니다. 상황을 현실적으로 직시하고, 무슨 일부터 해야 하는지 판단하고, 베이비스텝을 밟아야 한다는 것이 제 결론이었습니다. 그 차이가 보이세요? 전체적인 상황을 분석한 것은 이전과 다름없지만, 아무런 조치도 취하지 않은 채 질려서 포기하지 않고, 베이비스텝을 선택한 거예요. 야호, 베이비스텝 만세!

건강을 돌보려고 얼마나 투자할 수 있는지 예산도 세웠습니다. 잘 모르는 일에 부딪혔을 때, 절 도와줄 전문가가 필요했으니까요. 그래서 전용 트레이너를 고용하고, 그저 꼬박꼬박 헬스장에 나가는 것을 목표로 삼았습니다. 제 첫 번째 베이비스텝이었죠. 출석은 제대로 하자! 어리석게 들릴지도 모릅니다. 하지만 수년 동안 발목을 잡고 있던 부정적인 생각을 제거하려면 그렇게 시작해야만 했습니다.

지금쯤이면 전용 트레이너를 고용하려고 이리저리 알아보는 사람들도 많을 테고, 어쩌면 이런 생각 자체가 엉뚱하다고 여기는 분들도 있겠지요. 물론 다양한 의견이 있을 수 있습니다. 하지만 제게 진정 시시했던 것은 정크 푸드나 다이어트 비법, 책, 알약 등에 투자했던 시간입니다. 효과도 전혀 없이 돈을 낭비하는 방법에 불과하니까요. 아니, 잠깐만요. 그 말은 취소해야겠네요. 정크 푸드는 분명히 효과가 있기는 했습니다. 내 불어난 엉덩이를 보면 알 수 있죠. 몇 년 전만 해도, 전용 트레이너는 부자나 유명한 사람만 고용할 수 있는 것으로 생각했습니다. 이제는 대부분의 헬스장에서는 여러분이 현명하게 운동을 시작할 수 있도록 도와주는 전용 트레이너들이 대기하고 있을 겁니다. 어떤 헬스장에서는 회원으로 가입만 하면 몇 번쯤 무료로 트레이닝을 도와주기도 하고, 그냥 문만 열고 들어가도 공짜로 신체 상태를 진단해주는 곳도 있습니다. 제대로 알아보지도 않고 너무 돈이 많이 든다고 생각하고 겁을 먹지 마세요.

전용 트레이너와 운동을 시작한 지 일주일이 지나자 의자에 앉았다가 일어나기만 해도 온몸이 아팠습니다. 너무 운동량이 많았던 것이라고 확신했죠. 기진맥진했습니다만 운동을 계속했고(진통 소염제와 기도의 도움이 컸죠), 그렇게 가장 힘든 시기를 지날 수 있었습니다. 사실 운동한 시간은 고작 30분에 지나지 않았습니다. 물론 저의 완벽주의적인 사고방식이 계속 고개를 들기 시작하자, 과연 30분간의 운동만으로 충분한지에 대한 의문을 계속 품게 되었죠. 그렇지만 그냥 하던 대로 계속하기로 했고, 얼마 지나지 않아 30분만으로도 충분하다는 사실을 깨달았습니다. 정말 어려웠습니다. 그렇지만 정해진 시간 동안 다양한 운동을 순서대로 했기 때문에 계속 나 자신을 응원할 수 있었지요. 베이비스텝을 밟듯이 각각의 운동을 하나하나 끝내면서, '앞으로 한 가지만 더 하자'라며 절 채찍질할 수 있었습니다. 그러다가 이 운동하는 습관을 루틴으로 만드는 것이 얼마나 쉬운지 발견하고는 깜짝 놀랐습니다. 한 달 만에 가뿐하게 4킬로그램의 보디 클러터를 제거할 수 있었어요. 갑상선에 문제가 있고 완벽주의자였던 내가 눈 깜빡할 사이에 4킬로그램을 감량한 것입니다.

어느 따뜻한 봄날, 운전을 하고 있었습니다. 짧은 소매의 티셔츠를 입고 라디오를 듣고 있었지요. 신호등이 빨간불로 바뀌자 차를 멈추고, 습관적으로 오른팔을 운전대로 쭉 뻗었습니다. 신호등이 바뀌기를 기다리다가 오른쪽을 바라보았는데, 내 몸이었는데도 그전까지는 미처 알지 못했던 새로운 것이 눈에 띄었습니다. 바로 근육이었죠. 아주 보기가 좋더군요! 예전에는 축 늘어지는 살이 있었던 곳에 근육이 붙어 있다니요? 온몸에 소름이 돋았습니다. 너무도 놀라운 기운이 솟구치는 느낌이라고 할까요? 왠지 강인해지고 내 몸에 대한 제어권을 다시 되돌려받은 것 같았습니다. 그날은 평생 잊지 못할 거예요.

어렸을 때의 왕성했던 호기심과 놀라움을 감지하던 능력을 기억하나요? 친구들과 잔디 위에 몇 시간씩 누워서 하늘의 구름을 살펴보고, 용 모양의 구름이 강아지 모양으로, 그러다가 천사 모양으로 변하는 모습을 관찰했을 거예요. 오후 내내 클로버 꽃을 꺾어서 팔찌를 만들기도 하고, 마구 달리면서 나비나 도마뱀을 잡기도 했을 겁니다. 모든 세상이 여러분의 것이었고, 여러분은 베이비스텝을 통해 그 세상을 차근차근 탐구했겠죠. 여러분의 세상은 놀라운 것들로 가득했을 거예요.

여러분의 몸이 변화하기 시작하면 그때와 비슷한 굉장한 감동을 할 수 있습니다. 어린 시절 수업이 끝난 여름날, 가로등이 켜질 때까지 밖에서 놀아도 좋다는 허락을 받았을 때와 비슷한 느낌이라고나 할까요? 자유의 느낌, 압박받지 않는 느낌.

주기적으로 머릿속의 작은 전구에 불이 들어오고 뭔가 새로운 것을 발견하는 느낌이 시작되면, 곧 모든 세상을 볼 수 있겠죠. 전 제 감정의 기복이 점점 평탄해지는 것을 느꼈고, 저를 둘러싼 세상에서 더욱 행복감을 느꼈습니다. 무엇보다 가장 기분이 좋았던 경험은 신체적으로 건강해졌다는 느낌이었습니다. 그전에는 경험해보지 못한 황홀함이죠. 전 신이 선물한 내 몸의 가치를 인정할 수 있을 정도로 나를 사랑하게 되었습니다. FLY라는 개념의 다양성을 처음으로 느끼기 시작한 순간이었어요. 그때까지는 FLY의 다양한 측면 중 일부는 모르고 살았으니까요.

제 몸은 완벽하지 않습니다. 두 아이를 낳으면서 아랫배에는 수술자국이 생겼어요. 다리 뒤쪽은 혈관이 두드러져 나와 있으며, 가슴은 스무 살 때처럼 봉긋하지도 않습니다. 그렇지만 전 몸매를 회복하기 시작했고, 그렇게 다시 찾은 내 몸을 좋아하게 되었습니다. 더 열심히 운동할수록 자신을 더욱 힘차게 밀어붙이고 싶었어요. 그리고 운동 자체를 더욱 즐기게 되었습니다. 또 다른 깨달음을 얻은 순간이었죠. 전 그전에 해보지 못했던 무엇인가를 해보고 싶었습니다. 바로 철인 5종 경기를 말이에요. 베이비스텝이나 루틴이 없이는 결코 꿈도 꾸어보지 못한 일이었죠.

달리기 비슷한 것도 끔찍하게 싫어했던 나였지만 트레이너와 함께 30

분 운동을 시작하면서는 뛰기도 시작했습니다. 트레이너는 역기로 조금 운동을 하다가 러닝머신으로 올라가서 2분가량 뛰도록 지시하더군요. 처음 시작했을 때는 내내 불평만 했습니다. '난 더는 못 뛰어요. 조Joe! 제발 달리기는 빼줘요. 대신 빨리 걸을게요. 난 달리기는 싫다고요' 라고 말이에요. 물론 트레이너는 내 말을 들은 척도 하지 않았죠. 놀라운 사실은 조금 지나니까 달리기가 그렇게 어렵게 느껴지지 않았다는 겁니다.

마흔일곱 번째 생일을 맞이하기 일주일 전, 이제 철인 5종 경기에 도전하고 싶다는 생각이 들었어요. 특별한 이유는 없었어요. 단지 새로운 목표를 세운 거죠. 이 역시 조금씩 차이가 있을 수 있습니다. 어떤 사람들은 머릿속에 새로운 목표를 세우는 것을 좋아하지 않습니다. 반면에 계속 동기를 자극하기 위해 그러한 목표가 필요한 사람도 있죠. 우리는 모두 자신만의 리듬에 맞춰서 행진을 하는 것이고, 그것이면 충분해요. 결국 스스로 만들어낸 베이비스텝을 통해 건강한 삶을 사는 일이 중요하니까요. 전 평생 이렇게 생활해 왔지만, 신체와 관련된 목표를 설정하는 것에는 익숙하지 않았어요. 하지만 이전에 싫어하는 일을 좋아하는 일로 바꾼다는 것 자체도 스릴이 넘쳤어요. 글쎄, 약간 과장일지도 모르겠네요. 전 여전히 달리기가 그렇게까지 좋아지지는 않았으니까요. 그렇다고 해도 달리기를 싫어하지는 않으니, 분명히 예전의 내 모습과 비교해서는 대단한 발전이죠.

지금은 쉬지 않고 1.5킬로미터를 달릴 수 있습니다. 아직도 철인 5종 경기를 위해 훈련을 받고 있고, 곧 내 생애 첫 번째 철인 5종 경기에 출전할 예정입니다. 내 건강에 대해 진지하게 생각하고 육체적으로 건강하다는 사실의 중요성을 인식하지 못했더라면, 이 모든 일이 불가능했을 거예요.

제가 발견한 또 다른 사실은 여러분의 몸과 집 사이에는 강한 연계가 있다는 점이에요. 여러분의 몸은 가장 은밀한 집이자 영혼이 쉬는 거처이기도 합니다. 진실로 여러분이 사는 장소이기도 하고 내면적인 대화가 이루어지는 곳이기도 하죠. 한편 여러분의 실제 집은 여러분이 사는 환경이고, 겉으로 보기에 정돈이 잘 되어 있는지는 가장 은밀한 집인 여러분의 몸 안에서 이루어지는 대화에 대단한 영향을 줍니다. 정말 중대한 발견이었죠.

베이비스텝과 루틴을 통해 마침내 집을 깔끔하게 정리하고 나자, 먼저 집 안을 꾸미고 싶다는 생각이 들더군요. 이 멋진 집이 어찌나 끔찍하게 보이던지. 전 집 안을 장식하기 시작했습니다. 벽에 새로운 페인트를 칠하고, 커튼과 그림을 다는 등 할 수 있는 일은 다 했죠. 클러터를 제거해서 새로워진 집은 많은 시간과 에너지를 쏟아 부었던 덕분에 아늑하고도 온정이 넘치는 곳으로 탈바꿈했습니다. 여러분의 몸도 마찬가지예요. 보디 클러터를 제거하고 나면, 가장 먼저 몸을 단장하고 싶을 겁니다. 보통 헤어스타일을 새로 바꾼다거나 화장을 한다거나, 바뀐 몸을 돋보이게 해줄 새로운 옷을 구입하겠죠. 몸을 재단장하는 데 큰 비용을 들일 필요는 없습니다. 새로 바뀐 여러분의 몸에서 여러분만의 체취가 느껴질 수 있도록 아이디어 몇 가지만 발휘하면 되는 거예요. 그리고 가장 개인적인 집이라 할 수 있는 여러분의 몸을 재단장하고 나면 정말 놀라운 기분이 들 겁니다. 여러분에게 예전에 입던 옷이 너무 크다는 사실을 발견했을 때의 놀라운 기분은 무엇과도 비교할 수 없죠!

그렇지만 장식을 하는 과정 중에 장해물과 맞닥뜨릴 수도 있습니다. 제가 만난 가장 커다란 걸림돌은 바로 나 자신이었어요. 전 쉽게 포기하는 성격인데다 세상에 반항심을 가득 품고 있었거든요. 그렇지만 완벽주의와 더불어 부정적인 생각을 버리고 나니 놀라운 일들이 시작되었고, 아직도 나 자신의 놀라운 변화가 믿기지 않아요. 몸매의 변화만을 말하는 것이 아닙니다. 정신적이나 감정적으로도 건강해졌어요. 콜레스테롤 수치가 낮아졌고, 피부는 100배나 더 탄력적이 됐을 뿐만 아니라 좀더 명확한 기준으로 생각하게 되었습니다. 게다가 감정적으로도 안정을 찾아서(생리 전 증후군도 없어졌어요) 행복한 나로 탈바꿈했습니다!

지금까지 무척 많은 노력을 해야 했고, 이 모든 일이 쉽지는 않았습니다. 그렇지만 전 여전히 잘 해내고 있습니다. 목표로 삼은 체중에 도달하고 나서도 항상 노력을 멈추지 않을 거예요. 보디 클러터를 제거하는 것은 연속적인 과정입니다. 목표 체중에 도달했다고 멈춰서는 안 됩니다. 보디 클러터란 여러분의 삶과 사고방식을 완전히 새롭게 바꿔줄 라이프스타일의 변화입니다. 제게 아침에 일어나서 조깅복을 입고, 거리를 뛰는 것보다 좋은 일은 없었습니다. 움직이고 달리면서 주변 자연을 즐길 수도 있으니까요. 그러한 여유와 능력을 갖추게 되자 무엇보다도 마음이 무척 평화로워지더군요. 제가 이렇게 될 줄 누가 짐작이나 했겠어요?

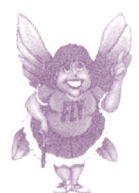
FlyLady

한번은 왜 내가 운동을 싫어하는가를 알아내려 노력하다가, 몇 가지 원인을 추리할 수 있었습니다. 학창시절, 체육 시간에 전 늘 엉성한 모습으로 움직여서 학급 친구들에게 웃음거리가 되기 일쑤였습니다. 특히 에어로빅은 젬병이었죠, 항상. 안타깝게도 학교에서는 움직임이 전반적인 건강에 중요하다는 사실을 가르쳐주지 않았습니다. 학교에서 배운 운동은 제겐 체벌과 다를 바 없었어요. 학교 운동장을 뛰거나 팔굽혀펴기를 하지 않아도 되는 날에도, 체육 시간은 항상 고문이었죠.

성인이 되어 대학에 다닐 때에도 체육 수업을 수강해야 했어요. 정말 두려웠지만, 학점이 필요했기 때문에 댄스 에어로빅 수업을 신청했죠. 일주일에 세 번씩 아침 8시에 참석해야 하는 수업이었어요. 제 운동 신경은 쉽게 말해 '오른쪽 발이 없고 왼쪽 발만 두 개' 있습니다. 그래서 모든 동작을 완벽하게 습득한 것처럼 보이는 다른 학생들과는 달리 전 완전히 낯선 곳에 홀로 버려진 느낌을 받아야 했죠. 발동작을 제대로 익히지 못했고, 제때 손뼉을 친다거나 다리를 높이 쳐들지 못할 때가 허다했습니다. 그럴 때면 소리도 없이 에어로빅 강사가 내 옆으로 미끄러지듯 다가와 있더군요. 그럴 때마다 전 눈물을 흘리면서 수업을 마쳐야 했어요. 학기가 끝날 무렵, 전 에어로빅 젬병에서 가장 향상된 학생으로 뽑혀 상을 받았습니다. 상상해 보세요. 완벽하지 못하다는 뜻으로 상을 받다니요. 그러면서 학점을 얻기 위해서라면 반에서 최고가 되지 않아도 된다는 사실을 알아냈어요. 다만 수업에 참석해서 계속 움직이는 모습을 보여주고, 나 자신을 조롱거리로 만들기만 하면 됐으니까요.

어딘가에 모습을 드러낸다는 것 자체가 우리의 머릿속을 지배하는 걱정 중 절반을 차지합니다. 무엇이든 시작만 하고 나면 그동안 머릿속으로 생각하고 믿었던 것보다는 그렇게 나쁘지 않을 때가 잦으니까요. 그래서 우리는 나이키가 광고 문구로 내세운 'Just Do It(그냥 시도해 보라는 뜻─옮긴이)' 이라는 말에 호감을 느끼는지도 모릅니다. 이상한 일은 움직이고 나면 항상 기분이 좋아진다는 사실이에요. 아무것도 하지 않고 빈둥댔다는 죄책감을 느끼지 않아도 되기 때문이죠. 또 움직임으로써 몸에 좋은 일을 했다는 기분도 든답니다. 가장 좋은 일은 움직이는 것 자체가 우리 일상의 루틴이 되는 겁니다. 그러니까 우리 생활의 일부가 되어서 움직이면서도 아예 움직이고 있다는 생각조차 하지 않는 거예요. 그러다 보면 움직임은 어느새 일상의 즐거운 의식이 되어버리는 것이죠.

우리는 매일 선택을 해야 합니다. 움직이고 우리 몸을 축복하는 것은 우리가 할 수 있는 또 다른 선택이죠. 선택은 여러분의 몫입니다, 몸 하나 까딱하지 않는 굼벵이처럼 살 수도 있고, 베이비스텝을 통해서 프래니를 제거하고 혈관에 신선한 혈액을 펌프질할 수도 있습니다.

몸매를 다시 회복해야 한다는 강박관념으로 자신을 몰아세우지 않아도 됩니다. 사실 그렇지 않나요? 올림픽 육상선수처럼 완벽한 몸매를 단 한 번이라도 가져본 적이 있나요? 아마 앞으로도 결코 그렇게 될 수 없을 거예요. 하지만 여러분의 선택이 오래도록 건강한 삶을 사는 것이라면, 뒷전에서 세상이 돌아가는 모습을 지켜보기만 해서는 안 됩니다. 이제 자리에서 일어나 그 화려한 행렬에 동참해야 합니다!

우리는 평생 한 걸음이라도 적게 걷고, 시간을 절약하고자 노력하며 살아왔습니다. 그렇지만 우리가 이 세상을 살면서 진정으로 시간을 절약했다고 생각하세요? 그렇게 절약한 시간을 가족을 위해 소중하게 투자했다고 생각하세요? 마트 출입구에서 가장 가깝게 주차하려고 애를 썼던 기억을 떠올려 보세요. 누구나 그런 경험이 있을 것입니다. 마트의 정문 바로 옆에 있는 곳에 주차할 수 있도록 도와주었던 주차장 안내원이 천사처럼 보여서 감사했던 적도 있을 거예요. 지금 생각해 보니 내가 과연 적절한 사람에게 감사를 표했는지 의심이 되는군요. 어쩌면 우리에게 출입문에서 가장 가까운 자리에 주차할 수 있도록 해준 도와준 사람은 화장터로 직행할 시간을 앞당겨 준 죽음의 천사였는지도 모릅니다.

제 태도는 특별 조치를 취하면서 나날이 바뀌었습니다. 새롭게 시작된 여정을 즐기면서, 너무 빨리 서두르지 않는 방법을 찾게 되었죠. 전 타이머를 설정해서 하루에 15분씩은 프래니를 제거하려는 목적으로 움직입니다. 그다지 많이 움직이지도 않아요. 그저 자리에서 일어나 혈액이 다리

쪽으로 흐를 수 있도록 도와주면 되는 거죠. 그런데 신기하게도 움직이면 움직일수록 점점 더 많이 움직이고 싶은 욕구가 생겨요. 싱크대 청소처럼 전염성이 있다고나 할까요?

그렇게 태도를 바꾸고 나니 일주일에 세 번 있는 30분의 에어로빅 시간이 기다려졌습니다. 일주일에 다섯 번 운동을 하지 못했다고 자신을 질책하거나 하지는 않아요. 언젠가 체력이 좋아지면 자연스럽게 더 자주, 더 오랫동안 운동을 할 수 있다고 생각합니다. 매주 하루씩 더 심장을 강화하는 베이비스텝을 추가하고 싶은 욕구를 벌써 느끼고 있으니까요. 이는 나 자신의 특징을 잘 파악했다는 또 다른 증거예요. 전 한 번 극성을 부리기 시작하면 지쳐 쓰러질 때까지 몰두하다가 결국 새로운 습관이 몸에 배기도 전에 나가떨어져서 포기하는 스타일이었습니다. 하지만 이제는 건강한 삶을 선택했고, 그 결정을 통해 '모 아니면 도' 식의 사고방식에 대해 다시 생각하게 되었죠. 나 자신을 완벽주의에서 보호하기 위해 필요한 것은 베이비스텝이었어요. 그리고 즐기면서 계속할 수 있는 움직임이 필요했죠. 움직이는 일이 재미없거나 끔찍해서 벌을 받는 느낌이 든다면 그 행동을 계속하고 싶지 않을 거예요. 결국 전 즐겁게 움직이려면 다양성이 필요하다는 사실을 알아냈습니다.

저는 먼저 그동안 일어났던 불행한 일들을 잊고 불안감을 떨쳐버리려 애를 썼습니다. 그렇게 자신감을 되찾고 나니 움직임이나 심장을 축복하는 것과 관련된 태도를 변화시킬 수 있었습니다. 완벽해질 필요는 없었어요. 내 선택은 삶, 그 자체이니까요! 그저 간단한 선택이었습니다. 내 몸을 제대로 쓰지 않아서 삶이 시들어가는 모습을 가만히 바라보거나, 자리에서 일어나 몸을 움직여서 노쇠현상을 미리 방지하거나, 둘 중의 하나를 선택하면 됐으니까요.

'쓰지 않으면 잃는다' 는 말이 있습니다. 자리에서 일어나 움직이는 데 인색하다 보면 삶 자체가 파괴될 수 있습니다. 누구나 그런 일을 원하지는 않겠죠. 인생은 너무도 짧습니다. 좀더 움직이기 시작하면 에너지 레벨이 높아지는 것을 느낄 수 있어요. 그래서 전 움직이는 자체가 전반적인 참살이(웰빙)에도 중요한 요소라는 사실을 깨달았죠. 그리고 움직이려 하지 않는 자세는 그 누구도 아닌 나 자신에게 해를 끼치는 일이라는 사실도 인식하게 되었습니다.

움직이는 일에 거부감이 드나요? 그렇다면 생명을 단축하게 하고 활동성을 저하하도록 자신에게 저주를 내리는 것과 별다를 바 없습니다. 움직이는 것을 싫어하는 사람들은 대부분 움직이는 것 자체를 체벌로 생각하는 것 같아요. 그렇다면 그러한 관점을 버리고 움직이는 매순간을 축복해 보는 것은 어떨까요?

아마도 여러분은 애완견을 매일 산책시키고 있을 거예요. 그렇지만 그냥 산책만 시키는 것으로 끝내지 말고, 강아지가 집 주변을 활기차게 걷도록 도와주세요. 여러분의 애완견은 행복해 할 것이고, 여러분의 몸도 '기분이 좋아졌어!' 라고 말할 겁니다. 아마도 여러분의 몸 안에 살고 있던 투

덜이 녀석도 여러분이 운동화를 신는 순간만을 학수고대하게 될 거예요. 저에게는 침대나 의자에서 박차고 나올 수 있도록 도와주는 친구가 있습니다. 그 친구와는 매주 월, 수, 금요일마다 함께 서 있기로 약속을 했죠. 사실 몸을 움직이는 약속이라고 하는 편이 더 맞겠지만요. 자리에서 일어서 있다 보면 계속 움직이면서 서로 격려하게 되니까요. 우리는 서로에게 의지하면서 자기 자신에게 동기를 부여합니다. 친구가 움직이기 싫어할 때는 내가 친구를 북돋아주고, 내가 움직이지 못할 때는 그 친구가 내게 필요한 용기를 주죠. 가끔은 그렇게 시간이 지난 줄도 모르고 있었는데 어느새 30분짜리 에어로빅 비디오를 끝내고 축하를 할 때가 많습니다.

움직임은 우리의 일상적인 루틴의 일부가 되어야 합니다. 어떤 사람들은 아침에 일어나자마자 움직이고 싶어 해요. 이에 대해 '겨우 땀투성이가 되려고 아침에 일어나자마자 옷을 차려입어야 하나요? 그렇다면 또다시 샤워를 하고 하루를 시작해야 하잖아요?' 라는 질문을 자주 받았습니다. 이 질문에 대한 제 답은 상당히 단순해요. 여러분의 개인적인 하루 스케줄에 따라 다르다는 것입니다. 먼저 운동을 하고 싶다면 운동이 끝난 후에 샤워를 하면 되겠죠. 그렇지 않다면 하루에 두 번 샤워하는 것도 나쁘진 않아요.

매일 저녁 여러분을 위해 두 벌의 옷을 미리 준비해 두세요. 귀여운 운동복과 운동을 끝내고 입을 옷 말이에요. 아침에 일어나서 출근을 해야 한다면 헬스장으로 향하는 문을 여는 것 또한 여러분의 모닝 루틴에 포함이 되어야겠죠. 하루 전에 미리 가방 안에 출근할 때 입을 옷과 화장품을 담아놓고, 아침에 일어나자마자 운동복으로 갈아입는 거예요. 그러면 이 두 가지 루틴이 하나로 합해지면서 여러분의 하루가 시작될 겁니다.

아침에 일어나서 방바닥에 발이 닿는 순간 가장 먼저 '이젠 심장을 축복해야 해'라는 생각이 들어야 합니다. 즉시 운동을 시작할 수 있도록 옷을 갈아입어야 하죠. 플라이레이디가 곧바로 움직이도록 조언했다고 해서 여러분만의 모닝 루틴을 건너뛰지는 마세요. 기존에 성공적으로 행해왔던 일들이 있다면, 그 습관에 새로운 루틴을 살짝 추가하기만 하면 됩니다. 그런데 집 안이 점점 엉망이 되어가고 있다면 운동을 할 만한 여유도 느껴지지 않을 거예요. 그렇다면 '모 아니면 도' 식의 완벽주의 태도를 버리고 이 두 가지 루틴을 하나로 합치세요. 이 일은 새로운 댄스 스텝을 배우는 것과 마찬가지로 흥미롭죠.

취침 전 루틴은 이미 익숙해졌다면 옷을 한 벌만 더 준비하세요. 아침에 침대에서 내려올 때, 새롭게 익히기 시작한 움직임 루틴을 당장 시작하고 싶어서 안달이 나겠죠? 그렇지만 움직이는 것이 더 중요하다고 생각해서 그동안 해왔던 습관들을 한순간에 버릴 수는 없습니다. 이 모든 것을 한데 모아서 여러분의 집과 스케줄에 맞게 조율하는 거예요. 좋은 기반 위에 새로운 습관을 더하는 것이지, 기존의 루틴을 모두 버리고 평화로운 집 안을 만드는 일을 게을리해도 좋다는 뜻은 절대 아닙니다. 집 안이 엉망이 되면, 여러분도 엉망이 됩니다. 여러분의 집은 여러분의 내면을 그대로 반

영하고 있으니까요. 그동안 이루어온 평화를 무너뜨림으로써 새로운 보디

클러터 영역에서의 성공에 어두운 그림자를 드리워서는 안 됩니다.

　다시 댄스 스텝에 대해 언급하겠습니다. 댄스 스텝을 배울 때, 일단 다

른 스텝들을 몸에 익히고 나면 또다시 새로운 스텝을 쉽게 배울 수가 있

어요. 베이비스텝도 마찬가지예요. 하나씩 추가하면 됩니다. 대신 매일 연

습을 해야 하죠. 너무 빨리, 너무 많이 하려고 노력하면 무슨 일이 벌어질

지 여러분이 더 잘 아시겠죠? 지쳐 나가떨어지고, 아예 시작도 하지 않았

을 때보다 더 끔찍한 느낌이 들 겁니다. 이런 일이 벌어지는 것을 원하지

않지만 그래도 현실에서는 자주 일어나죠. 혹시 그런 일이 있다면 현재의

모습에서 다시 시작하면 돼요. 과거의 실패를 떠올리며 쓰디쓴 눈물을 흘

리는 대신, 성공을 향해 다시 나아가기 시작하세요. 여러분의 새로운 습관

으로 길을 들이려면 매일 일관성 있게 해야 합니다.

　제 오후 루틴에는 일주일에 세 번씩 운동을 하는 스케줄이 포함되어 있

습니다. 오후 3시면, 우리는 집이나 사무실에서 만나서 30분 동안 에어로

빅을 합니다. 에어로빅 DVD는 여러 개 있으니까 그때그때 기분에 맞게 선

택을 합니다. 에어로빅을 하다가 땀범벅이 되면 보통 집으로 돌아와서 샤

워실로 뛰어들어갑니다. 여러분이 꼭 기억했으면 하는 부분은 운동복을

평상복으로 갈아입을 때까지는 루틴이 완전히 끝난 것은 아니라는 사실입

니다. 물론 예쁜 운동복을 입고 있겠지만 샤워를 하고 다시 새로운 옷으로

갈아입어야 합니다. 온종일 운동복을 입고 지낼 수는 없으니까요.

운동에는 또 다른 중요한 측면이 있습니다. 살다 보면 어떤 식으로든 침울해질 때가 있기 마련이죠. 그런데 일어나서 15분 동안 움직이기만 해도 신체적으로 건강해질 뿐 아니라 정신 건강에도 도움이 됩니다. 이러한 활동이 우리 뇌에서 기분을 좋게 만들어주는 화학물질을 배출하기 때문이죠. 이것이 어떤 현상인지 정확히 알지 못하지만, 아마도 자신을 사랑하는 이 간단한 움직임으로 평화로운 기분이 드는 것은 아닐까 싶습니다.

몇 년 동안, 전 미소를 지으면 뇌가 스스로 행복하다고 생각한다는 사실을 가르쳐 왔습니다. 얼굴에 있는 작은 근육의 움직임은 행복하다는 느낌을 만들어 냅니다. 우리가 추구하는 것이 행복 아니었나요? 운동화끈을 묶는 행동이 우리의 뇌에 이제는 운동하러 갈 시간이라는 사실을 알려줍니다. 마찬가지로 운동복을 입는다거나 살짝 몸을 움직여주면 우리에게 드리웠던 먹구름을 가시게 하는 데 큰 효과가 있습니다. 운동화끈을 동여매보세요. 그리고 우리 자신에 대해, 몸에 대해, 마음에 대해, 가장 중요한 정신에 대해 어떤 기분을 느끼는지 살펴보세요!

집에 있는 달력, 타이머, 먼지떨이라도 여러분의 동기를 자극하는 데 도움을 줄 수 있습니다. 여러분이 심장을 축복할 때마다 달력에 하트 또는 별 모양의 귀여운 스티커를 붙여 보세요. 곧 루틴을 통해 여러분의 보디 클러터를 제거하는 데 도움이 되었다는 사실을 발견할 수 있을 것입니다. 항상 타이머를 설정해 놓고 15분 이상 운동을 하도록 노력하세요. 심장을 축복할 때도 마찬가지입니다. 이제 먼지떨이는 제가 운동을 할 때 사용하는 도구가 됐어요. 에어로빅을 할 때 손에 먼지떨이를 쥐고 있으면 마치 치어리더가 된 듯한 기분이 들어요. 나 자신을 응원하면서 그 기분을 즐기는 거죠! 무엇인가 자축할 만한 이유를 찾아보세요. 여러분의 성공을 그래 프로 나타내보세요. 무엇보다 중요한 것은 이 모든 활동이 즐거워야 한다는 사실입니다. 재미를 느낀다면 무엇이든 할 수 있어요!

즐겁게 하라!

그렇다면 운동을 어떻게 해야 즐겁게 만들 수 있을까요? 먼저 완벽주의자의 사고방식을 버리세요. 보이지 않는 가상의 적과 경쟁하고 있다는 생각도 버려야 합니다. 움직임은 죽느냐 사느냐의 전쟁이 아니라 오랫동안 건강하게 살 수 있도록 도와주기 위한 연습에 불과해요. 몸매를 가다듬느려고 욕구를 누르려 노력한다면, 움직이는 루틴에 익숙해지지 못할 거예요. 너무 힘들게 느껴지겠죠. 완벽주의적인 사고로는 세상을 살아갈 수 없습니다. 움직임을 즐겁게 만드는 방법의 하나는 여러분이 좋아하는 일을 찾는 거예요. 춤을 춘다거나, 걷는다거나, 수영이나, 에어로빅, 요가, 태극권, 정원 가꾸기, 플라이 낚시, 하이킹 등 종류도 다양하지요. 무엇을 선택해야 할지 잘 모르겠다면 어렸을 때 가장 좋아하던 활동을 생각해 보세요.

전 어렸을 적에 개울가에서 몇 시간씩을 보냈던 추억과, 물가에서 놀이를 하려고 몇 킬로미터나 걸었던 기억이 있습니다. 제가 지금 즐기면서 하는 취미가 뭔지 상상이 되나요? 바로 플라이 낚시와 몇 시간이고 개울가를 걷는 것입니다. 그렇게 움직임으로써 전 제 몸을 축복하고 있을뿐더러, 고요한 명상에 빠져드는 거죠. 그런데 문제는 플라이 낚시를 매일 할 수 없다는 거예요. 이 취미 외에도 몸을 움직일 수 있을 만한 다른 활동이 필요했던 거죠. 그래서 기분이 좋아지는 움직임을 또 찾기 시작했습니다. 전 숲 근처에 살고 있기 때문에 그곳까지 짧은 산책을 합니다. 새들이 북적거리는 창문 옆에 자리한 러닝머신에 올라서 걷기도 합니다. 가끔은 밖으로 나가서 정원의 잡초를 뽑기도 하죠. 그렇게 허리를 구부리거나 몸을 펴면서 근육을 사용합니다. 그러한 움직임이 즐겁게 느껴지면 여러분이 운동을 하고 있다는 사실조차 인식하지 못할 거예요. 여러분이 즐기는 FLY 시간에는 말이에요.

완벽주의자는 부정적인 사고에 사로잡힙니다. 우리는 한 시간쯤은 격렬한 운동을 해서 에어로빅을 할 때처럼 심장이 세게 뛸 때까지는 움직여야 한다고 생각합니다. 그러나 곧 제대로 해내지 못하면 어떻게 할까 하는 두려움에 사로잡혀 소파에 너부러져 앉아 TV나 보고 있었죠. 그렇게 자신을 너무 거칠게, 빠르게 몰아붙이면 아무런 일도 할 수 없습니다. 손가락 하나 까딱하지 않는 것보다는 조금이라도 움직이는 편이 낫지 않겠어요? 베이비스텝을 통해서 하루의 활동 수준을 높여보세요. 제대로 해내지 못한다고 해서 포기해서는 안 됩니다. 결국 하루에 15분만으로도 자신에 대한 느낌을 완전히 바꿀 수 있으니까요.

가끔은 움직임을 향상시키고자 자신과의 게임을 벌여야 합니다. 보수계步數計를 착용하면 하루에 몇 걸음이나 걸었는지 알 수 있습니다. 한 걸음을 떼는 것 역시 움직이는 행동이 아닌가요? 특별한 운동 프로그램에 가입하지 않아도 문제가 될 일은 없습니다. 마트 정문 바로 앞에 주차할 장소를 찾지 않는다면, 몇 걸음 더 걸을 수도 있어요. 걸어야 할 이유를 찾아보세요. 주차장 가장 끝쪽에 주차를 시키고, 보통 엘리베이터를 통해 올라갔던 층을 걸어 오른다거나, 우편물을 가지러 나갈 때도 걸어보세요. 더는 걸음을 아낄 필요가 없습니다. 오히려 걸음 수를 늘리면 조금 더 움직일 수 있어요. 인식도 하지 못하는 사이에 말이에요. 그리고 동시에 우리의 몸을 축복하게 되는 거죠.

아침에 빨리 일어나서 러닝머신에 오르고 싶어서 안달이 나던 시절이 있었습니다. 특히 어떤 날은 러닝머신에서 뛰면서 글을 쓰고 싶은 기분까지 들었답니다! 무슨 이유인지, 갑자기 마구 좋은 글들이 쏟아져 나오기 시작할 것만 같은 느낌이었던 거죠. 바로 그때 전화벨이 울렸습니다. 켈리였어요. 켈리와 통화도 하고 싶었기에 나는 그날 아침에 새로운 무엇인가를 시도했습니다. 러닝머신에 올라가서 뛰면서 켈리의 전화를 받은 거죠. 걸으면서 무엇인가를 쓰는 것보다는 걸으면서 얘기를 하는 편이 훨씬 어렵더군요. 힘들었지만 전 해냈습니다. 전화를 하면서 많은 일을 해낼 수가 있었어요. 그래서 클립으로 허리 쪽에 고정할 수 있는 헤드세트 전화기를 구입하고 나니, 마치 수술로 전화기를 머리에 심어놓은 것처럼 보이더군요. 머리에 헤드세트 전화기를 쓰고 무슨 일을 할 수 있는지 여러분은 상상도 하지 못할 겁니다. 전 인터뷰를 하면서 동시에 정원에서 잡초를 뽑습니다. 전화를 하면서 할 수 있는 가장 즐거운 일은 먼지떨이를 잡고 집 안을 거닐면서 춤을 추는 거예요. 두 손이 자유로우니까 청소하고 있는 줄도 모르게 청소를 하는 거죠. 가끔 남편은 이런 나를 보고 외계인처럼 보인다고 놀리지만, 내 헤드세트 전화기는 움직임을 즐겁게 만드는 데 가장 큰 공헌을 한 도구입니다.

이제 여러분도 움직임을 즐겁게 만들고 나면 모든 것이 쉬워진다는 사실을 알게 되었으리라 믿습니다. 사람들은 모두 즐거움과 게임을 좋아하죠. 우리가 하는 일이 즐겁지 않다면 일처럼 느껴지고 자꾸만 미루고 싶어져요. 그래서 전 항상 타이머를 사용합니다. 생각할 필요도 없어요. 타이머가 나를 대신해서 생각해 주니까요. 타이머는 심장을 축복하는 베이비스텝을 길들여 주는 훌륭한 도구입니다. 타이머를 맞춰놓고 그 동안에만 움직이면 되니까요. 그뿐입니다. 5분 동안 걷는 움직임은 그 이상의 의미를 분명히 지니고 있습니다. 심장을 축복하도록 베이비스텝을 실천하는 것이야말로 여러분이 자신에게 줄 수 있는 최고의 선물입니다.

FLY를 할 수 있는 특별한 장소 만들기

세상에는 보디 클러터를 제거하려고 FLY를 시작하는 특별한 날도 시간도 정해져 있지 않습니다. 우리 몸을 돌보려고 새해가 밝을 때까지 기다릴 필요도 없어요. 오늘 당장 그 선택을 시작하면 오늘이야말로 바로 나 자신을 사랑하기 시작한 그날이 되는 겁니다. FLY하기로 결심했다는 것은 과연 무슨 의미일까요? 그것은 바로 라이프스타일의 변화입니다. 지금 당장 무엇인가를 시작할 수도 있고, 식습관을 변화시킬 수도 있습니다. 운동을 시작할 계획을 세운다거나 건강 검진을 받을 수도 있겠죠. 기분이 좋아지는 스파spa로 한 달쯤 여행을 떠날 수도 있고, 혼자서 무엇인가 배우기를 시작할 수도 있습니다. 집 안에 여러분만의 스파를 만들 수도 있고요!

만약 한 달 동안 스파로 전지훈련을 떠나게 된다면, 그곳에서는 가장 먼저 무슨 일을 하게 될까요? 아마도 포기 각서를 쓰고 끔찍한 양의 운동을 시작하게 할 겁니다. 스파에서는 왜 여러분에게 포기 각서를 쓰게 할까요? 그 이유에 대해 생각해 본 적이 있나요? 여러분이 심장마비로 쓰러지게 되는 경우 그 책임을 회피하기 위해서예요. 경각심이 드는 말 아닌가요? 현대인의 라이프스타일 덕분에 우리 중 비만과 심장병, 당뇨를 앓는 사람들의 비율이 늘어났습니다. 경계심이 들지 않나요? 그렇다면 우리의 몸과 마음에 책임을 지고 힘든 운동을 자처해야 할 사람은 다름 아닌, 바로 우리입니다. 새로운 라이프스타일이 시작하기 전에라도 운동은 시작해야 합니다. 우리를 이끌어주는 잣대가 있습니다. 질질 끌고 미루지 마세요. 무엇이든 가장 중요한 첫걸음을 내딛는 것이므로 오늘 당장 약속을 정해야 합니다. 인생을 바꿀 수 있는 베이비스텝을 시작하겠노라고 의사에게 말하세요. 도움을 청하세요. 일단은 건강검진부터 받아야 합니다. 완벽주의나 공포심 때문에 건강검진을 미루는 일은 없어야 해요.

스파에서는 담배나, 술, 카페인 등을 뚝 끊도록 강요할 것입니다. 집에서 스파를 즐기면서 어떻게 이런 것들을 제한할 수 있을까요? 하루에, 일주일에, 한 달에 얼마나 많은 담배나 술이나 커피를 소비하는지 생각해 보세요. 그리고 얼마나 큰 비용이 드는지도 계산해 보세요. 어떤 사람들에게는 돈을 절약할 수 있다는 사실이 가장 큰 동기를 유발하기도 하니까요. 또 어떤 사람들에게는 중용이 문제 해결의 열쇠가 되기도 하죠. 하루에 다섯 잔씩 마시던 커피를 한 잔으로 줄이고 대신 물을 한 병씩 마시면 됩니다. 저녁에는 물 한 병을 마시는 대신 와인 한 잔을 마신다든지요. 자신에게 조금만 더 너그러워지세요. 대부분의 유행 다이어트 비법에서 요구하듯이 갑자기 모든 것을 뚝 끊어버림으로써 자신을 벌주지 마세요. 극기 훈련식의 유행 다이어트가 전혀 효과가 없다는 사실은 여러분이 더 잘 알잖아요? 무엇인가를 박탈당한 스트레스가 느껴지면 다이어트를 집어치우고 주변에 있는 것은 뭐든 먹어치우고 싶은 기분이 들기 마련이에요.

이번에는 흡연 문제를 다뤄볼까요? 흡연은 매우 끊기 어려운 습관입니다. 여러분의 몸이 담배를 간절히 원할 때가 과연 언제인지, 그리고 그저 습관적으로 라이터를 켜는 때가 어느 순간인지 살펴보세요. 그 차이를 알고 나면 담배를 끊을 수 있는 적절한 타이밍을 잡을 수 있을 거예요. 한 번에 단 하나의 베이비스텝을 실천하면 되는 겁니다.

마트에서 몇 가지 물건만 더 구입하면 집 안을 영양분이 가득한 스파로 만들 수 있습니다. 스파에는 몸에 좋은 통밀 간식들이 여러분을 기다리고 있죠. 아마 그곳에서도 하루에 여러 차례 먹도록 권장할 것입니다. 누군가는 너무 바빠서 그렇게 여유롭게 자주 식사를 할 수가 없다고 변명할지도 몰라요. 하지만 몸에 좋은 음식을 자주 먹지 않는 이유는 냉장고에 그런 음식을 준비해 두지 않았기 때문이죠. 과일과 견과류, 코티지 치즈, 요구르트, 샐러드를 만들 채소를 일주일의 쇼핑 리스트에 추가해 보세요. 식사 사이에 간식을 챙겨 먹는 것도 잊지 마세요. 여러분에게 간식을 먹을 권한을 줬다면 행복하지 않을까요?

스파에 가보면 누구나 물병을 하나씩 들고 있습니다. 어디 가나 냉수기가 있어서 꼭 물을 마시게 되죠. 이와 똑같이 집에도 여기저기 냉수기를 비치하라고는 말하지 못하지만, 하루에 여덟 잔 이상의 물을 마시도록 하세요. 하루에 세 끼의 식사와 세 번의 간식을 먹을 때 매번 작은 컵에 물을 한 잔 마신다면, 하루에 물을 여섯 잔 마시게 되는 셈입니다. 아침에 일어나서 옷을 입으면서 한 잔을 마시고, 자기 전에 또 한 잔을 마시세요. 몇 시간 간격으로 겨우 한 잔씩만 마셔주면 돼요. 필요하다면 타이머를 맞춰 놓고 물 마실 시간을 체크하세요.

지금까지 집 안에 여러분만의 스파를 꾸미는 방법을 설명했는데, 그중 가장 어려운 작업을 이제부터 설명하겠습니다. 스파에 등록했다면 여러분은 몸매도 가꾸고 싶을 겁니다. 하지만 아주 오랫동안 소파에 앉아서 빈둥거리는 것이 일상이 되었겠죠? 그렇다면 이제부터는 스파에서 일하는 직원들에게 자신을 도와줄 권한을 주었듯, 자기에게 그 권한을 되돌려주면 됩니다. 친구에게 도와달라고 부탁해도 되고요. 여러분이 믿을 수 있는 누군가가 있다면 이 작업이 훨씬 쉬워질 거예요. 어떻게든 움직여야 합니다. 스파에서 일하는 트레이너는 여러분의 어떠한 변명도 절대 용납하지 않을 거예요. 움직이는 것이 그리 거창한 일은 아닙니다. 정원을 걷는다거나 러닝머신 위에서 걷는 것처럼 간단할 수 있죠. 모닝 루틴에 15분 걷기를 추가해 보세요. 그러다 보면 자연스럽게 다른 베이비스텝들과 걷는 습관이 아우러지게 될 겁니다. 마트의 출입문에서 먼 곳에 차를 주차한다거나 가능하면 걸어서 계단을 오르는 것과 같이 작은 행동의 변화 또한 도움이 되겠죠. 그러면 여러분은 미처 깨닫지도 못하는 사이에 아이들과 정원에서 뛰어논다거나 강아지들과 즐겁게 어울리고 있을 거예요. 그렇게 일상에서 움직임을 사랑하는 습관을 들이게 되는 것이죠. 즐겁게 운동하면 심장을 축복하는 여러분의 노력도 분명히 계속될 수 있습니다.

스파에서는 침실부터 시작해서 여러분의 피로를 달래줄 방법들이 아주 많습니다. 침대는 근사하고 훌륭하며, 취침시간을 별도로 정해놓고 푹 잘 수 있도록 해주죠. 마지막으로 11시 이전에 잠자리에 들었던 기억이 과연 언제인가요? 스파의 침대에는 깨끗한 시트가 준비되어 있고 푹신한 베개와 함께 자기 전에 읽을 수 있는 좋은 책도 있습니다. 휴식을 취하는 것도 몸이 재생하고 치유될 수 있도록 도와주는 방법입니다. 비만은 잠을 푹 자지 못해서 생기는 것이라는 연구 결과도 있는 만큼 침실로 가서 여러분의 몸이 편안한 잠을 원하도록 분위기를 조성하세요. 우리의 몸이 제대로 작동하려면 좋은 음식과 물, 사랑스러운 움직임과 함께 휴식도 필요합니다.

또한 그동안 실천한 작은 삶의 변화에 대해서도 자신에게 상을 주어야 합니다. 집의 스파에서는 매니큐어나 페디큐어pedicure, 거품 목욕, 마사지 등을 활용할 수 있어요. 마찬가지로 베이비스텝을 우리 일상의 일부로 만들었다는 사실에 스스로 기특하게 여기면서 이런 작은 보상을 해주면 여러분은 자신의 모습이 더 기분 좋게 느껴질 거예요. FLY하는 방법을 배우는 데도 도움이 되고요. 심장을 축복하는 일이란 결국 이런 것이 아니겠어요? 우리는 행복하고 건강하고 생산성 있는 삶을 살 권리가 있습니다. 스파를 즐기세요!

기본 주간 계획

움직임에 대해서 해주고 싶은 말이 또 있습니다. 심장을 축복하려면 프래니를 제거할 계획을 세우라고 말이에요. 다음은 운동을 시작하기 전에 해야 할 중요한 일들입니다.

01. 의사와 먼저 상담하세요.

02. 하루 전에 미리 운동복과 평상복을 준비하세요. 운동용 신발도 잊으면 안 됩니다.

03. 물을 충분히 마시세요.

04. 어린 아이가 있다면 유모차를 이용하세요.

05. 베이비스텝을 따르세요. 과욕을 부리다가 지쳐 쓰러지는 일은 없도록 하세요. 천천히, 꾸준히 시작하세요. 아침에 조금, 점심에 조금씩 움직여서 움직이는 것 자체가 점차적으로 쉬운 일이 되도록 하세요.

06. 움직이고 나면 달력에 별표를 붙여서 진행 과정을 표로 만들어 보세요.

플라이레이디 시스템에서는 집에서도 기본 주간 계획을 세울 수 있도록 했습니다. 이 계획표를 사용해서 집 안을 깨끗이 청소하고, 휴일을 맞을 준비도 하고, 운동 스케줄도 짜죠. 또 이 계획표를 움직임에 연계해서 움직이는 것이 일상의 일부가 되게 할 수도 있습니다. 이제부터 기본 주간 계획표를 움직임에 활용하는 방법을 알아볼까요?

❀ **월요일은 집을 청소하는 날!** 월요일에는 몇 분만 시간을 내서 활기찬 운동으로 몸을 축복해 보세요. 빠른 걸음으로 걷는다거나 에어로빅 비디오를 따라할 수도 있습니다. 베이비스텝을 시작해 보세요. 무리하지는 마세요. 타이머를 이용하면 됩니다.

❀ **화요일은 자유로운 날!** 그렇다고 해서 움직이지 않아도 된다는 뜻은 아닙니다. 프리스타일 데이freestyle day 쯤으로 생각해 두죠! 기발한 아이디어를 생각해 보세요. 음악에 맞춰 춤을 춘다든지, 페이스를 달리해서 경쾌하게 걸어본다든지, 앉아서 일을 하다가 천천히 스

트레칭을 해 보세요. 여러분은 매우 창의적인 사람들입니다. 홀라후프에서 트램펄린까지, 다양한 방법을 시도해봤다고 말하는 사람들도 있더군요.

✿ **수요일은 구무럭거리지 않는 날!** 그동안 미뤄왔던 무엇인가를 실천해 보세요. 친구에게 연락을 하는 일이 될 수도 있습니다. 친구에게 전화를 해서 만날 약속을 하고 걸어보세요. 직접 만날 수 없다면, 휴대전화나 헤드세트 전화기로 통화를 하면서 자유로운 두 손으로 무엇인가 다른 일을 할 수도 있습니다.

✿ **목요일은 외출하는 날!** 어쨌거나 밖으로 나가야 하기 때문에, 주차장 맨 끝쪽에 차를 세워놓고 몇 분 동안 걸어보세요. 쇼핑을 시작하기 전에 쇼핑몰 주변을 몇 차례 걸어보는 것은 어떨까요?

✿ **금요일은 데이트하는 날!** 남편과 산책을 한다거나 두 사람이 모두 좋아하는 운동을 해 보세요. 우리는 보통 볼링을 치러 가요. 볼을 던지는 움직임은 상당한 운동이 됩니다. 여러분이 아직 미혼이라면 이 날을 데이트의 날로 정하고 친구들과 어울려 보세요. TV 앞에 앉아서 초콜릿을 먹는다거나 자신을 가엾게 생각하는 일은 없어야 합니다. 여러분의 첫 번째 베이비스텝을 친한 친구와 연결해 보세요.

✿ **토요일은 가족과 즐기는 날!** 하이킹을 한다거나 공원에서 노는 날을 계획해 보세요. 가족과 함께 시간을 보내면서 실외활동을 즐기는 겁니다. 페스티벌을 찾아가거나 하루쯤 걸어보세요. 여름에는 수영

을 해도 좋고, 자전거를 탈 수도 있습니다. 조금만 생각해 보면 가족과 함께 즐길 수 있는 일이 많을 거예요. 이는 여러분의 가족에게만 국한된 일은 아닙니다. 여러 가족이 모여서 흥겹게 어울릴 수도 있으니까요.

❀ **일요일은 항상 정신을 새롭게 하는 날!** 이 날에는 시간을 내서 가장 좋아하는 장소를 몇 분간 걷는다거나 러닝머신 위에서 좋은 음악을 들어보세요.

움직임을 여러분의 일주일 계획에 포함하기가 얼마나 쉬운지 이제 아셨죠?

보디 클러터 컨트롤 일기장에서 빈 페이지를 펼쳐 보세요. 우리가 얼마나 움직이기 싫어했는지 정직하게 적어보세요. 단 완벽하게 적고 싶은 생각 때문에 쓰기가 망설여지는 일은 없어야 합니다.

마지막으로 땀에 흠뻑 젖도록 운동을 한 것은 언제인가요? 그때 무엇을 했나요? 적어보세요!

좋은 운동화가 있나요? 마지막으로 운동화를 구입해본 적은 언제인가요? 오래된 신발을 신으면 부상당할 위험이 있습니다. 운동화 매장에서 정확한 발의 사이즈를 측정하는 것이 오늘의 숙제입니다. 여러분이 생각하고 있는 신발 사이즈를 먼저 적어보고, 매장에서 측정한 정확한 사이즈를 적어보세요. 어쩌면 상당히 차이가 있을지도 모릅니다.

제10장

태도

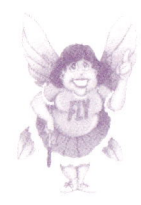

FlyLady

몇 년 전 패티 라벨르Patti Labelle라는 가수가 〈새로운 태도New Attitude〉라는 노래를 불렀습니다. 코러스 부분에는 '머리부터 발끝까지 기분이 좋아요. 난 이제 어디로 가는지, 무엇을 해야 할지 알고 있으니까요. 새로운 태도를 갖게 됐어요!' 라는 가사가 나옵니다. 전 갑자기 혹시 그 가수가 플라이베이비가 아닐지 궁금해졌습니다! 머리부터 발끝까지 왜 기분이 좋아지고, 무엇을 할지 어떻게 알았을지도 흥미로운 부분입니다. 이것이 FLY가 표방하는 목표 아닌가요?

우리는 살면서 다양한 선택을 할 수 있습니다. 마음에 들지 않는 일이 있으면 주변에 칭얼대거나 불평을 할 수도 있고, 당장 하던 일을 때려치우고는 '이건 효과가 없어. 어떻게 하면 되는 거지?' 라고 정직하게 말할 수도 있습니다. 우리의 태도 또한 우리가 직접 선택할 수 있습니다. 가족을 축복하는 좋은 태도나 온 집 안을 엉망으로 만들고 악취가 풍기게 하는 나쁜 태도를 얼마든지 자기 마음대로 취할 수 있는 것이죠. 여러분이 선택하는 거예요. 모두 여러분에게 달렸습니다. 예전에는 우리가 원하지 않는 끔찍한 크리스마스나 생일 선물을 받기도 했습니다. 하찮은 선물을 훌륭한 선물로 바꿀 수 있는 특권을 준 사람도 있겠지만, 대부분의 사람들은 집 안에 평생 그 쓸모없는 것들을 쌓아두기도 합니다. 쓸모없는 물건은 교환한다거나 과감하게 내다버리세요. 이것이 삶을 업그레이드시키는 결단입니다.

태도를 통해서 자신의 삶을 바꿀 수 있습니다. 우리는 삶에서 일에 접근하는 방법을 선택할 권한을 갖고 있습니다. 아무것도 하지 않은 채 삶이 여러분을 알아서 돌봐 줄 것이라고는 기대하지 마세요. 불평을 한다고 해서 나아지는 것이 전혀 없다는 사실도 알아두세요. 그렇지 않으면 여러분은 그저 투정쟁이에다 자신의 문제를 처리하기 위해 칭얼대기만 하는 사람이라는 인상을 심어주기만 할 뿐입니다. 불평한다고 해서 해결되는 일은 아무것도 없습니다.

새로운 태도가 자리 잡고 나면 세상은 여러분의 손 안에 있습니다. 절망 대신에 희망이 여러분의 마음 안에 자리를 잡게 되죠. "난 못 하겠어"라는 말 대신에 "그렇게 될 거야"라는 말을 하게 될 겁니다. 마음을 변화시키려는 의지와 자신의 잘못을 인정하는 것 자체가 순교자적인 태도나 분노, 누군가 또는 자신을 향한 원망보다는 훨씬 현명한 선택입니다.

평생 동안 음식을 선택할 때도 이 문제는 쉽게 적용됩니다. 우리는 과거에 손쉬운 일만 하려 했었고(예를 들면, 드라이브 인 레스토랑에 가는 등), 가족과 자기가 먹는 음식에 전혀 주의를 기울이지 않았습니다. 배고픔만 해결하면 된다고 생각했고, 영양분이나 영혼의 집이라고 할 수 있는 몸에 영양분을 제공한다는 생각은 하지 않았죠.

그러나 이제는 우리 삶에서 완벽주의가 얼마나 끔찍한 효과를 내는지 알게 되었습니다. 완벽주의는 'CHAOS' 상태가 만연해서 온 집 안이 걷잡을 수 없게 엉망이 된 이유이기도 합니다. 다행히도 우리는 베이비스텝과 루틴을 통해서 완벽주의적인 사고방식에 종지부를 찍을 수 있게 되었죠.

원망이나 씁쓸함, 분노의 감정을 갖게 되면 무슨 일이 일어날까요? 완벽주의적인 사고방식은 잘못된 원인을 바로잡고 싶어하므로 우리에게 포기를 허용하지 않습니다. 얼마나 어리석은 생각인가요? 지나간 문제를 진정으로 완전하게 바로잡을 방법이 있을까요? 대체 어느 시점에서부터 바로잡을 수 있을까요? 사실대로 말하자면 이미 벌어진 일을 수습하는 것은 전지전능한 신만이 가능한 일일 겁니다. 그러나 베이비스텝을 통해서 정리를 하려고 애를 쓴다면 몇 가지 클러터는 정리할 수도 있을 거예요. 때로는 누군가가 클러터의 일부를 가져가 주어야 할 때도 있습니다. 여러분이 제어할 수 있는 일은 일부일 뿐이고, 능력이 닿는 일만 해결할 수 있습니다. 누군가를 위해서 모든 일을 해줄 수는 없습니다. 그러니까 여러분의 제어권을 완전히 벗어난 일까지 해결해 보려고 애를 쓰는 것은 완벽주의적인 사고방식일 뿐입니다. 즉, 이러한 완벽주의적인 발상 때문에 다른 일에 투자할 수도 있었던 소중한 시간이 낭비된다는 뜻이죠. 모든 사람에게는 하루에 24시간이라는 똑같은 양의 시간을 공평하게 줍니다. 우리의 인생은 결코 바꾸지도 못할 일에 사로잡혀서 보내기에 너무 짧습니다!

완벽주의가 우리를 덫에 걸리게 하는 또 다른 영역은 모든 사람들에게 모든 일을 해주겠다고 생각하는 겁니다. 여성들은 너무 많은 것을 주고, 돌아서서는 아무런 대가 없이 해주었던 그 일에 대해 후회하는 것으로 악명이 높습니다. 가만히 살펴볼까요? 그것이 누구의 잘못인가요? 테이블에 올려놓았던 여러분의 카드를 사람들이 집어갔다고 화를 내고 분개하는 것은 그저 정신이 나간 짓입니다. 남자처럼 생각해야 할 때가 있습니다. 남자들은 우리처럼 인생을 살지 않기 때문에 여성들보다 분명히 더 합리적인 때가 잦습니다(지나친 일반화이긴 하지만 계속 읽어주세요).

모든 사람에게 언제나 무슨 일에든 자기를 찾을 수 있도록 내버려두는 것은, 그들에게 자신을 무료로 이용할 수 있는 이용권을 주는 것이나 마찬가지입니다. 우리 인생에서 만났던 남자들과 아이들 그리고 친구들까지. 교회에서 만난 사람들이나 아이들의 학교에서 만난 사람들도 여러분에게 전화를 겁니다(이미 여러분은 일이 너무 많아서 미치도록 바쁘다는 사실을 알면서도 말이에요). 그 사람들은 여러분이 부탁을 맡아줄 것이란 사실을 알거든요. 여러분이 그 일을 결코 해낼 수 없다는 사실을 알면서도요. 왜냐고요? 여러분이 이미 너무 많이 베풀어 왔기 때문입니다. 왜 그런 행동을 했던 것일까요? 완벽주의적인 사고방식으로 세상을 살다 보면 모든 사람에게 여러분이 얼마나 친절하며 완벽한 사람인지를 알려주고 싶은 거죠. 자신이 무슨 일이든 기꺼이 할 수 있는 준비가 되어 있는 사람임을 알리는 동시에 그 사람들에게 평생 의미 있는 존재로 남기를 바라는 거죠.

그런 삶을 선택한 대가는 무엇일까요? 바로 무질서입니다. 도무지 경계를 긋지 않으니 여러분은 사람들에게 누구나 더러워진 발을 닦고 갈 수 있도록 제공된 발 깔개와 같은 존재가 되는 거예요. 동시에 여러분 인생에서의 우선순위(여러분 자신과 가족)는 모두 뒤로 쳐지는 겁니다. 가족들은 깨끗한 속옷이 없느냐고 조심스럽게 여러분에게 물어볼 겁니다. 그러면 여러분은 마치 순교자가 된 것처럼, 대단한 일을 가족들에게 해주는 것처럼 마지못해 밀린 빨래를 할 거예요. 또 아이들은 TV를 너무 많이 보는데다가 숙제를 하고 싶어 하지 않아요. 여러분이 다른 사람을 위해서 온종일 전화기를 붙들고 있기 때문이죠. 여러분과 가족은 패스트푸드를 너무 많이 먹고 있어요. 여러분이 가족을 위해서 영양가 넘치는 요리를 만들어주고, 그 음식의 재료를 쇼핑할 시간이 없기 때문이죠.

가족과 단절되고 혼란스러움을 느낀 여러분은 절박한 마음에 해결책을 찾을 거예요. 하지만 누구도 여러분이 원하는 그런 답을 주지는 않습니다. 이유가 무엇일까요? 제어할 수도 없는 이 차를 운전하고 있는 것은 다름 아닌 여러분의 완벽주의이고, 이 차가 향하는 목적지는 세상 어디에도 없는 '완벽'이라는 곳이기 때문입니다. 여기는 삶이라는 경제사회 속에 절대로 존재하지 않는 곳입니다. 그러니까 결코 원하는 답을 얻을 수 없는 것이죠.

그렇다면 이러한 현상에 어떻게 맞서야 할까요? 단 한마디 말이면 족합니다. "안 돼!"라는 말로 거절하세요. 그저 안 된다고만 말하면 되는 겁니다. "안 돼요, 난 비상연락망 담당을 맡을 수 없어요." "안 돼, 그렇게 북적거리는 시간에 시내 한가운데를 가로질러서 그 물건을 가지러 갈 수 없다니까요?"

안 된다는 말을 강하고 친절하게 말하는 사람이야말로 진정 강한 자입니다. 자주 사용해 보세요! 여러분만의 루틴을 개발하고 잘 지켜보세요. 아침저녁으로 여러분은 완벽주의와 순교주의에 가까운 이 성향으로부터 자유로워질 수 있습니다. 여러분과 가족을 돌볼 여유도 생길 거예요. 주변 사람이 아닌 여러분 스스로 디자인한 스케줄대로 움직이는 자유를 맛볼 수 있습니다. 가치 없는 일들이 옆으로 밀려나고 진정한 고품격의 삶이 새롭게 모습을 드러내기 시작할 거예요.

이를 통해 어떤 이점을 얻을 수 있을까요? 이젠 FLY를 시작할 수 있다는 거죠. FLY의 효과는 경이롭습니다.

이것에 대해 진지하게 생각해 보면 여러분은 플라이레이디에게 고백하고 싶어질 겁니다. 무엇인가를 그만둔다는 것이 얼마나 놀라운 일인지에 대해 매우 수줍게 고백하고 싶을 거예요.

그렇다면 무엇을 망설이세요? 이렇게 우리를 괴롭히는 완벽주의를 버리고 진정한 FLY를 시작해 보세요! 모든 사람에게 의미 있는 존재가 되겠다는 생각에 "No!"를 외치고, 베이비스텝, 루틴 그리고 자신만의 경계선 만들기 작업에 "Yes!"라고 외쳐 보세요. 여러분의 인생은 완전히 달라질 겁니다!

이때 기본이 되는 커다란 원칙이 있습니다. 이 책을 읽는 사람은 누구나 사랑받을 자격이 있고 특별한 대우를 받을 자격이 있다는 사실이에요. 모든 여성들은 자신의 몸을 편하게 느낄 수 있는 자격이 있고, 자신을 부드럽고 사랑스러운 손길로 어루만질 수 있어야 하며, 자신의 몸을 소중한 보물인 깃처럼 다루어야 한다는 사실입니다.

우리는 아랫배의 수술자국, 흉터, 울긋불긋하게 드러난 핏줄, 그 밖에 우리 몸에서 불완전하다고 생각되는 부분들에 관해 불평하기를 좋아했죠. 그 정도는 나이가 들수록 더 심해졌고요. 전 한때 그런 온갖 불평을 늘어놓았던 것에 죄책감을 느껴요. 이제는 내가 내딛는 한 걸음, 내가 내쉬는 호흡 하나에서 내 삶은 축복이고 내 몸은 생명을 지구로 데려다 준 운송수단이라는 사실을 깨닫기 시작했거든요. 또 이 몸은 내 영혼이 숨 쉬는 집이기도 하지요.

내 몸을 위해서 온 정성을 쏟는다는 사실 자체가 가치 있는 일입니다. 성형 수술을 받는다거나, 진한 화장을 한다는 등의 이야기가 아닙니다. 그저 기본적인 사실들을 의미하는 것이지요. 스트레스를 줄이고, 감사하는 삶을 살고, 건강에 좋은 음식을 먹고, 많이 움직이는 것 등. 우리는 모두 영양상으로 좋지 않은 음식을 먹지 않을 자격이 있습니다. 게으르고 나태한 삶이나, 분노와 원한을 안고 사는 인생, 차가운 마음을 안겨줄 원망들은 이제 버려야 해요. 전 자신을 잘 돌볼 수 있을 만큼 저를 사랑하고, 이 것은 여러분도 마찬가지이리라 생각합니다.

가치 있는 삶을 사는 정신을 유지해서, 여러분의 몸 구석구석을 잘 돌보려면 이해해야 할 11가지 중요 사실이 있습니다.

01. 여러분의 삶이 선물이라는 사실을 인식하세요. 여러분의 몸을 돌보는 것은 그 선물에 대해 감사를 표하는 방법입니다.

02. 여러분이 신의 창조물이라는 사실을 잊지 마세요. 신에게는 여러분이 아주 소중한 존재입니다.

03. 자신을 돌보다 보면 다른 사람을 돌볼 겨를도 생긴다는 사실을 알아두세요.

04. 자신을 돌보면 여러분의 내면을 외면의 모습과 일치시키는 데 도움이 됩니다.

05. 움직이면 엔도르핀과 멋진 호르몬이 생성돼서 기분이 좋아집니다. 자연적인 흥분제라고나 할까요?

06. 좋은 음식을 먹는 기쁨 중 하나는 인산나트륨이나 다른 무서운 첨가제들이 얼마나 들었는지, 몸에 어떠한 해를 끼칠지 머리를 굴리지 않아도 된

다는 뜻입니다.

07. 진정한 음식을 먹는다는 의미는 더는 주걱으로 아이들의 군기를 잡으려 노력하지 않아도 된다는 뜻입니다. 아이들은 덜 흥분하고 좀더 조용해질 거예요(과일 맛 나는 시리얼에는 대체 과일이 얼마나 들었을까요? 스포츠 드링크와 부동액이나 변기 청소제 색깔이 비슷한 이유는 대체 무엇일까요? 생각해 본 적 있나요?).

08. 음악에 맞춰서 움직이다 보면 칼로리가 소모될 뿐 아니라 기분 니쁜 일도 떨쳐낼 수 있습니다. 또 움직이는 일이 그렇게 싫지만은 않다는 사실도 증명될 거예요(비지스Bee Gees 음악을 켜놓고 움직이다 보면 내 말 뜻을 이해할 겁니다).

09. 물을 마시면 피부가 예뻐집니다. 물론, 화장실 가는 횟수도 늘어나겠지만 분명히 피부는 더 매끄럽고 탄탄해진답니다.

10. 드라이브 인 레스토랑에 가지 않으면 돈도 절약이 됩니다. 그렇게 절약한 돈을 잘 모았다가 예쁜 페디큐어를 받아보세요.

11. 자신을 스스로 돌볼 가치가 있다고 생각하는 것 자체가 여러분이 FLY하고 있다는 뜻입니다!

우리는 이번에는 무엇인가 달라질 것이라고 매번 자신을 속여 왔습니다. 다이어트에 목숨을 걸 것이라고, 이제부터는 매일 운동을 할 것이라고, 더는 자신을 속이지도 않을 것이라고 그리고 자기는 의지 하나는 강하다고……. 글쎄요, 인생이 그런 거죠. 어느 날 아침에 일어나서 내 인생의 주인이 되어야겠다는 강한 충동이 느껴질 때가 있습니다. 다시 몸매를 되찾고 날씬해지고자 무엇이든 해야겠다는 느낌이 드는 날이 있지요. 우리가 종종 빠져드는 그 광기 어린 생각을 어떻게 부를 것인지는 여러분의 자유이지만요. 뭔가에 푹 빠져서 계획을 세우다 보면 시간을 내서 그것이 정말로 실천 가능한지 살펴보는 여유를 잊게 됩니다. 가장 먼저 인식해야 할 사실은 우리는 완벽하지도 않고, 어떠한 계획이나 다이어트법도 '완벽하게' 따를 수는 없다는 사실입니다. 이 사실을 인식하지 못하면 계속 실패를 거듭하고, 결국 건강하지 못한 우리의 오랜 식습관으로 복귀하게 될 거예요. 그리고 몸을 움직이지도 않으면서 또다시 실패했다고 자책하겠죠.

가장 중요하고도 최우선적으로 해야 할 일은 스스로에게 자기가 사랑받을 충분한 자격이 있는 존재라는 사실을 인식시키는 것입니다. 다른 사람이 우리를 사랑해주지 않는다면 우리 스스로라도 자신을 사랑해야겠죠. 우리는 행복하고 건강한 몸을 소유할 자격이 있어요. 세상에서 허락되는 한 최고의 삶을 살 가치가 있는 사람들입니다. 우리에게 변화가 필요하다는 것을 알려주는 많은 신호가 계속 나타나는데도 왜 우리는 스스로 능력이 되지 않는 것 같은 느낌이 들고, 그렇게 빨리 포기할 수밖에 없을까요?

문제는 우리의 태도에서 비롯됩니다. 실패할까 봐 두려워서 새로운 계획을 시작하기조차 무서운 거예요. 아니면 각오를 단단히 하고 시작했다고 하더라도, 제대로 계획을 실천하지 못해서 자신을 계속 책망만 하는 거죠. 혹은 그저 뼈가 굵은 것이 유전이라고 변명하거나, 계단도 제대로 오르지 못하면서도 지금 있는 그대로의 모습에 만족한다거나 하는 거짓말을 늘어놔요. 자신에게 변명거리를 늘어놓음으로써 부정적인 생각을 미룰 수 있게 하는 겁니다.

세 친구 중 한 명이 최근에 뇌졸중으로 쓰러졌습니다. 지금은 잘 지내고 있지만, 더는 집에서 지낼 수는 없습니다. 어느 저녁, 우리는 독서토론을 하다가 우리 자신에 대한 무엇인가를 눈치 챘어요.

독서 토론을 마치고 나니, 디저트와 커피가 나오더군요. 모두들 체리 파이와 아이스크림을 먹는 동안 제 친구인 제니Jenny는 우아하게 디저트를 거절했어요. 제게도 파이 한쪽이 제공되었지만, 저도 거절했지요. 전 독서토론을 개최한 사람에게 나도 제니처럼 멋진 몸매가 되고 싶다고 얘기했죠. 3시간 전에 근사한 저녁 식사를 했고 토론을 하는 동안 간식으로 제공된 견과류나 포도에는 손도 대지 않았습니다. 박탈당한 느낌도 전혀 들지 않았어요. 그동안 왜 한밤중에 깨어나서 잠을 설쳤는지도 알게 됐습니다.

나는 친구가 외톨이가 된 느낌이 들지 않으려고 파이를 거절했습니다. 그때 생각을 하니 아직도 우쭐해지는군요. 그 친구를 위해서 한 일이기는 하지만, 만약 내가 혼자 있었다면 나 자신을 위해서 그런 일을 할 수는 없었을 거예요. 왜 우리는 자신을 위해서 무엇인가를 하는 일이 그렇게 힘든 것일까요?

그래서 제가 잘했던 행동과 잘못했던 행동들에 대해 생각해 보았습니다. 저는 나쁜 사람이 아닙니다. 그저 제대로 움직이지 않고, 좋은 음식을 공급하지 않음으로써 내 몸을 잘못 다룬 것을 빼면 말이에요. 제니는 몇 개월 동안 사람들에게 새로운 태도를 배웠습니다. 적절하게 먹고 자신을 돌보는 것이 가치 있다는 생각을 말입니다.

제니의 병을 생각하면 저도 왠지 모를 두려운 생각이 듭니다. 우리 가족에도 뇌졸중 병력이 있으니까요. 어머니는 뇌졸중과 관절염 합병증으로 세상을 뜨셨습니다. 겨우 예순다섯이셨지요. 전 어머니가 평생을 요요 다이어트와 체중을 줄이려고 지방 제거 수술을 하는 과정을 바라보고, 그러다가 어김없이 체중이 원상복귀 될 때마다 몸을 고문한 것이 어떤 끔찍한 결과를 가져오는지 지켜보아야만 했습니다. 어머니는 과체중으로 말미암아 엉덩이에 무리가 갔을 뿐만 아니라 관절염을 더욱 심하게 앓았습니다. 전 그 과정을 겪고 싶지 않았어요. 어머니는 매우 불행한 분이셨습니다. 다른 사람들 눈에 어머니가 어떻게 보일지가 가장 중요했고, 그 탓에 늘 전전긍긍하셨죠. 병 때문에 침대에 누워 지내면서도 언젠가는 나도 당신처럼 이런 고통을 겪기를 바란다고 말씀하셨던 분이에요. 어머니가 얼마나 고통스러운지 내가 알아주기를 바라면서 말이에요. 자신이 너무도 불행했기에, 자식들에게도 그 고통과 상처를 전달하고자 했던 그런 분이셨습니다. 결코 행복을 찾을 수도, 자신을 있는 그대로 사랑함으로써 자아 가치를 찾을 수도 없으셨죠.

왜 전 다르고 특별하다고 생각했을까요? 왜 몇 년 동안이나 가족의 병력과는 무관하다고 자신을 속여 왔던 것일까요? 결코 그럴 수 없는데 말이에요. 제 관절은 보디 클러터를 40킬로그램이나 짊어지고 다니는 사람처럼 문제가 있습니다. 어느 날 TV를 보는데 체중 감량을 많이 한 오프라가 흥미로운 장면을 보여주더군요. 빨간 작은 수레에 오프라가 제거한 지방을 싣고 온 거죠. 그녀는 25킬로그램이나 되는 동물성 지방을 들려고 시도했는데 실패했습니다. 당시 전 제 다리에 40킬로그램 가까운 보디 클러터를 감고 다니는 것에 익숙했었죠. 마치 보디빌더 같은 모습이었는데 말이에요. 차이가 있다면 보디빌더들은 몸무게를 줄이지만 내 보디 클러터는 항상 내 몸을 떠나지 않는다는 것이죠. 늘 기진맥진했던 것에는 다 이유가 있었던 겁니다.

전 '모닝콜wake up call(아시죠? 호텔에서 전화로 아침에 깨워주는 서비스 말이에요)'을 싫어합니다. 자명종 시계도 좋아하지 않아요. 그 장치들은 저를 좀비 상태에서 깨워 깜짝 놀라 일어나게 하죠. 얼른 일어나서 움직이라는 경고음을 보내는 거예요. 급작스럽게 일어나서 하루를 시작해야 할 때의 그 불편한 느낌을 아시죠?

마흔여덟하고도 11개월이 되던 때, 전 처음으로 건강의 모닝콜을 받았습니다. 어깨를 부드럽게 두들기면서 "여보, 일어나야지?"하는 음성과는 종류가 달랐어요. 가슴 쪽에 심한 통증을 느껴서 금방이라도 죽을 것만 같은 공포에 시달렸죠. 불편한 느낌이 들기 시작했던 때는 금요일 저녁에 볼링을 끝내고 나서부터였습니다. 다음날 아침이 되니 점점 통증이 심해졌죠. 전 로버트에게 몸이 불편하다고 말했고, 남편은 통증이 심해지면 다시 말하라고 얘기하더군요. 토요일 밤, 우리는 켈리와 톰과 함께 영화를 보고 있었는데 통증이 거의 참을 수 없을 정도로 엄습해왔어요. 전 소파에 오랫동안 이상한 자세로 앉아 있어서 그런 것이란 생각에 자세를 바꿔 앉았습니다. 그러다 마침내 밤 11시가 되자 가족에게 병원에 가야 할 것 같다고 얘기했습니다. 가족들은 로버트의 차를 지하로 움직여서 제가 계단을 내려가지 않아도 되도록 해줬죠. 하지만 전 지하까지 움직일 수 있을지조차 의심스러웠어요. 톰은 저를 일어나도록 도와준 후에 다시 앉혀서 켈리에게 앰뷸런스를 부르도록 지시했습니다. 몇 분 후에 구조요원들이 나타나더군요. 그들이 제 혈압과 맥박을 쟀습니다. 조금 후에 간호사들이 도착했습니다. 그들은 제 혀 아래에 니트로글리세린 스프레이를 뿌리고 들것에 눕혀서 문밖으로 끌고 가서 대기 중인 앰뷸런스에 실었습니다. 고통은 가라앉지 않았고, 응급실로 옮겨가는 동안 전해질 물질이 투여됐습니다.

응급실에 도착하자, 남편과 켈리와 톰은 이미 병원에 도착해 있었습니다. 그때까지 전 죽음을 두려워해 본 적이 없었어요. 사실 내 가족과 플라이레이디 크루FlyLady Crew(플라이레이디 시스템을 운영해 가는 사람들—옮긴이)들에게는 내가 없어도 일을 계속해야 한다고 당부를 하기도 했지만요. 팀원 중 한 명이 자리를 비울 때를 대비해 비상조치에 대해서 상의를 하고 준비해 왔지만, 직접 예기치 못한 끊임없는 가슴의 통증을 경험하고 보니 자동으로 최악의 상황이 추측되더군요. 전 남편을 쳐다보았어요. 가능하면 눈물을 감추려 애쓰는 그의 얼굴에서 눈물이 흐르고 있었죠. 남편은 내가 상상하는 그런 나쁜 일은 없을 것이라고 위로했습니다.

전 울지 않으려고 노력했지만 그때는 고통이 너무도 심해서 참을 수가 없었어요. 마침내 의사들은 제가 심장마비가 아니라는 결론을 내렸습니다. 가슴에서 박테리아 감염이 시작된 늑막염이고, 다행히 폐까지는 전이되지 않았다고 했습니다. 항염제 주사를 맞고 나니까 고통은 거의 즉시 사라지더군요. 그들은 진통제를 주고는 새벽 2시에 나를 집으로 데려다 주었습니다.

다음날은 일요일이었는데 친구 집에서 열리는 오픈 하우스 행사에 참석할 예정이었습니다. 전 파티복으로 잘 차려입었는데 또다시 고통이 시작됐고, 로버트는 나를 응급실로 데리고 갔어요. 앰불런스를 기다릴 수 없을 것처럼 아팠거든요. 토요일 밤에 느꼈던 통증도 충분히 고통스러웠지만, 당시에 느꼈던 고통은 1부터 10까지 측정할 수 있는 자가 있다면 이미 10을 훌쩍 넘겼다고 해도 과언이 아닐 만큼 고통스러웠습니다. 로버트의 차 안에서 응급실로 가던 그때는 내 인생에서 가장 긴 드라이브였습니다. 어떻게 위치를 바꾸어도 편한 자세를 찾을 수가 없었어요.

응급실에 도착했는데 전해질을 투여하는 데 문제가 있었습니다. 병원에서는 전날 밤과 같은 테스트를 또다시 했죠. 여전히 전 심장마비는 아니라는 결론이었어요, 다행히도. 분명히 몇 가지 정도 테스트를 더 한 것 같아요. 전날 밤보다 가슴의 통증이 더 오래되었으니까요. 심장마비가 아니라는 사실을 알았는데도, 가슴 통증이 뭔가 심상치 않다고 생각된다면 그 공포는 이루 말할 수가 없어요. 고통이 너무도 심해서 기절할 것 같다는 생각마저 했습니다. 마침내 의사가 항염제 주사를 투여했고 통증이 다시 가라앉았습니다.

나의 건강 모닝콜은 어떤 의미로는 그리 심각하지 않은 경고였지만, 주의를 기울일 필요는 있었습니다. 심장마비인 줄 알았다가 그렇지 않다는 사실을 알아낸 것은 축복입니다. 그리고 그런 경험이 없었더라면 나는 내 건강에 대해 진지하게 생각했을지 의문이 드는군요. 내 모닝콜은 내 몸에서 잘못된 것이 무엇인지, 애초에 가슴 통증을 야기한 원인이 무엇인지 알아내라는 신의 부드러운 경고였습니다.

린은 자신의 친구가 일하는 샬럿Charlotte에 있는 병원을 예약해 주었고, 켈리는 제가 월요일에 병원에 갈 수 있도록 비행기 티켓을 예약했습니다. 전 몇 가지 혈액 검사를 마치고 박테리아성 감염이 있다는 진찰 결과를 받은 다음 항생제를 몇 대 투여 받았습니다. 또한 빈혈 증상에 수면 장애도 있다고 하더군요. 전 가족의 병력을 되풀이하지 않기 위해 베이비스텝을 통해 운동을 하고 있었습니다. 아버지는 58세에 심장마비로 세상을 뜨셨고, 어머니는 65세의 나이로 뇌졸중에 걸리셨으니까요. 모닝콜을 받고 나니 내 몸을 돌보아야겠다는 굳은 결심이 생겼습니다.

플라이레이디를 처음 시작할 때, 켈리는 비행기를 타는 것을 두려워했었죠. 전 켈리의 어깨를 붙잡고 "켈리, 신은 우리를 위해 많은 것을 계획해 두셨어. 그렇게 끔찍한 일이 너에게 일어나도록 내버려 두시지 않아"라고 말한 다음, 꼭 끌어안아 주고는 볼티모어Baltimore로 돌아가는 비행기에 태워 보냈던 기억이 났습니다.

전 신이 제게도 마찬가지로 관대하다고 생각했습니다. 어쩌면 신은 내 생명이 얼마나 많은 사람에게 영향을 끼치는지 알아내도록 내게 심각한 해를 끼치지 않는 선에서 심장마비와 비슷한 고통을 안겨주셨는지도 몰랐습니다. 생명은 소중한 것이죠. 전 살고 싶었고 신이 제게 안겨주신 계획을 수행할 수 있도록 가능하면 건강한 삶을 살고 싶었습니다. 제게는 선택권이 있었어요. 신이 내게 주신 도구를 잘 사용하여 자신을 잘 돌봄으로써 건강한 삶을 선택할 수 있었습니다. 그 도구란 나를 사랑하는 친구와, 내가 내 경험을 예로 들어 잘 가르쳐준 여러분입니다. 전 여러분과 나 자신을 위해 이 일을 하고 싶습니다. 내 손자들이 자라는 것을 보고 싶고, 사랑하는 남편과 함께 오랫동안 행복하고 건강하게 살고 싶습니다.

그래요, 내가 무례하게 여러분을 일깨운 것 같군요. 그렇지만 여러분이 올바른 선택을 하지 못하고 방황하고 있다면 누군가 여러분의 정신을 차리게 해줄 사람이 필요합니다. 저는 제 눈을 뜨게 해주신 신에게 감사드립니다. 당시에는 상당히 고통스럽기는 했지만 전 다시 건강해질 수 있는 많은 베이비스텝을 알고 있으니 괜찮습니다.

왜 전 나 자신에게 좀더 관심을 기울이라는 그 끔찍한 모닝콜을 기다리기만 했을까요? 더욱이 경고음을 보내던 가족 유전도 있었는데. 여하튼 이제는 나 자신에게 좋은 일만 하기로 했습니다. 전 보디 클러터를 조금 제거함으로써 제 몸을 축복할 수 있습니다. 좀더 건강한 삶을 살 자격이 있어요. 여러분도 마찬가지입니다. 이 모든 현실에 반항심을 가지면 우리 자신에게 피해가 올 뿐입니다. 그래서 전 이 책을 쓰면서 러닝머신에서 눈물을 펑펑 쏟은 것입니다. 전 살면서 맺고 싶은 열매들이 많고, 그 많은 일을 완성하고자 오래 살고 싶습니다!

FLY의 다음 단계는 우리 삶의 이유와 자신을 사랑하는 까닭에 대해 좀더 고차원적으로 생각해 보는 것입니다. 전 제게 편안한 집이 필요했습니다. 이는 우리 모두 마찬가지예요. 그 집은 바로 우리의 몸입니다. 전 제몸 안에서 행복감을 누리길 바랐습니다.

그러려면 나 자신뿐 아니라 내가 이 세상에서 가능한 한 오래 살기를 바라는 사람들까지 축복하지 못하도록 방해하는 부정적인 생각은 버려야 했습니다. 전 자신이 돌볼 가치가 있는 사람이라는 사실도, 열심히 운동하고 건강한 영양분을 공급받음으로써 몸과 심장이 축복받을 가치가 있는 존재라는 점도 잘 알고 있습니다. 여러분도 오래된 사고방식을 문밖으로 던져 버리고, 베이비스텝을 통해 FLY할 수 있는 특권을 자신에게 주세요.

우리의 여정은 태어나는 순간부터 시작해서 세상을 뜨는 바로 그날 끝을 맺게 됩니다. 그리고 그 와중에 하루하루 삶의 여행에서 한 걸음씩 내딛는 셈이죠. 어떤 날에는 약간 길을 벗어나기도 하지만, 대부분은 우리가 해야 할 일에 집중하도록 배워왔습니다.

린과 내가 처음 보디 클러터에 대해 관심을 기울이고 실행법을 찾던 때가 기억납니다. 그때만 해도 우리의 보디 클러터를 찾아내는 것이 그렇게 대단한 깨달음이 될지는 몰랐습니다. 그 놀라운 경험을 여러분과 나누고 싶을 정도로 말이에요.

처음에 집필을 시작했을 때만 해도 우리는 보디 클러터를 안고 살면서 부정적인 생각에 사로잡혀 있었죠. 그리고 매회 기고를 할 때마다 완벽주의가 가져다준 또 다른 측면을 발견했습니다. 자연스럽게 주제에서 벗어나는 글을 쓰고 있었던 것이죠. 그러다가 생각했던 대로 일이 빠르게 진행되지 않으면 쉽게 지쳐버리는 경향이 있었습니다.

무슨 이유에서든 우리가 체중을 줄여야 하다고 결정했을 때 무슨 일이 일어났는지 아세요? 짧은 기간에 열렬하게 집중했다가 점점 관심사가 바뀌더니 곧 미션을 포기해 버렸죠. 린과 전 우리가 시작한 여정에 실망했어요. 우리는 어떻게든 집필을 완성하고 싶었지만, 그때는 이미 시작한 일을 완수하고 싶은 열망까지 잃어버리고 난 후였어요.

그럴 듯한 말을 하는 것만으로도 끝낼 수도 있었습니다. 하지만 우리가 했던 말을 실행에 옮기자 작업에 대한 새로운 열정이 불타올랐습니다. 전 과도한 보디 클러터를 몇 년 동안 가지고 있으면서 한 번도 체중을 줄이는 데 성공하지 못했습니다. 그저 있는 그대로의 내 모습에 만족한다는 말로 나 자신을 속여올 뿐이었죠. 무엇인가로 미간을 빠른 속도로 얻어맞으면, 바로 눈앞에서 일어난 일인데도 과연 무엇에 맞았는지 알기 어려운 법입니다. 전 진정으로 FLY하고 있지 않았던 것이죠.

체중을 줄이려고 몇 개월 동안 시간을 끄는 것이 아니라 내 삶의 방식을 바꾸겠다는 결심을 했습니다. 그러고 나니 운명에 맞설 수 있게 되더군요. 라이프스타일을 진정으로 변화시키고 싶었습니다. 이것은 저의 새로운 길이며, 살려고 이 길을 따라서 건강을 유지해야만 했습니다.

금방 죽을지도 모른다고 생각했지만 사실은 그렇게 생명을 위협할 만큼 심각한 것은 아니었으니 전 매우 축복받았다고 할 수 있습니다. 여러분에게는 끔찍한 일이 벌어지고 나서야 무엇인가 잘못되었다는 사실을 알게 되는 그런 불행한 일이 절대 일어나지 않기를 간절히 원하고 기도합니다. 전 제가 나 자신을 사랑한다고 믿도록 나를 기만했지만, 그 이유만으로 저를 질책하고 싶지 않습니다. 자신을 사랑하는 것은 말보다 훨씬 어려운 일이니까요.

'사랑하다' 는 말은 행동을 나타내는 동사입니다. 초등학교 때 배운 내용이지요. 말을 한다고 해서 그것이 이루어지지는 않습니다. 자신에 대한 사랑을 느끼려면 행동으로 실천해야만 합니다. 우리가 새로운 수준으로 끌어올린 짧은 약어 FLY는 말로만 하는 무엇인가가 아닙니다. 실천해야 할 행동인 것입니다. 긴 여행을 떠나는 동안 작은 부분에서부터 항상 실천해야만 합니다.

행동으로 옮기지 않고 말만 한다면, 우리는 거짓된 삶을 사는 것입니다. 이런 거짓은 우리를 숨겨진 함정이나 울퉁불퉁한 도로라는 위험으로 이끕니다. 우리 자신이 해온 거짓말을 믿으려고 자신을 속이는 일을 계속하지 마세요. 무엇인가 직접 수행하려면 길을 변화시키고 가끔은 후진을 해야 할 수도 있습니다.

지금까지 베이비스텝을 실천하고, 타이머를 이용하고, 무엇보다도 여러분의 여정을 즐겁게 만들도록 가르쳐왔습니다. 이러한 간단한 일을 실천할 때 그것이 바로 사랑의 행동이 되는 거예요. 여러분이 이것을 배웠다면, 우리의 메시지를 전달하고 사랑의 행동을 실제로 보여주게 하는 데 성공했다고 할 수 있습니다.

매일 하는 운동을 건너뛰면서 과연 자신을 사랑할 수 있나요? 우리는 ㅇ으로 시작되는 단어(운동)를 경멸하죠? 그렇지만 운동이 여러분의 주변을 변화시켜주는 사랑스러운 움직임이라고 생각하면 어떨까요? 그러면 운동에 새로운 의미가 부여됩니다. 우리가 자신에게 사랑을 보여주고자 몸소 실천하는 행동이 되는 거죠.

숨이 막힐 때까지 과식을 하면서 과연 자신을 사랑한다고 말할 수 있나요? 그 후에 시달리는 죄책감은 자신에 대한 일종의 체벌입니다. 온종일 쫄쫄 굶었다가 돼지처럼 먹어치우느라 자신을 사랑하지 못하고, 입으로 집어넣는 모든 음식의 맛을 음미하지 못하나요? 무엇인가를 축하하는 순간에도 적정량만큼만 먹는 기회를 왜 활용하지 않는 건가요?

숨이 가쁠 때까지 자신을 혹사하면서 자신을 사랑한다고 말할 수 있을까요? 자신만의 페이스를 조정해서 지쳐서 나가떨어지지 않도록 자신을 제어하는 방법을 배워야 합니다.

온종일 몸에 연료를 공급하지 않고서 자신을 사랑한다고 말할 수 있을까요? 식사를 건너뛰어서 몸이 비축상태로 돌입하게 내버려두지 마세요. 충분히 여유를 두고 영양가 있는 좋은 음식을 공급하여 몸을 축복해보는 것은 어떨까요?

마음속으로 자신에게 추한 말을 퍼붓고 있나요? 때로는 큰 소리로 자신에게 욕을 하면서 자신을 사랑한다고 말할 수 있나요? 우리의 아이들에게도 그런 식으로 말해서는 안 됩니다. 이제는 우리 자신에게도 사랑이 없는 행동은 그만 멈추어야 합니다. 그러한 불친절한 말들을 이제는 사랑과 애정의 단어로 바꾸어야 할 때입니다.

우리가 하는 모든 행동들은 사랑이나 미움의 행동으로 구분될 수 있습니다. 그 길을 선택하는 것은 다름 아닌 여러분입니다. 여러분을 사랑함으로써 몸을 사랑하면 FLY할 방법을 찾게 될 겁니다. 여러분의 몸을 사랑하고, 여러분 자신을 사랑해 보세요.

보디 클러터 미션

보디 클러터 컨트롤 일기장을 펼쳐보세요. 일기장은 여러분의 태도에 대한 이야기를 간절히 기다리고 있습니다. 그냥 생각나는 대로 적어보세요. 자신에게 정직해지고, 완벽하게 쓰고 싶은 마음 때문에 이 보디 클러터를 제거하는 기회를 잃지 마세요.

인생에서 가장 우선순위를 두는 것은 무엇입니까?

당신은 '예스맨' 입니까?

인생에서 경고음을 들어본 적이 있나요? 그것은 구체적으로 무엇이었으며, 어떻게 대응하셨나요?

제11장

욕실: 저울과 배변

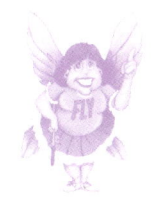

FlyLady

욕실에 놓인 저울과 애증의 관계를 시작한 것은 언제부터 였나요? 고등학교 때까지는 체중에 관해 심각하게 생각해 본 적이 없었습니다. 전 합주단에서 활동적으로 행동했고 항상 움직였기 때문에 원하는 것은 마음껏 먹을 수 있었으 니까요. 임신을 한 후 체중계의 숫자가 내게 소리를 지르는 것을 깨닫고 나서야, 체중이 내 감정을 가리키는 잣대가 되었습니다. 댄스 교사, 다이 어트 코치에게도 중요한 수치가 되었죠. 전 저울과 맺었던 미움의 관계를 사랑의 관계로 변화시키고 싶습니다. 이를 위해선 우리의 뇌에서 약간의 보디 클러터를 제거하기만 하면 됩니다.

제가 저울을 미워하게 된 것은 임신 중에 시작되었습니다. 병원에서 몸 무게를 재야했을 때도 일부러 체중계 쪽은 바라보지 않았습니다. 제가 사실 두 사람을 위해 먹고 있다는 사실을 알아챘던 그 놀라운 날을 결코 잊지 못할 거예요. 임신이 확인되자 전 원하는 것은 무엇이든 먹을 수 있는 자격증을 얻었던 겁니다. 내가 해야 하는 일이라고는 먹고 싶은 것이 무엇인지 생각해내는 것뿐이었습니다. 그래서 달콤한 것을 먹고 나면 뭔가 부족한 느낌이 들어서 짭짤한 것을 먹어야 했어요. 그러고는 정기적으로 건강검진을 받으러 병원에 갔어요. 사랑스러운 간호사가 가장 먼저 시킨 일이 뭐였는지 아세요? 나를 거대한 저울 위로 올라가도록 하더군요. 그러고 나서 그 숫자를 받아 적었습니다. 임산부로서 병원에 처음 간 저로서는 의사가 무슨 말을 할지 전혀 눈치도 챌 수 없었습니다. 결국 의사에게 내내 너무 많이 먹으면 곤란하다는 설교와 함께 임신 중에는 몸무게가 10킬로그램만 늘어야 한다는 말을 들었습니다. 체중계는 제가 이미 7킬로그램이나 쪘다고 말하고 있었습니다. 그래서 제가 어떻게 했을까요? 출산을 하려면 아직 4개월이나 남았었는데요.

그래서 의사에게 야단을 맞지 않으려고 그와 게임을 하는 법을 터득했습니다. 의사와의 약속을 느지막한 오전으로 잡아놓고 아침을 먹지 않았죠. 그리고 점검이 끝나고 나면 미친 듯이 먹었습니다. 그러고 나면 다시 체중계에 오르기 전까지 한 달이나 남은 셈이거든요.

다음번 방문 진찰을 하면서부터는 손가락과 발목, 발이 부어오른다고 불평을 했습니다. 그런 증상을 위한 알약이 있다는 것도 몰랐습니다. 그렇게 해서 이뇨제를 처음 복용했습니다. 그러고 나면 하루에 5파운드가 줄어들기도 했습니다. 지금 생각해 보면 무서운 일이지만 당시 내 체중계는 기뻐했고, 나는 내가 잘하고 있다고 생각했습니다. 어지럽고 몸에 좀 힘이 없기는 했지만요.

그러고 나니 변비라는 문제에 부딪혔습니다. 2인분을 먹고 있었지만 내 대장의 밀어내기 운동은 끊임없이 들어오는 음식의 속도를 따라잡기에는 역부족이었던 거예요. 전 가장 중요한 규칙을 잊고 있었습니다. 식이섬유를 더 많이 먹어야 한다는 것 말이에요. 아이스크림이나 쿠키에는 식이섬유가 없었던가요? 그런데 이러한 현상을 해결해줄 알약도 있더군요. 바로 변비약이죠. 변비약을 한 알 먹고 나니까 매우 편안해졌습니다. 위가 움직이는 것 같더니 폭발적인 반응을 보였죠. 갑작스러운 밀어내기로 장속이 깨끗해졌습니다. 변기 물을 내리고 난 후에 체중계의 눈금을 확인하는 것은 색다른 경험이었죠.

전 저울이 내 몸의 상태를 결정하도록 내버려 두었습니다. 그렇게 5개월 동안 병원의 체중계와 보이지 않는 전쟁을 계속해야만 했습니다. 그리고 그때부터 체중계를 싫어하게 되었죠. 아이를 출산하고 나서는 내가 체중계에서 말하는 것만큼은 뚱뚱하지 않다는 생각을 했습니다. 그렇게 나를 속이는 새로운 파괴적인 도구를 갖게 됐어요. 바로 나 자신에게 늘어놓는 거짓말, 이것이 바로 나의 정신적인 보디 클러터였죠. 부정적인 생각을 계속 이용해서 지방을 제거하려고 노력했지만 왜 내가 계속 살이 찌는지 알지 못했습니다. 이 악순환 탓에 계속해서 체중을 뺐다가 다시 원상복귀

되고 마는 현상이 되풀이됐죠.

우리는 욕실의 체중계를 미워하다 보면 궁지에 몰려서, 일주일 단위로 체중을 재고는 이뇨제와 변비약을 사용하게 됩니다. 그렇게 자기를 파괴할 수밖에 없는 다양한 방법을 사용하게 되죠. 왜 이런 결과를 가져오도록 그런 부질없는 행동을 했던가요? 목표를 달성하고 자존심을 지키려는 방법이었나요? 여기에서 슬픈 점은 우리가 그토록 어리석게 노력했지만 체중계와 평화를 유지하려는 우리의 목표는 교묘하게도 점점 더 달성하기가 어렵다는 사실입니다. 모두 한 번쯤 시도해 봤을 거예요. 이뇨제, 변비약, 엄청나게 마시고 토해내기 그리고 이 모든 노력이 실패하면 찾아드는 암울함. 왜 우리는 숫자를 말해주는 단순한 기계 때문에 자아를 이렇게 파괴해 왔던 것일까요? 왜 체중계가 좋은 이야기만을 하도록 도와주는 알약에 중독이 됐나요? 그러다가는 그 빙글거리는 회전목마를 빠져나오기가 어려워지는데요. 그러면 몸은 더는 제대로 작동하지 않습니다. 우리가 제대로 먹지 못하도록 방해하고, 체중이 늘지 못하도록, 그 붓는 느낌을 막아주는 약에 의존하게 되었기 때문이죠. 물을 많이 마신다거나 식이섬유를 더 많이 먹어도 그 효과는 같아요. 아침에 일어나서 그리고 저녁에 물 한 잔과 아몬드 몇 알을 먹으면 효과가 있습니다, 무슨 말인지 아시죠?

클러터를 줄이려는 임무를 수행하면서(모든 종류의 클러터 말이에요. 육체적, 정신적, 금전적, 개인적인 클러터) 전 자신에게 힘든 질문을 할 의지가 생겼습니다. 이 의지는 삶의 평화를 되찾아주지만 동시에 벗어내야 할 클러터를 더 만들어내죠. 그런데 왜 제가 그 간단한 도구에 반항심을 갖고 있었을까요? 대체 체중계가 내게 무슨 나쁜 일을 했다고 말이에요.

전 더 건강한 삶으로 떠나는 내 여정에서 내가 어디쯤 와 있는지를 숫자로 알려주는 또 다른 도우미인 체중계를 끌어안아야만 했습니다. 체중계를 볼 때마다 어떤 기분이 드는지 현실적으로 파악하기로 했습니다. 그래서 왜 내가 태도를 바꾸고 싶은지 알아내고 싶었습니다. 남편에게 많은 것을 배웠지만, 체중계에 대한 반항심 때문에 그의 모닝 루틴을 쳐다보지 않았습니다. 남편은 매일 몸무게를 잽니다. 전 체중을 잴 때 그 기계가 내가 제대로 해내지 못했다고 말해주기 때문에 속이 매스꺼웠습니다. 그래서 스스로를 책망하며 그 저울에 물을 끼얹음으로써 남편이 매일 사용하는 체중계를 제거했죠. '그 숫자는 현재 내 모습을 보여주는 게 아니야, 그건 숫자에 불과해!' 이런 생각을 하면서 말이에요. 아마 너무 오랫동안 모래에 머리를 처박고 있었기 때문일 거예요. 도망가다가 적을 만나면 모래 속에 머리만 숨겨도 안전할 것이라고 믿는 타조처럼 말입니다. 저 역시 체중계의 숫자를 외면하면 문제가 해결되리라 믿었으니까요. 하지만 결국 전 숫자를 있는 그대로 보는 데에 익숙해지기로 했습니다. 그 숫자는 결코 내가 아니니까요. 그건 단지 내 몸무게일 따름이에요. 이제는 체중을 큰 소리로 입 밖으로 말하고, 숨기지 않는 데 익숙해지게 되었습니다. 더욱이 우리의 모닝 루틴이 더욱 쉬워지도록 아예 새로운 디지털 체중계를 마련했죠.

몸무게를 아는 것은 은행의 잔고를 확인하는 것과 마찬가지입니다. 몇 년 만에 처음으로 은행 통장 잔고를 살펴봐야 할 때는 그동안 공포 때문에 통장을 일부러 피해왔다는 사실을 알게 될 겁니다. 그러나 무서움이 행동을 좌지우지하게 두어선 안 되죠. 우리는 새로운 시각으로 공포에 맞서야 합니다.

남편은 수년 동안 체중을 재고 있습니다. 그래서 몸무게의 추이를 알고 있기 때문에 가끔 살이 찌기 시작하면 이 정보를 이용해서 음식과 운동에 관해 현명한 선택을 합니다. 하지만 전 오랫동안 모래 속에 머리를 처박고 있었으므로 체중이 점점 불어서 허벅지에 붙도록 내버려 뒀습니다. 이 보디 클러터는 항상 나와 함께했고, 어느새 이 문제에도 면역이 생겨버렸었죠.

전 오랫동안 건강하게 살고 싶었습니다. 그 바람을 위해 체중계의 존재를 인식한 날 처음으로 그 녀석과 친구가 되었죠. 체중계는 내가 새로운 습관을 몸에 익힐 수 있도록 도와주는 친구입니다.

새로운 습관 만들기와 제어하기

체중계와 친구가 되기란 어렵습니다. 그 녀석이 내가 생각했던 몸무게를 보여주지 않을 때마다 체중계를 창문 밖으로 던져버리고 싶은 충동이 들거든요. 하지만 이 단순하고 작은 기구에 대한 태도를 바꿔야 하죠. 체중계는 몸무게가 얼마나 나가는지를 정확히 알려줄 뿐이니까요. 1킬로그램이나 체중이 늘게 한 주범은 바로 어제 먹은 음식입니다.

우리의 발 사이에 보이는 그 숫자에 영향을 줄 수 있는 요소가 무엇인지 알아내려면 먼저 자신이 어떤 행동을 하는지 살펴보아야 합니다. 스스로 이 미스터리를 파헤치려는 사립탐정이 돼야 하는 것이죠.

전 초등학교에 다닐 때 탐험을 하는 방법을 배웠습니다. 실험대를 세우고, 결과를 점검하고자 몇 번이나 같은 실험을 했습니다. 정말 즐거웠죠. 요즘에는 일주일에 한 번씩 범죄 수사 프로그램에서 형사들이 이런 일을 하더군요. 그런데 우리도 이런 일을 해볼 수 있습니다.

여성의 체중은 절대 일정하지 않습니다. 매월 주기가 있죠. 어느 날은 퉁퉁 붓는 것 같은 기분이 들다가, 다음 날엔 피부가 쪼글쪼글해집니다. 오늘 아침에 일어나서 체중을 쟀습니다. 말할 필요도 없이 1킬로그램이 늘어 있어서 충격을 받았습니다. 그래서 다시 보디 클러터 컨트롤 일기장을 꺼냈죠. 매일 내 몸을 축복하고자 내가 한 일을 기록하는 작은 노트입니다.

가장 먼저 알아챈 것은 어제는 전혀 움직이지 않았다는 사실이에요. 걷지도 않았고, 에어로빅 활동도 없었고, 역기를 들지도 않았고, 스트레칭도 안 했습니다. 그렇지만 제가 하지 않았던 것은 그뿐만이 아니에요. 식사 한 끼와 두 번의 간식도 건너뛰었습니다. 저녁 시간까지 비타민을 복용하지도 않았고, 과일 하나와 채소 두 조각을 먹었을 뿐이에요. 여기에 특이할 만한 정보가 있습니다. 어제 전 요리를 하지 않았어요. 가족과 함께 중

국식 뷔페식당에서 외식을 했던 거예요. 돌아와서는 먹은 음식물을 기록했고, 지금은 어제 적은 내용을 보고 있습니다. 신선한 채소가 잔뜩 들어간 샐러드에 약간의 허니 머스터드 드레싱을 뿌려 먹었죠. 크루톤 네 개와 달걀 하나도 곁들여서요.

그것만으로도 충분히 식사 한 끼가 되었습니다. 그렇지만 전 샐러드로는 만족하지 않았어요. 다시 뷔페로 돌아가서 간장과 와사비를 곁들인 초밥 네 개와 해조류 샐러드도 약간 먹었습니다. 그리고 치킨 윙 세 조각도 가져왔어요. 바비큐, 데리야키, 스파이시 핫윙 이었습니다. 또 치즈와 크림, 버터가 녹아 있는 게살 캐서롤도 먹었습니다. 굳이 변명하자면, 평소 식사량에 비교해 3분의 1밖에 되지 않았죠. 여기에 볶은 완두콩 1인분을 먹었어요. 디저트로는 탕수육 소스에 찍은 에그롤을 하나 먹었군요. 아, 그러고 보니 에그롤과 치킨 윙은 튀김 요리네요.

이렇게 먹은 것을 적고 나면 저울에서 미쳐 날뛰지 않을 수 있습니다. 늘어난 몸무게는 불쌍한 저울 탓이 아니라 외식을 하면서 현명한 선택을 하지 않은 결과일 뿐이죠. 보디 클러터 컨트롤 일기장을 보고 있노라니 좋은 음식을 선택하고, 하루 동안 골고루 먹고, 운동을 하는 것은 나에게 달렸음을 새삼 깨닫습니다. 아 모든 것이 왜 내가 오늘 아침 0.7킬로그램이나 체중이 늘었는지를 설명하고 있습니다. 내가 보디 클러터 컨트롤 일기장을 더 많이 사용할수록, 외식을 하거나 요리를 할 때 현명한 선택을 하기가 더 쉬워지겠죠. 또한 쉽게 외식을 하는 것보다 될 수 있으면 요리를 하는 것이 좋다고 고무시킬 수도 있습니다. 체중계 저울이 치솟은 이유를 노트에서 보니, 내 주의를 환기시키는 경고음이 되었군요.

집에서는 최소한 음식에 어떤 재료가 들어가는지, 어떻게 요리하는지 알 수 있습니다. 그런데 외식하면 그것이 쉽지 않죠. 낮 동안 제대로 먹지 않고 쫄쫄 굶었다가 뷔페에 가서 돼지처럼 먹어대는 러시안룰렛 게임을 내 인생과 펼치는 것은 아닐까요? 이 작은 조사에서 정말로 이해가 가지 않는 부분은 바로 여기입니다. 전 지난밤에 현명한 선택을 했다고 믿었습니다. 물론 최고의 선택은 집에 있는 것이지만, 항상 그럴 수는 없으니까요. 그래서 전 보디 클러터 컨트롤 일기장을 사용해서 저울을 탓하는 일이 없도록 지혜로운 선택을 하는 방법을 깨우쳤죠.

제가 좋아하는 레스토랑에서도 좋은 선택을 할 수 있다는 사실을 압니다. 그중 한 가지는 볶음 요리를 준비해 달라고 부탁하는 거죠. 또 내가 선택한 고기를 구울 수 있는 그릴도 있습니다. 간장이나 모든 튀김 요리는 외면할 수도 있었고요. 앞으로도 계속해서 보디 클러터 컨트롤 일기장에 먹은 음식을 적으면서, 다음에는 좀더 나은 선택을 해서 다른 결과를 지켜볼 예정입니다.

가끔은 세상과 게임을 해야 할 때도 있습니다. 어려운 부분인데, 우리가 하는 일이 효과가 있는지 살펴보고, 만약 효과가 없다면 변화를 해야겠죠. 그러니 여러분에게 소식을 전해주는 불쌍한 메신저를 탓하지 마세요. 그런 나쁜 선택을 한 사람은 여러분이잖아요? 불쌍한 일기장은 여러분을 정상 궤도로 올려놓으려고 노력하고 있을 뿐입니다.

꾸물거리는 것이 모든 죄책감의 원천입니다. 그거 아셨어요? 무엇인가에 죄책감을 느끼면, 그 괴로운 감정 때문에 꼭 해야 할 무엇인가를 미루게 되어 더 나쁜 결과를 가져옵니다. 사람이라 언제나 일을 착착 진행할 수는 없겠지만 미루는 습관이 라이프스타일로 자리 잡

Leanne

으면 삶의 즐거움을 잃습니다. 그렇게 돼서는 안 되겠죠.

또 변비는 어떤가요? 여러분은 이 단어를 보고 아마도 웬 엉뚱한 얘기냐고 되묻고 싶을 거예요. 하지만 변비라는 현상은 여러분이 몸을 질질 끌고 꾸물거렸기 때문에 생긴 결과라는 생각은 해보셨나요? 사실입니다. 잠깐만 생각해 보죠.

우리가 일상에서 뭔가 해야 할 일을 미적거리며 처리하지 못할 때 옆으로 밀쳐놓게 되죠. 그러면 마음의 안정이 사라집니다. 마음이 불편해지고 인생의 충만한 감정이 사라지죠.

변비도 마찬가지입니다. 살면서 변비 얘기를 주제로 삼는 경우가 잦지는 않겠지만, 이제는 해야 할 때예요. 변비를 겪어본 적이 있다면 내 말이 무슨 뜻인지 알 거예요. 꾸물대는 라이프스타일 때문에 평생 변비를 안고 사는 것은 아닙니다. 그렇지만 잠시나마 변비에 걸리면 어떻게든 그 문제

를 해결해야 하기 때문에, 매우 성가신 기분이 들곤 합니다. 끔찍한 일이죠.

이것은 중요한 얘기예요. 대부분의 임산부는 임신 중 어느 시점에서 변비를 겪게 되는데 아마 그 느낌을 잘 기억하고 있을 거예요. 임신을 하지 않는 여성들도 마찬가지로 이 문제에 시달리고 있는데, 결코 즐거운 경험은 아닐 겁니다. 여러분이 이 문제를 현재 겪고 있든 아니든, 다음의 중요한 팁을 잘 읽고 따라해 보세요. 그러면 올바른 방향으로 나아갈 수 있습니다.

먼저, 식이섬유가 필요합니다. 흰 쌀과 흰 밀가루, 흰 빵에는 식이섬유가 없어요. 이 하얀 것들 대신에 갈색으로 된 음식을 먹어보세요. 현미, 통밀가루, 통밀빵……. 놀라운 결과가 나타날 겁니다. 다시 한 번 말하지만 흰색 음식은 먹지 마세요. 필요한 영양분을 얻지 못할 뿐 아니라 소화가 느려지고 변비라든지 다른 불쾌한 결과를 가져올 수 있습니다.

여러분이 구입하는 음식에서 식이섬유 수치를 살펴보고, 하루에 25그램이 필요하다는 사실을 항상 기억하세요! 대부분의 사람은 식이섬유의 하루 섭취량을 적절해 먹지 못합니다. 그 결과 장운동이 매우 부실해지죠.

채소를 많이 먹어도 식이섬유 섭취량을 늘릴 수도 있습니다. 전 가끔 저녁에 호박을 두세 조각내서 먹어요. 그리고 메뉴를 짤 때는 청록색 채소와 브로콜리, 샐러드로 균형을 맞추고, 되도록이면 녹황색 채소를 먹으려고 노력합니다. 고구마는 가장 좋아하는 녹황색 채소죠(감자보다 탄수화물이 적으면서도 식이섬유가 1.5배 이상 함유되어 있습니다).

섬유소를 많이 섭취하세요. 이것이 균형 잡힌 영양을 위해 노력하는 사람에게 가장 중요한 일입니다. 이 원칙만 잘 지킨다면 화장실 변기에서 고통으로 소리를 지르는 일도 없을 겁니다. 무슨 말인지 아시죠?

식이섬유는 기본적으로 자주 섭취하는 귀리겨oat bran(미국인들은 아침 식사로 귀리겨로 만든 시리얼을 자주 먹음―옮긴이)나 통밀빵 외에도 여러 가지의 형태로 섭취할 수 있습니다. 식이섬유에는 두 가지 유형이 있습니다. 용해성과 비용해성. 쉽게 설명하자면 물에 녹는 것과 녹지 않는 식이섬유가 있다는 말이죠. 우리 몸이 최적화되어 제대로 기능을 하려면 이 두 가지 식이섬유가 모두 필요합니다.

대부분의 미국인이 하루에 섭취하는 식이섬유의 양은 7, 8그램입니다. 국립 암 연구소NCI가 권장하는 식이섬유의 하루 섭취량은 20~35그램이죠. 어때요, 좀더 신경을 써야 할 것 같지 않으세요? 그렇다면 식이섬유를 어떻게 섭취해야 할까요?

최고의 식이섬유 음식 열한 가지

* * *

물을 마시는 것부터 시작하세요. 화장실에서 절박한 사람들에게는 더욱 중요한, 기본 중의 기본이죠!

* * *

01. 콩: 마법의 영양소. 이 영양가 풍부한 신동 안에는 식이섬유가 넘쳐흐릅니

다. 검은 콩 한 컵에는 19그램이 넘는 식이섬유가 들어 있습니다. 혹시 콩을 먹은 후 뱃속에서 울리는 교향곡 때문에 걱정이 되나요? 그렇다면 콩 속에 생강을 조금만 넣어 보세요. 음악 소리를 재빨리 없앨 수 있습니다.

02. 겨bran: 겨가 들어간 시리얼도 좋지만, 브랜 머핀이 좋습니다. 평균 크기의 브랜 머핀 하나를 먹으면 식이섬유 4그램을 섭취할 수 있습니다.

03. 완두콩: 반 컵만 먹어도 9그램 이상의 식이섬유를 쉽게 섭취할 수 있습니다.

04. 옥수수: 제철 옥수수 하나를 먹으면 5그램의 식이섬유가 섭취됩니다. 두 개를 먹으면 하루 섭취량의 절반이 확보되죠. 그러나 너무 많이 먹지는 마세요. 식이섬유가 좋다고 지방까지 섭취해서는 안 되니까요.

05. 딸기: 딸기 한 컵에 들어 있는 식이섬유는 3그램 정도이며, 라즈베리 raspberry(산딸기 종류) 반 컵만 먹어도 4그램 이상의 식이섬유를 섭취할 수 있습니다.

06. 고구마: 고구마는 식이섬유가 무척 풍부합니다. 중간 크기의 구운 고구마 하나에는 5그램의 식이섬유가 들어 있습니다.

07. 무화과: 무화과를 비롯해 다른 말린 과일에도 식이섬유가 풍부합니다. 무화과 말린 것 세 개를 먹으면 10.5그램의 식이섬유를 섭취할 수 있습니다. 우리가 급할 때 먹는 프룬prune(말린 자두)은 같은 양을 먹어도 겨우 2그램밖에 섭취할 수 없는데 말이에요.

08. 브로콜리: 삶은 브로콜리 4분의 3컵에는 식이섬유가 7그램 들어 있습니

다. 정말 좋은 식품이죠. 만약 브로콜리가 다림질까지 할 수 있다면 세상에서 둘도 없는 완벽한 배우자감일 텐데요.

09. 굴: 겨울 아침에 어머니가 만들어주시는 끈적거리는 굴죽을 커다란 컵으로 4분의 3만 먹으면 7그램 이상의 식이섬유를 섭취할 수 있습니다.

10. 사과: 하루에 사과 하나. 중간 크기의 사과 하나에는 식이섬유가 펙틴의 형태로 4그램이 들어 있습니다. 식이섬유도 다양한 종류로 섭취하는 것이 중요한데, 그 중 사과는 가장 좋은 음식 중 하나입니다.

11. 아몬드: 아몬드 한 줌만 먹으면 세상을 바꿀 수 있습니다. 아몬드를 작은 통에 넣어놓고(냉장고에 넣어두면 더 바삭거립니다) 하루에 두 번 한 줌씩 먹어보세요. 그리고 무슨 일이 벌어지는지 살펴보세요. 계속 물까지 마시면, 그 결과를 믿을 수 없을 거예요! 전 개인적으로 그 효과를 봤답니다. 플라이레이디도 마찬가지고요.

물이 필요해요

식이섬유는 몸의 등식 일부일 뿐입니다. 잠깐만 장운동에 관해 생각해보세요. 우리는 배가 잔뜩 부르면 화장실에 가려고 계속 물을 마십니다. 왜 그럴까요? 그러면 찌꺼기가 내려가기 때문이죠. 전 분명히 물이라고 말했습니다. 청량음료나 차, 커피가 아닙니다. 물, 물을 마시세요! 플라이레이디는 매일 물을 마시라고 지겹게도 상기시켜줍니다. 가끔은 플라이레이디와 전화를 하고 있으면 타이머가 울리더군요(하루에 몇 번씩 타이머를 사용합니다). 바로 그때가 물을 마실 시간이죠.

물이 얼마나 중요한지는 말로 다 할 수 없습니다. 여러분에게는 물이 필요해요. 얼마나 필요하냐고요? 알고 싶으면 소변을 체크해 보세요. 색깔이 노랗고 투명하지 않다면 물을 충분히 섭취하지 않은 것입니다. 물을 계속 마시면 여러분의 몸은 여러분에게 무엇이 필요한지 알려줄 거예요.

여성들을 죽음으로 내모는 암 중 첫 번째는 유방암이 아닙니다. 바로 대장암이에요. 식이섬유를 잘 섭취하고 대장 활동이 제대로 이루어질 수 있게 도와주면 이 끔찍한 병을 예방할 수 있습니다. 할 수 있어요!

'쓰레기를 넣으면 쓰레기가 나온다Garbage In Garbage Out'는 표현을 들어본 적이 있을 거예요. 컴퓨터 기술자들은 운영체제의 무결성을 이야기할 때 항상 이 용어를 사용하더군요. 여러분의 운영 체제의 무결성을 염려한다면, 모든 것이 원활하게 작동되도록 신경을 써주세요. 이것이 바로 우리의 궁극적인 꾸물거림, 변비의 끝을 보는 길입니다.

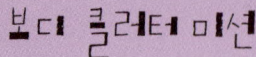

보디 클러터 미션

이제 보디 클러터 컨트롤 일기장을 다시 꺼낼 시간입니다(누군가 점수를 매기지 않으니 편안하지 않은가요?).

이 보디 클러터 미션은 여러분을 완벽주의로부터 자유롭게 해줄 거예요.

체중계 위에 올라섰을 때의 느낌을 적어보세요. 그냥 그대로요. 언제부터 이런 기분이 들었나요?

체중계를 그냥 도구로 생각해 보세요. 날마다 체중계를 사용해서 보디 클러터를 제거하려고 여러분이 하는 행동이 효과가 있는지, 아니면 식이섬유의 섭취량이나 물 소비량, 운동량을 늘려야 할 필요가 있는지 살펴보세요.

| 제12장 |

고원현상

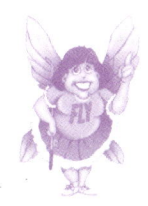

FlyLady

전 최근까지만 해도 체중감량에 한번도 성공한 적이 없었습니다. 사실 실패하고 싶지 않아서 시도하는 것 자체를 두려워했죠. 하지만 이제는 더 건강한 음식을 먹고, 더 많이 움직여서 나 자신을 돌보기로 했어요. 이를 위해 한 일이 체중을 매일 관찰하는 것이었죠. 체중이라는 숫자는 매일 활용할 수 있는 잣대지, 날 어떻게 꾸짖을지를 알려주는 숫자가 아닙니다. 두 발 사이로 보이는 숫자 때문에 자기를 다그치는 일은 그만두세요.

보디 클러터를 처리하기로 한 후부터, 몸무게가 줄어들기 시작했습니다. 느리고도 꾸준한 과정이었지요. 지금부터는 발밑으로 보이던 체중계의 숫자가 멈춰서 움직일 기미가 보이지 않던 무렵, 마음에 어떤 변화가 있었는지 살펴보려 합니다. 그것이 바로 고원현상plateau(학습 곡선에서, 일시적으로 진보가 없이 평평한 모양을 보이는 현상. 그 형태가 고원 모양이기 때문에 이렇게 부른다-옮긴이)이었죠. 마지막 몇 킬로를 빼는 것이 가장 힘들었다고 고백하는 사람들이 많습니다. 저 같은 경우에 고원현상은 15킬로그램을 감량했을 무렵 찾아왔어요. 첫 몇 킬로그램은 몸에서 저절로 떨어져 나가는 것 같았어요(아직도 제가 새로운 사이즈의 옷을 입고 있다는 사실이 놀랍기만 합니다). 아직은 너무 먼 이야기지만 55라는 완벽한 사이즈를 향해 앞으로 나아가고 있었죠. 전 혼자서 체중 감량을 축하하다가, 다음 순간 울음을 터뜨리기도 했어요. 그렇다면 대체 이런 감정이 왜 생기는 걸까요?

감정 변화의 일부는 체중이 줄면서 비롯되었습니다. 체중 감량은 제게 완전히 새로운 세계였고, 그전에는 이 세계로 발을 내디딜 생각조차 하지 못했습니다. 아마도 이 새로운 감정의 물결에는 많은 공포가 연결되어 있다고 추측됩니다. 전 무엇을 두려워하는 것일까요? 몸무게를 빼는 것이? 아니, 아마도 다시 체중이 늘어날까 봐 무서워했던 것 같습니다. 몇 킬로그램을 감량하는 데 성공한 친구들에게서도 이러한 현상이 나타나더군요.

그렇지만 고원현상은 더 건강한 삶을 향한 여정에서 쉽게 나타나는 현상입니다. 우리 몸의 신진대사가 이미 현재의 행동에 익숙해져 있으니 조금 더 자극적인 루틴을 시작해야 한다는 말을 하는 것이죠. 휴가나 방학 동안 보디 클러터가 다시 몸에 붙지 않았다는 사실만으로도 고원현상을 축하할 만합니다. 그렇지만 주의하세요! 모래 속에 머리를 박고 대체 우리 몸에서 무슨 일이 일어나는지 생각만 해서는 안 됩니다. 그래서 매일 체중을 점검하라는 거예요. 그러면 우리의 신진대사가 새로운 라이프스타 일에 지겨워진 때가 언제인지 알 수 있으니까요.

보디 클러터를 더는 뺄 수 없는 것으로 보이는 이유가 또 있습니다. 우 리는 어쩌면 그동안의 노력을 멈추고 예전의 비효과적인 습관으로 되돌아 갔을지도 모릅니다. 바로 이 때문에 매일의 활동과 하루에 몇 번씩 먹었는 지, 무엇을 먹었는지 기록해 두면 여러분의 몸에 무슨 일이 생기고 있는지 알아내는 데 도움이 됩니다. 전 세 끼 식사와 세 번의 간식을 먹지 않을 때 가 보통 언제인지, 또 물을 마시지 않은 채 너무 많은 염분을 섭취하고 식 이섬유를 충분히 공급하지 않았던 때가 언제인지 인식하고 있습니다. 그 러면 체중이 계속 유지되는 것이 아니라 약간씩 늘어납니다. 그러나 매일 몸무게가 늘거나 줄었다고 해서 자신을 책망하지 않고, 그 단순한 숫자의 원인을 이해하도록 하루 전날 무엇을 했는지 살펴봅니다.

한 달에서 다음 달로 넘어갈 때 체중을 전반적으로 살펴보면 고원현상 이 나타났는지 알 수 있습니다. 그렇다고 나 자신을 나무라지는 않습니다. 그동안 실천해온 습관을 강화하기만 하면 되는 거죠. 그나마 보디 클러터 를 추가하지 않았다는 사실을 축하하며, 더욱 건강한 라이프스타일을 향 한 베이비스텝을 실천하는 것입니다.

즉, 그동안 성공적으로 몸에 익혀왔던 습관에 또 다른 습관을 더함으로 써 습관을 더욱 강화시키라는 뜻입니다. 잘 실천하던 루틴을 미뤄두라는 뜻이 아니에요. 고원현상은 그동안 움직여 왔던 루틴을 한 단계 더 끌어올려야 한다는 증거입니다. 그래서 그동안 실천하던 기본 주간계획에 웨이트 트레이닝을 몇 가지 추가하고, 또 오후와 저녁에 더 많이 움직이도록 계획을 세웠어요. 하루에 한 번이 아니라, 아침과 저녁에 더 많이 움직이는 겁니다. 그렇지만 보디 클러터 컨트롤 일기장에 적지 않는다면 이 변화를 보지 못할 거예요.

고원현상이 나타나는 또 다른 이유는, 이 말이 이상하게 들릴 수도 있지만, 충분히 먹지 않아서 비롯되기도 합니다. 그러면 몸은 내가 굶주림 상태에 돌입했다고 생각하거든요. 어쩌면 신진대사를 촉진하기 위해 식사와 간식을 먹으면서 칼로리를 좀더 추가해야 할지도 모릅니다. 여러분의 몸이 비축상태로 돌입하면 나중에 음식이 충분하지 않은 상황을 대비해 칼로리를 쌓아두려 하기 때문에 신진대사가 느려지기 때문이죠. 이럴 때는 신진대사가 비축상태에서 벗어날 수 있도록 음식과 움직임을 통해 속임수를 써야 합니다. 이것이 바로 아침 식사가 중요한 이유예요.

아침 식사를 거른다는 의미는 몸에 '오늘은 음식을 못 먹는다'고 말하는 것과 다름없습니다. 그러니 굶다가 마침내 무엇인가를 입에 넣게 되면, 몸은 나중을 위해 그 칼로리를 비축할 수밖에요. 문제는 그 칼로리가 바로 여러분의 허벅지와 허리에 보디 클러터로 쌓인다는 겁니다. 이를 방지하기 위해선 루틴을 잘 따라야 하는데, 음식과 물을 섭취하고 운동을 했던 내용을 기록하지 않는다면 왜 고원현상이 나타났는지 발견하기 어려워요.

이것이 바로 자신에게 정직해야 하는 이유입니다.

　새로운 라이프스타일에서 절대로 벗어나지 않을 것이라고 다짐하세요. 이 여행을 떠날 때 중요한 점은 집에서 먹는 것처럼 식사를 해야 한다는 사실입니다. 그렇지만 외식을 한다고 해도 여전히 몸에 좋은 선택을 할 수 있고, 그러한 훌륭한 결정을 하면 여러분의 보디 클러터를 떼어내기가 한결 쉬워질 겁니다. 동시에, 여러분이 좋아하는 레스토랑에 갈 때 박탈감을 느끼지 말라는 말을 하고 싶군요. 친구와 음식을 나눠 먹어 보세요. 여전히 특별 음식을 즐길 수 있을 겁니다. 무언가 빼앗겼다는 느낌이 들기 시작한다면 멈춰서 잠깐 생각해 보세요. '지금 무슨 생각을 하는 거지? 변화하기로 한 거니, 아니면 자신에게 연민을 느끼는 거니? 새로운 라이프스타일을 그냥 그렇게 포기해 버릴 거야?' 그 문제를 정면으로 받아들일 준비가 되어 있지 않다면 아직도 문제의 심각성을 인식하지 못하는 겁니다.

　고원현상은 다음 단계를 받아들일 준비를 한다는 증거일 수도 있습니다. 커다란 건물의 꼭대기까지 계단을 오르는 것과 같다고나 할까요? 편평한 층을 넘어서 끊임없이 돌고 돌아 오르는 거죠. 매 층에 도착할 때마다 숨이 차고, 그 편평한 곳에서 다음 층으로 올라갈지 멈출지를 결정하게 됩니다. 계단의 끝은 아예 보이지도 않지만, 언젠가는 분명히 마지막에 다다를 거예요. 우리가 생각해야 할 일은 다음 계단을 밟는 것뿐입니다. 베이비스텝 하나하나가 우리의 루틴을 형성하게 됩니다. 한 발을 내딛고 몸을 일으켜 세우는 것이 자동 반응처럼 느껴지면, 곧 다음 층을 밟게 되고 잠깐이나마 쉴 수 있어요. 고원현상, 그러니까 그 평지에서 너무 오래 쉬느라 자동적인 걸음을 멈추지는 마세요.

남편은 쿠키 만들기를 좋아합니다. 새로운 방법으로 쿠키를 만들어내는 데 재능이 넘치죠. 전 남편이 만들어낸 창조물을 한 입에 넣어보고는 격찬을 해요. 그러나 남편이 만든 쿠키를 즐기려고 열 개를 다 먹어볼 필요는 없답니다. 새로운 습관을 연습하세요. 예전 사고방식에 얽매여서 자신을 희생양으로 만들어서는 안 됩니다. 과거에는 쿠키를 마음껏 먹지 못한다고 생각해서 뭔가 박탈감을 느꼈겠지요? 하지만 이제는 아무 생각 없이 몇 개의 쿠키를 입에 넣고 맛을 평가하지 않고, 작은 조각 하나만 입에 넣을 수 있습니다. 축하할 일이지요.

이러한 고원현상을 집 안 정리하는 일과 연계해서 생각해 볼까요? 루틴을 통해 집을 깨끗하게 만드는 데 성공했다고 해서, 매일 아침 반짝거리게 싱크대를 닦는 루틴을 그만두어도 된다는 뜻은 아닙니다. 여러분의 집이 보기 좋게 정리되었다고 해도 루틴은 계속 해야 하는 거예요. 그 루틴을 멈추게 되면, 금세 클러터들이 돌아와서 여러분의 집을 엉망으로 만들어버릴 테니까요. 그 엉망진창이 된 집으로 다시 돌아가고 싶어 하는 사람은 없을 거예요. 여러분의 집 안 가꾸는 습관이 자연스럽게 느껴지듯이 새로운 라이프스타일이 익숙해지면 기분도 좋아질 겁니다. 매달 새로운 습관을 익히고 추가할 수 있습니다. 축하해야 할 일들이 아주 많아질 거예요!

우리 모두는 클러터에 면역이 생겼습니다. 그리고 새로운 라이프스타일의 루틴에 자신감이 넘친 나머지 자신이 무엇을 하고 있는지도 인식하지 못할 때가 있어요. 변화의 결과에 지나치게 만족해서 뭔가 보상이 필요하다고 느낄 때도 있습니다. 예전의 사고방식에 사로잡히지 마세요. 무슨 말인지 아시죠? '지금까지 잘 해왔으니 쿠키 하나쯤은 먹어도 괜찮을 거야!' 와 같은 생각 말이에요.

루틴을 잘 실천하고, 자신을 똑바로 파악해야만 언제 고원현상에 도달하는지 명확히 알 수 있습니다. 우리는 대부분 루틴이 일시적으로 효과를 내지 않아서 고원현상이 생긴 것이라고 인식합니다. 이러한 고원현상이나 루틴의 효과 정지 덕분에 체중이 늘지 않고, 기존의 비효율적인 습관으로 돌아가지 않았다는 사실은 축하하고도 남을 일입니다. 그렇지만 우리가 해야 할 일은 루틴을 약간 강화하거나 기본으로 돌아가는 것입니다.

축하하고 방법을 연구하세요! 자신을 책망하지는 마세요. 여러분에게는 능력이 있습니다!

고원현상이 절망스럽기도 하겠지만, 인생에서 어떤 나쁜 일이 일어나고 있는지 뒤돌아보고 휴식을 취하는 시간이 될 수도 있습니다. 전 정말로 개인적인 경험을 통해 음식, 운동, 태도와 스트레스 등 모든 것이 중요하다는 사실을 이해하게 됐습니다.

Leanne

몇 년 전에 전 남편과 별거를 하면서 이루 말할 수 없는 스트레스를 받았습니다. 별거 바로 전에는 개인 트레이너와 열심히 운동을 하고 음식도 적당히 먹는데 체중은 여전히 그대로였습니다. 이곳저곳에서 살이 조금씩 빠지기는 했지만, 그 과정은 미치도록 더딘데다 고원현상은 인생의 한 형태가 되어버렸어요. 이것이 바로 제 삶에서 처음으로 출현한 고원현상입니다. 다음으로 나타난 커다란 고원현상은 엄청난 사건이 발생한 직후에 나타났어요. 내 인생에 큰 스트레스를 안겨준 그 일로 의사의 도움이 필요했죠.

실질적으로 별거가 시작되자, 결혼생활의 부조화에 대한 근심과 걱정들이 거세게 몰아쳐서 운동을 하기가 싫어졌습니다. 부엌에서 건강 음식 따위를 요리하고 싶은 욕망도 사라졌고, 외식을 하면서도 현명한 선택을 하고자 그토록 노력했으나 실패했습니다. 음식에 대한 내 기본적인 목적이 영양이 아니라 감정적인 위안을 찾기 위함이었기 때문에 그랬습니다. 전 음식을 도피처로 바라보기 시작했었죠. 그전에도 이런 일이 있었기에 전혀 새로운 일은 아니었지만, 이번에는 체중이 엄청나게 늘기 시작했습니다.

흔히 말하는 감정적인 위안의 결과가 무엇인 줄 아세요? 전 3개월 만에 살이 13킬로그램이나 쪘습니다. 채터누가Chattanooga에서 플라이페스트FlyFest(플라이레이디 회원들의 페스티벌—옮긴이)가 시작되었을 때는 자존심 때문에 더 큰 사이즈의 옷을 사지 못해 몸에 꼭 끼는 바지를 입고 있었습니다. 새로운 옷을 사지 않고 옷장에서 엑스트라 라지나 엑스트라 투 라지 태그가 붙은 옷을 찾았기에, 진실을 마주하지 않아도 됐습니다. 굳이 변명을 하자면 그렇게 많이 먹은 것도 아니고, 운동을 완전히 포기한 것도 아니니 위기감이 들지 않았어요. 그렇지만 사정은 변했고, 베이비스텝 습관은 드문드문 지속되었습니다. 그와 더불어 내 인생에서 일어나리라 상상할 수조차 없었던 스트레스를 온 몸으로 감당하고 있었죠.

저는 이 경험을 통해 일관성의 중요성을 배웠습니다. '일관성'이란 단어를 명심하세요. '완벽주의'가 아닙니다. 완벽주의는 어떠한 변화나 오류, 일탈을 허용하지 않습니다. 완벽이란 애초에 불가능하지만 일관성을 추구하기 위해서는 계속 따라 하기만 하면 됩니다. 또한 완벽함은 여러분을 헤집고 나무라기 때문에 모든 것을 던져버리고 포기하고 싶게 만드는 반면, 일관성 추구는 여러분을 질책하지 않고 다음 날에 실수를 보충할 수 있도록 용기를 북돋아줍니다.

아울러 인생에서 스트레스를 줄이는 것이 건강에 얼마나 중요한지도 깨달았습니다. 스트레스는 만병의 원인입니다. 예를 들어, 전 이 때문에 갑상선을 완전히 망쳐버렸어요. 그것이 바로 체중이 13킬로그램이나 증가한 또 다른 이유이기도 하죠. 물론 주요 원인은 불규칙한 음식 섭취와 운동이긴 하지만요.

전 갑상선이 완전히 망가지기 전부터 불균형적인 고원현상을 겪고 있었습니다. 체중이 78킬로그램에 멈춰 있었어요. 정량을 먹고 운동을 열심히 했는데도 말이에요. 전 좀더 획기적인 새로운 다이어트와 과격한 운동

(역기나 에어로빅 등)을 해야겠다고 생각했습니다. 그렇지만 시도하지는 못했어요. 운동을 매우 열심히 했지만, 놀라울 것도 없이 지나치게 무리를 해버렸죠. 제 직업은 남부 캘리포니아의 토크쇼 호스트 같았어요. 고품격의 한 시간짜리 전화 토크쇼를 월요일부터 금요일까지 생방송으로 혼자 꾸려가야 한다는 중압감이 있었던 거예요. 게다가 다른 책도 집필하고 있었고, 집과 아이와 남편(물론 남편은 그 후로 얼마 되지 않아 사라졌지만요)까지 돌보아야 하는 책임감이 있었습니다. 스트레스 때문에 계속 먹기 시작했고, 그 결과 체중은 쉽게 뒤로 물러서지 않았습니다. 대부분, 똑같은 숫자를 유지했죠. 전 절망이라고도 표현할 수 없을 정도의 상태였어요. 그저 모든 것을 정상 궤도로 돌리고 싶을 따름이었죠.

별거 후, 체중이 불어날 대로 불어있던 상태에서 완전히 방탕한 생활을 하면서 전 자신을 모질게 대했습니다. 화가 나서 절 망가뜨렸습니다. 정말로 완벽하게 망가지기 직전이었습니다. 그 당시에 저를 다잡아줬던 사람은 대단한 의사선생님(내 갑상선 상태를 마침내 진단했던)이자 믿을 수 없을 만큼 소중한 친구들이었습니다. 그 친구들 대부분은 플라이레이디였는데, 이 불길을 한 걸음 한 걸음 나와 함께 겪고 헤쳐 나온 분들입니다. 당시 그들이 나를 묵묵히, 끊임없이 응원해 주었던 고마운 기억을 결코 잊을 수 없습니다. 놀랍게도 그때 그녀는 노스캐롤라이나North Carolina에 살고 있었고, 전 여전히 캘리포니아에 있었습니다. 우리는 전화나 휴대전화, 이메일, 문자 등을 통해 연락을 했어요. 그녀는 나를 다잡아주고 나락으로 떨어지는 것을 막았습니다.

플라이 페스트에서 돌아오고 나니 내 인생에서 체중 문제를 원상 복귀해야 할 때라는 생각이 들었습니다. '이젠 갈 데까지 갔어. 이번에는 진지해져 보자.' 그런데 변화는 결코 일어나지 않았습니다. 몸무게가 다시 늘지도 않았지만 그렇다고 해서 줄지도 않았습니다. 결국 운동량과 음식 섭취에는 일관성이 없어졌고, 더욱이 귀 사이에 있던 보디 클러터도 전혀 도움을 주지 않았습니다. 전 완벽주의적인 기질이 너무 강했고, 늘 '모 아니면 도' 식으로만 생각했으니까요.

그렇지만 마침내 내가 누구이고, 내 모습은 내 청바지의 사이즈나 립스틱의 색깔이 아니라 인격과 사람 됨됨이로부터 결정된다는 사실을 깨닫게 되었습니다. 80킬로그램이라는 체중의 고원현상을 겪으면서 깨달은 사실이죠. 또한 내가 이러한 보디 클러터를 몸에 지니고 있다는 사실을 받아들였고, 애초에 보디 클러터를 만든 것은 공포로부터 날 지키고자 만들어낸 방패막이라는 사실을 알았습니다. 그리고 이제는 더 두렵지 않으므로 방어막이도 필요하지 않다는 사실도. 그 순간, 그 편평한 고원에서 내 인생에 필요치 않은 감정과 느낌을 배출했습니다. 잊어야 할 때도 되었고, 또 실제로도 잊었습니다. 내가 곰곰이 원인을 생각하게 했던 그 고원현상에 이르기 전까지는 과거를 잊고 용서하기가 너무도 힘들었습니다. 내 인생을 바꾸고 전혀 새로운 방향으로 날 이끈 것은 다름 아닌 고원현상이었던 것이죠.

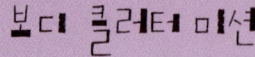

보디 클러터 미션

보디 클러터 컨트롤 일기장을 열고 지난달에 무슨 일이 있었는지 살펴보세요.
보디 클러터 컨트롤 일기를 적지 않았다면, 지금부터라도 시작하세요. 낡은
바인더라도 있으면 그 안에 종이를 끼워 넣고 일기장으로 사용하면 됩니다.
날마다 체중을 재고 기록을 하세요. 또 무슨 음식을 먹었는지, 언제 먹었는지,
잠은 얼마나 잤는지, 얼마나 움직였는지, 비타민과 물은 얼마나 섭취했는지
적으세요. 그리고 기분이 어땠는지, 여러분의 인생에 어떤 일이 일어났는지도
쓰세요. 그러면 여러분이 고원현상에 도달했을 때 도움이 됩니다. 우리 웹사
이트 http://www.FlyLady.net에 방문해서 다운로드를 할 수도 있습니다. 여러
분이 고원현상이라고 생각하는 것은 사실 루틴을 약간 게을리해서 발생한 현
상이 될 수도 있습니다.
다음과 같은 질문을 해보고 루틴을 제대로 실천했는지 점검해 보세요.

❖ 숨어서 먹다가 누군가에게 들킨 일이 있습니까?
❖ 매일 체중을 기록하는 일을 게을리했나요?
❖ 물을 마셨나요?
❖ 달리는 차 안에서 먹었나요?
❖ 너무 늦게까지 깨어있었나요?
❖ 식사와 간식을 건너뛰었나요?
❖ 너무 바빠서 마트에서 식품 쇼핑을 하지 못하나요?
❖ 아침에 일어나서 옷을 차려입고 외모를 단장했나요?
❖ 먹은 음식을 기록하고 있나요?
❖ 채소를 먹지 않으려고 한 적이 있나요?
❖ 너무 바빠서 심장을 축복하는 일을 잊었나요?

| 제13장 |
분노와 공포 그리고 음식

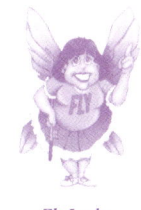

FlyLady

지금까지 여러분에게 설명한 것 외에도, 짚고 넘어가야 할 내용이 또 있습니다. 이 책을 처음 쓰기로 했을 때 우리는 자신에게 이렇게 물었습니다. '독자들에게 전달하고픈 메시지가 과연 뭐지?'

여러분에게 베이비스텝을 실천하고 보디 클러터 문제를 처리해줄 놀라운 방법을 가르쳐 주고 싶다고 생각했지만, 사실 또 다른 것들이 있습니다. 이제는 일상의 생활 안팎에서 벌어진 일들에 관해 자세히 살펴보아야 합니다. 보디 클러터를 제거하기 위해서 베이비스텝을 실천할 때마다 매번 방해하는 사건이 발생하니까요.

이 책의 앞부분에서 음식을 자기 파괴의 무기로 사용하는 것을 설명했습니다. 마음의 상처를 입었다거나, 학대받았다고 느낄 때 방어 기재로서 음식을 사용했던 때를 알고 나면, 우리는 그 기억으로부터 한 걸음 나아갈 수 있습니다. 학대는 여러 가지 형태로 올 수 있는데, 그 효과는 어마어마합니다. 여러분이 보디 클러터를 제거하려고 마음먹었던 아무리 좋은 의도라도 모두 무너뜨리고 마니까요. 학대는 그 대상에게 과거나 현재에 정신적, 언어적, 감정적, 때로는 물리적으로 가혹하게 대하는 것을 일컫습니다. 우리가 학대당한다고 생각하는 상황은 다양합니다.

학대는 가족, 애인 사이, 우정, 심지어는 교회나 직장에서도 찾아볼 수 있습니다. 우리는 가끔 독기가 어린 인간관계에 엮여 있으면서도 이 사실을 인식조차 하지 못합니다. 누군가 옥박지르는 소리를 듣고, 이리저리 떠밀리고, 모함을 당하기도 합니다. 그러나 계속 이러한 상황에 얽매이는 패턴을 깨뜨리는 방법을 알지 못하기에 매번 질질 끌려다니거나 현실을 받아들이게 되죠. 감정적으로 학대받는 상황에서는 매우 특별한 두 가지 반응을 잘 다루어야 합니다. 바로 분노와 공포입니다.

가끔은 성인이 되어서 수행해야 할 역할이 있는데도 인식하지 못할 때가 있습니다. 우리 안에 그러한 역할이 존재하는지조차 모르기도 합니다. 그러다가 다양한 상황에 부닥쳤을 때, 본능적으로 그 역할을 찾게 됩니다. 다음의 유형을 살펴볼까요?

01. 구걸하는 유형: 모든 것이 잘되고 원활하게 진행되기를 바랍니다. 따라서 긴장감도 없고 무엇인가를 간절히 원하는 기질도 없습니다.

02. 타조형: 아무리 어렵거나 긴장되는 일이 생겨도 모래에 머리를 묻고 상황이 나아지기만을 기다립니다. 상황이 나아지지 않으면 머리를 더욱 깊숙이 처박고 모든 것이 사라지기를 바랍니다.

03. 자기 보호형: 주변에서 벌어지는 일에 실질적으로 맞서는 것보다는 그대로 받아들이는 편이 쉽다는 사실을 알고 있습니다. 무엇이든 주어지는 대로 받아들이기만 합니다.

04. 방어형: 우리가 사랑하는 모든 사람들을 보호하면서 사랑하는 사람이나 우리 자신, 그 누구도 해치지 못하도록 합니다.

05. 변명형: 주변 사람뿐 아니라 자신에게도 변명을 합니다. 왜 그 일이 일어났는지, 왜 어떤 일이 일어나지 않았는지 매번 변명을 하죠.

06. 완벽주의형: 우리 주변에 있는 모든 것들(인생을 함께하는 사람들까지 포함해서)이 모든 면에서 완벽하기를 바라지만, 완벽이란 어느 누구도 결코 성취할 수 없는 것이죠. 완벽주의는 실패로 향하는 지름길입니다.

이 모든 역할을 실행하다 보면 결국 분노와 공포라는 문제에 부딪힙니다. 우리는 분노와 공포를 받아들이고 자신과 맞서게 되죠. 마음속에서 분노와 공포가 시작되었는데도 그 사실조차 인식하지 못한다거나, 문제를 해결하려 노력하지 않으면 어떻게 될까요? 늘 같은 장소로 반복해서 돌아가는 자신을 발견하게 될 겁니다. 냉장고나 드라이브 인 레스토랑, 슈퍼마켓 등으로 향하는 자신을 말이에요. 분노와 공포를 가라앉히고자 음식에 접근기하기는 너무도 쉬운 일이지만, 아무리 먹어도 충분하지 않을 것입니다.

자기 자신에게 분노를 토해내서 끊임없이 고통과 상처를 받는 패턴을 찾아내세요. 그리고 이러한 행동 패턴을 멈출 방법도 발견하세요. 그 해답은 바로 보디 클러터에 있습니다. 보디 클러터라는 것이 꼭 코끼리 다리 같은 허벅지나 이중턱으로 나타나는 것은 아닙니다. 그러한 상처 되는 말과 행동이 쌓이다 보면 우리는 본능적인 행동으로 자신을 보호하려 들겠죠. 너무 배가 고프거나, 분노하거나, 너무도 피곤하거나, 너무 외롭도록 자신을 내버려두면 어느 순간 본능이 온몸을 지배하게 됩니다. 그러면 우리는 자제력뿐 아니라 사고 과정에 대한 제어도 잃게 됩니다. 아직도 마지막 한 조각을 입에 넣은 채 여전히 남아 있는 고통과 상처를 달래줄 음식을 찾고 있습니다. 여성으로서 자제력을 잃고 싶지는 않겠죠? 그래야 살아남을 수 있으니까요.

모든 행동에는 숨은 이유가 있습니다. 우리가 왜 그런 반응을 보였는지 스스로 알기란 쉽지 않지만 사건의 본질을 파헤치려는 의지와 인내심을 발휘하면 충분히 가능합니다. 본능적인 반응을 넘어서 결국은 자기 파괴적인 행동을 하는 자신을 목격하고, 심지어는 막을 수도 있습니다. 학대를 계속하지 않도록 감정을 잠깐 중단시키면 됩니다. 그러면 나중에 이러한 패턴이 고개를 들기 시작해서 잔뜩 음식을 먹어 치워서 자신을 파괴하고 싶은 마음이 들기 전에, 그러한 감정을 인식할 수 있을 겁니다.

분노: 뜨겁거나 차갑거나

고통과 분노와 공포가 유발되는 상황에서, 여러분의 몸속에서는 어떤 느낌이 드나요? 가끔 우리는 그러한 신호를 알아채지 못합니다. 또한 사람마다 그 현상이 다르게 나타날 수도 있습니다. 얼굴이 빨갛게 달아오르는 것을 느끼나요? 눈물이 두 눈에서 흘러나오기 시작하나요? 자기도 모르게 호흡을 멈추나요? 여전히 말할 수 있는 상태라면, 목소리가 점점 커져서 다른 사람들까지 여러분의 목소리를 듣게 하나요? 아니면 침묵 속에서 조용히 흔들리며, 한 마디도 내뱉지 못하나요? 그것도 아니면 상대방과 동시에 말을 하기 시작해서 서로의 말을 알아듣지 못하나요? 고추처럼 뜨거운 분노에 대해 들어보셨나요? 이것이 바로 그러한 현상입니다.

분노한 감정을 다루는 방법의 하나는 즉시 반응하는 것이 아니라, 그냥 가만히 듣기만 하는 것입니다. 사건의 경위를 알아내려 애쓰는 제삼자가 된 듯이 말이에요. 우리에게는 생각을 정리할 시간이 필요합니다. 맞받아칠 말이 생각나지 않아도 괜찮습니다. 가끔은 그런 반응이 상황을 악화시키기도 하니까요. 이런 상황에서 우리가 원하는 것은 우리를 학대하는 상대방을 멈추게 하는 것입니다. 말할 기회가 있다면 여쭤보세요. '이 상황을 해결하려면 내가 어떻게 하면 되죠?' 라고 말이에요. 대부분 이 간단한 질문만으로 상대방의 반응이 조용해질 수 있습니다. 부드럽게 반응하는 것이 중요하지요. 학대적인 행동이 멈추면 두 사람 모두 방금 일어났던 일을 분석할 수 있습니다. 분노에 맞서서 드라마에서의 자기 역할에 대해 책임감을 느끼기는 쉬운 일이 아닙니다.

분노는 보통 마음 깊은 곳에서 치솟아 오르는 감정입니다. 우리는 그 감정을 잘 감추고 있다가 종종 흔들려 폭발시키죠. 그러면 결국 음식으로 위안을 찾으려 하고요. 그렇다면 이 분노를 어떻게 하면 건설적으로 처리해서 자신에게 해를 끼치지 않을까요? 전화기를 들고 친구에게 전화를 해서 '탈출구가 필요해서 전화했어'라고 말할 수도 있겠죠. 또 컴퓨터 앞에 앉을 수도 있고, 노트를 펼쳐놓고 화나게 하는 일들을 적을 수도 있습니다. 다른 사람들이 꼭 그 내용을 볼 필요는 없어요. 그냥 있는 그대로 표출하면 되니까요. 좋아하는 애완동물과 함께 집 근처를 한 바퀴 산책을 할 수도 있습니다. 분노를 몸 안에 가둬두면 우리는 과식을 하거나, 과소비를 하거나, 과로를 하거나, 휴식을 취하지 않거나, 운동을 하지 않거나, 우리 자신을 벌주는 여러 가지 방법을 통해 자신을 해치게 됩니다.

우리는 자기 자신이나 다른 사람의 분노와 공포를 받아주는 샌드백이 아닙니다. 자신을 파악하면 치유를 시작할 수 있습니다. 지식은 우리를 구원해 줍니다. 그렇다면 우리의 분노와 공포를 처리할 수 있는 방법으로, 자신을 사랑하는 기술들에는 어떤 것이 있을까요?

필요한 것은 사랑뿐

사랑, 바로 이거예요. 이 단어는 우리를 모두 매우 중요한 곳으로 되돌려줍니다. 공포와 분노가 아닌 평화와 희망의 삶을 살 수 있는 여정으로의 베이비스텝을 실천할 정도로 자신을 사랑하는 것. 우리는 모두 사랑을 느끼고 싶고 다른 사람에게 그 사랑을 확인받고 싶지만, 자신부터 사랑할 수 없는 경우가 많습니다. 자신을 사랑하는 것은 계속되는 과정입니다. 결코 끝을 낼 수 없죠. 사랑은 항상 관심을 두고 돌보아야 합니다.

전 열 살이 될 때까지 엄마의 보호자 역할을 해야 했습니다. 아버지가 미쳐 날뛰어서 엄마를 때리려 할 때마다, 엄마 앞에 막아서서 보호하려 했죠. 가끔은 내가 두 분의 싸움을 방해하지 못하도록 다른 방으로 끌려간 적도 있습니다. 전 또 언니를 엄마로부터 보호하기도 했어요. 엄마가 사랑받지 못한다고 여겨지거나 매력이 없다고 생각되면, 분노와 불행감이 폭발하곤 했으니까요. 아버지가 우리와 함께 있을 때도 엄마의 증상은 나빴지만, 두 분이 이혼하고 나니까 더욱 심해졌습니다.

엄마는 왜 자신이 축복받고 사랑받을 자격이 있는지조차 알지 못할 정도로 자신을 사랑할 수 없는 분이셨습니다. 외모로만 자신의 가치를 평가했기 때문에 남자에게 관심을 받는 것만이 중요했습니다. 엄마가 체중을 줄이고 행복을 유지할 수 있도록 도와준 것은 처방받은 약이었습니다. 원하는 만큼 매력적으로 보이려고 성형수술도 받아야 했죠. 남자와의 관계가 없이는 결코 자신이 완전하다고 느낄 수가 없었던 엄마는 완전해지고자 다른 사람들에게 의존했습니다. 심지어는 데이트를 하는 남자들의 성격을 파악조차 하지 못했습니다. 엄마를 인간으로서 완성해 줄 남자만 주변에 있다면 그것으로 충분했던 거죠.

엄마는 끊임없이 사랑을 찾았고, 선택한 남자 중 몇몇은 아이들 곁에 두기에 안전하지 않다는 사실도 알지 못했습니다. 그 중 몇 명은 어린 우리를 겁탈할 수도 있는 질이 나쁜 사람이었어요. 열두 살이었던 전 그들로부터 언니를 지켜야 한다는 사실을 알고 있었습니다. 이런 제 행동 패턴은 굳어지자 제거하기가 매우 어려웠습니다.

덕분에 전 사랑받는 것이 얼마나 중요한지 그 가치를 느끼지 못했습니다. 마음속 깊은 곳에서 우리가 사랑받을 수 있는 사람이 될 수 있다는 사실을 믿지 못했기 때문에 자신을 실패자로 만들었던 거죠. 몇 년 전만 해도, 엉망이 된 집은 제 마음속 깊고 어두운 곳에 자리 잡은 비밀이었는데, 이제 와서 생각해 보면 그렇게 여겼던 까닭은 항상 내 안에 있는 어린 소녀가 다치지 않도록 보호하기 위해서였어요. 그것이 저의 진정으로 추한 저만의 작은 비밀입니다.

모든 살아 있는 영혼은 사랑받고 싶어 하고, 우리는 원하는 만큼 사랑받지 못하는 것이 자신의 잘못이라고 확신합니다. 그래서 사랑을 갈구하는 사람에게서 받은 학대와 피해를 아무런 의심 없이 받아들이고 마는 거죠.

첫 결혼 생활에서 바로 제가 그랬습니다. 절 깎아내림으로써 자기 기분을 좋게 만들려고 작정을 한 남자 덕분에 전 정신적인 고뇌를 겪어야 했습니다. 시간이 지날수록 전 아무 존재도 아니고, 대학 졸업장이 있는 그는 대단한 사람이라는 얘기를 들어야만 했습니다. 끊임없이 뚱뚱하다는 모욕감에 시달리면서도 아무 대꾸도 하지 못하던 그때 당시, 전 겨우 60킬로그램이었어요. 그가 불평할수록 전 더욱 뚱뚱해져 갔고, 냉장고에서 발견하는 무엇이든 먹어치우는 자신을 발견했습니다. 그가 어떻게든 날 사랑할까봐 두려웠기 때문에 그에게 맞서지 않으려고……. 결국 내게는 가정과 키워야 할 아이들이 있었으니까요. 나 혼자서는 아이들을 기를 수가 없다고 생각했어요. 어린 시절에 굳어진 습관 덕분에 전 모욕을 받아들이고 분노가 폭발하지 못하게 막음으로써 내가 가진 것들을 보호하려고 했죠.

다른 누구보다도 우리를 사랑해 주어야 할 사람들이, 그 누구에게도 감히 말할 수 없는 방법으로 학대할 때 우리는 자신을 위안해 줄 또 다른 방법을 찾습니다. 음식은 결코 우리를 절망시키지도, 뒷이야기를 하지도 않으며, 우리에게 치사하게 굴거나 불친절하지도 않죠. 또 우리를 경멸하거나 우리의 심장이나 마음이나 몸에 멍을 남기지도 않습니다. 그런데 과연 그럴까요?

음식으로 위안을 삼는 것의 문제는 사실은 우리가 자기 학대를 계속하고 있다는 데 있습니다. 음식을 사용해서 다른 사람들의 적대적인 경향으로부터 자신을 보호할 때, 결국 우리는 자신에게 상처를 입히는 거죠. 제거하고 싶은 보디 클러터를 몸에 쌓는 결과만 불러일으킬 뿐입니다. 악순환을 아시나요? 누군가 우리의 감정에 상처를 입혔거나, 아니면 더 심하게는 신체적으로 상처를 입혔을 때를 예로 들어보죠. 그 사람이 사라지는 순간, 우리는 냉장고로 달려가서 감정을 달래줄 음식을 찾습니다. 아이스크림을 떠서 목으로 넘기는 순간, 상처 입었던 감정에 차가운 얼음 주머니를

263

대주는 것 같은 느낌이 들 거예요. 마음속에 여러 가지 생각이 떠오르면서 머릿속으로는 그 상처를 준 사람에게 하고 싶었던 말을 하게 됩니다. 그렇지만 이러한 말과 행동으로 위로를 받지 못한 채 계속 음식으로 위안을 삼으려 하죠. 문제는 그 위로가 단지 일시적일 뿐이며, 아이러니하게도 아무리 그렇게 위안을 해도 우리를 해친 사람에게는 피해를 주지 못한다는 사실이에요. 다만 우리를 더욱 다치게 할 뿐이죠.

어쩌면 학대를 주는 사람을 제어할 수 없다고 생각할 수도 있겠지요. 그렇지만 자신에게 끊임없이 고통을 주는 고문은 멈출 능력이 있습니다. 여러분을 해치고, 공포를 주는 것이 무엇인지 살펴보세요. 그러면 껍질을 벗겨내고 자신을 사랑하는 방법을 찾게 될 겁니다.

세상 모든 일에 해답이 있는 것은 아닙니다. 따라서 가끔은 무슨 질문을 해야 할지도 모릅니다. 그렇지만 우리는 자신을 사랑하기 시작해야 한다는 사실을 분명히 알고 있습니다. 진정 자신을 사랑하게 되면 더는 학대를 참고 있지만은 않을 거예요. 우리 집에 있는 클러터를 한층 벗겨 내듯이 우리 몸의 보디 클러터도 내보낼 수 있을 겁니다. 여러분에게도 여러 번 경고했죠. 만약 자신을 학대하는 상황에 닥치면, 집 안이 점점 깨끗해질수록 더욱 자신에 대한 학대가 심해진다는 사실 말이에요. 학대하는 사람들은 자신이 자신을 제어하지 못한다고 생각하기 때문에, 더욱 집을 깨끗하게 정리하는 것 같아요.

그들은 제어권을 잃는 것을 가장 싫어합니다. 보통 학대하는 그 사람들

역시 희생자이기도 합니다. 아이 때 어떤 식으로든 상처를 입은 것은 매우 슬픈 일이지만, 그렇다고 해서 다른 사람, 특히 자신을 학대하는 변명이 될 수는 없습니다. 잘 들으셨죠? 여러분은 자신을 충분히 사랑하지 못했기 때문에 자신을 학대해 왔던 거예요. 그 자학을 지금 바로 멈출 수 있는 사람은 바로 여러분입니다.

사랑받을 자격이 있다고 느끼는 유일한 방법은 베이비스텝을 통해 과거의 피해를 복구하는 것뿐입니다. 우리 안에 사는 겁먹은 어린 아이를 돌보도록 가르쳐주는 간단한 베이비스텝이죠. 그 작은 어린 아이는 여러분 품에 안기고 싶어 하는데, 세상에 그 누구도 그 일을 대신해줄 수 있는 사람은 없습니다. 여러분밖에! 여러분이 직접 해야 합니다.

지금까지 우리는 모두 듣기만 했습니다. 자신을 사랑하기 전까지는 다른 사람을 사랑할 수 없다고 말이에요. 자기중심적이 되라는 말이 아닙니다. 그것은 정말로 자아가 없는 행동일 뿐이에요. 자신을 사랑하기 시작하면, 진정으로 다른 사람을 이타적으로 사랑할 수 있는 능력을 발견하게 됩니다. 지금까지도 항상 그렇게 해오셨다고 생각하세요? 그렇다면 잠깐 생각해 보죠. 여러분이 자신을 사랑하기 시작함으로써, 사랑이 넘쳐흐르기 시작한다면, 다른 사람들을 얼마나 많이 배려할 수 있겠어요?

지금 현재 자신을 사랑할 수 없겠다면 진정으로 사랑하게 될 때까지는 속임수를 써 보세요. 이건 꽤 건전한 충고입니다. 자, 전 다음과 같은 방법으로 효과를 봤어요.

※ **자신에게 친절하기.** 다이어트는 자신을 벌주는 방법으로 악명이 높습니다. 그러나 여러분은 좋아하는 것들을 완전히 뚝 끊지 마세요. 다만 만족감을 느끼려고 아이스크림을 한 통 모두 비울 필요는 없잖아요? 한 스푼만으로 충분할 때가 있습니다.

※ **몸에 좋은 음식을 집 안에 둔다.** 집에 있지도 않은 음식을 먹을 수는 없잖아요? 찬장을 영양가 있는 간식과 멋지고 건강한 음식을 만들 수 있는 재료들로 가득 채워보세요.

※ **식사를 건너뛴다거나 시간이 없어서 먹을 수 없다는 말로 굶지 말기.** 충분히 여유를 두고 주기적으로 연료통을 채워야 합니다. 상처받은 사실의 본능이 여러분을 지배해서 명확하게 생각하지 못하면, 여러분의 몸이라는 차는 연료가 빈 채로 달리게 됩니다. 그때는 무슨 일이 생기는지 분석도 할 수 없습니다. 뱃속이 비면 제대로 생각하기가 어렵습니다.

※ **감정에 맞서기.** 안절부절 못한다는 느낌이 들면, 잠깐 멈춰서 그런 느낌이 왜 드는 것인지 원인을 찾아보세요. 전 가능하면 빨리, 열심히 내 느낌과 사건들을 종이에 적어 내려감으로써 원인을 분석합니다. 그런 활동을 '브레인 덤프'라고 부르죠. 보디 클러터 컨트롤 일기장을 사용하면 됩니다. 감정 적기를 연습해 보세요. 나쁜 감정을 버리고 여러분을 괴롭히는 실체를 알아내는 방법입니다. 누군가 읽을까 봐 두렵다면, 꼭 종이 위에 적지 않아도 됩니다. 그냥 타이핑해

서 '요리법'이라는 폴더에 넣어두면 되는 거잖아요? 누구도 보지 못할 겁니다.

❀ **백만장자라도 된 듯한 느낌이 드는 옷을 한 벌 이상 구입하기.** 지저분하게 보이는 옷은 절대 입지 마세요. 여러분은 아름다운 사람입니다!

❀ **물 마시기.** 수분이 부족하면 피곤을 느낍니다. 예쁜 유리잔을 사서 매시간 물을 마셔 보세요. 타이머로 시간을 점검해도 좋습니다.

❀ **때때로 휴식하기.** 매시간 몇 분 동안 눈을 감고 명상을 해보세요. 규칙적으로 잠깐씩 휴식하면 배터리가 충전되어서 스트레스가 조금이나마 차단됩니다. 자신을 위한 시간도 꼭 필요합니다.

❀ **좋아하는 음악으로 달래보기.** 집 안의 다른 누군가가 좋아하지 않아도 상관없습니다. CD 플레이어나 mp3 플레이어만 있으면 되니까요. 음악은 여러분을 안정시키고 상처를 치유하는 약입니다.

❀ **TV를 끄고 신문을 덮기.** 지금은 세계에서 벌어지는 나쁜 일은 듣지도, 읽지도 마세요. 무엇인가 알아야 한다면 누군가 알려주겠죠? 마음과 심장을 좋은 일들로만 채워보세요.

❀ **고무적인 강연 테이프나 동기를 부여하는 연사의 말 듣기.** 그런 말들을 계속 들어보세요. 수정해야 할 마음가짐을 몇 년 동안이나 지니고 있었죠? 결국은 여러분이 들은 말을 믿게 될 겁니다.

❀ **자신에게 좋은 말만 하기.** 부정적인 말이 입 밖으로 나온다고 생각되면, 바로 멈추고 긍정적인 메시지로 바꿔보세요. 할 수 있습니다. 가장 어려운 일은 행동으로 옮기는 거예요. 더 많이 행동으로 옮길수록 기분이 좋아질 겁니다. 이제는 학대라는 나쁜 습관을 깨뜨려야 할 때예요. 다른 사람에게 오랫동안 지시만 받아 왔겠지만, 이제는 스스로 시작해야 할 순간입니다. 지금 당장 중단하세요.

❀ **거품 목욕하기.** 따뜻한 욕조 안에서 긴장을 풀고 있으면 몸속에 있는 긴장과 스트레스가 사라집니다. 따뜻한 물은 다시 활기를 찾은 여러분에게 생명을 주는 자궁과도 같습니다. 그 물이 여러분의 모든 고통을 덜어내 하수구로 흘러갈 수 있도록 하세요.

❀ **죄책감 떨쳐내기.** 사랑하는 사람들에게 사과하고, 그 인간관계에서 어떠한 변화가 이루어지는지 살펴보세요. 여러분이 할 수 있는 가장 중요한 일은 자신을 용서하는 것입니다. 다른 사람이 여러분을 용서했는가는 중요하지 않습니다. 이것은 경쟁이 아니니까요. 자신을 용서하고 죄책감을 벗어나면 여러분은 FLY할 수 있습니다. 마침내 자신을 사랑할 수 있다는 뜻이죠!

❀ **다른 사람을 용서하고 끊임없는 원한에서 벗어나기.** 미움은 여러분에게 피해를 준 사람을 죽이려고 먹는 알약과도 같습니다. 그 사람들을 용서하고 함께 살아갈 방법을 찾아보세요. 처음에는 힘들지도 모릅니다. 필요하다면 그 사람에게 좋은 일만 일어나기를 기원하거

나 그들을 위해 기도해 보세요. 할 수 있습니다. 그렇게 못 견딜 정도의 일은 아닐 것이라고 믿습니다. 욕조에 있을 때 그런 생각을 하는 것이 개인적으로는 좋더군요. 우리 마음에 있는 나쁜 감정을 더러운 목욕물과 함께 배수구로 흘려보내야 합니다.

❀ **적절한 시간에 잠들기.** 휴식이 필요합니다. 최소한 여덟 시간을 수면을 취하려 노력해 보세요. 충분히 잠을 자면 일어났을 때 더 행복합니다.

❀ **미소 짓게 하는 것들만 집 안에 두기.** 여러분은 행복한 생각을 하면서 움직일 수 있는 자격이 있습니다. 처다보았을 때 기분이 나빠지는 물건이 있다면, 당장 버리세요.

우리는 과식 외에도 여러 가지 방법으로 자기를 학대합니다. 모든 형태의 학대를 멈출 방법을 찾으세요. 행동으로 쉽게 옮길 수 있습니다. 고정된 습관으로 수년을 살아왔지만 이제는 처음으로 자기 자신을 찾아야 할 때입니다.

전 이 책을 통해 제 몸에 쌓아놓은 살이라는 방어막에 대한 고통과, 그 이유를 여러분과 공유했습니다. 지난 과거와 결혼생활에 대해서도 함께 나눴죠. 제가 받았던 학대와 그에 따른 반응 그리고 고통을 벗어나고자 살이라는 벽을 쌓은 이야기까지 털어놓았습니다. 하지만 분노라는 감정은 아직 얘기하지 않았어요. 자신을 향한 그리고 여러분을 해친 사람들을 향한 분노 말입니다. 제 마음에는 여러 가지 종류와 정도의 분노가 있는데, 대부분은 매우 불행한 격분이지만, 일부는 건전한 화이기도 합니다. 무슨 말인지는 곧 알게 될 거예요.

Leanne

분노가 커지면 격노가 됩니다. 갑자기 격렬하게, 제어를 잃고 분노해서 나중에 후회할 행동을 하는 것이죠. 그 격노의 증상은 광기입니다. 누군가 광기를 보이면 여러분은 그 폭풍에서 좀 멀찌감치 떨어져서 대피해야겠다는 생각을 하죠.

그리고 분개가 있는데 이것은 보통 옆 사람이 들을 수 있는 한숨이나 순교의 말들로 나타나는 내부의 분노입니다. "흠, 또 내가 할 수밖에 없겠군, 휴…(크고 무거운 한숨) 내 주변에 아무도 날 도우려 하지 않을 테니까." 분개가 강해지면 격노만큼이나 매우 매력적이지 않은 현상으로 나타나기도 합니다. 분개와 원한 그리고 이런 파괴적인 감정 비슷한 것들이 여러분의 인생에 발 딛고 살지 못하도록 잘 다루어야 합니다.

분노와 권위의식 또한 세상의 왜곡된 시선에서 비롯되었고, 서로 긴밀

하게 연결되어 있습니다. 어떤 사람들은 줄을 서서 기다려야 한다거나 차가 막히면 분노를 터뜨립니다. 무슨 이유에서든지 그들은 절대로 기다려서는 안 된다는 생각을 하는 것 같습니다. 자신들이 아주 중요한 사람들이라고 생각하나 봅니다(아니면 다른 일로 이미 화가 나 있었는지도 모르죠).

권위의식을 지닌 사람들은 자신들이 항상 특권을 갖고 있다고 생각합니다. 예를 들어, 내가 아는 어떤 사람은 살려고 열심히 일하지 않아도 된다고 생각하고, 자신이 예술가로서 일을 하는 동안 모든 이들이 자기를 지원해야 한다고 여깁니다. 문제는 그의 예술이라는 것이 별로 시원치 않다는 거죠. 나이가 쉰 살인데도 도무지 온화해질 줄을 모르는 그는 사람들이 자기 예술을 인정하지 않을 때마다 불같이 화를 냅니다.

이런 유형의 분노는 모두 파괴적이고, 미친 듯이 날뜀으로써 인생을 망칩니다. 이러한 상황에 부닥쳐 있는 사람들을 보았다면 분노가 결국 삶을 파괴할 뿐이라는 사실을 익히 알 것입니다.

분노와 음식, 알코올, 마약은 종종 우리의 삶에서 제어권을 잃은 감정과 가장 빠르고 강력한 친구가 됩니다. 보디 클러터를 몸에 지닌 대부분의 사람은 음식과 분노가 서로 잘 연계되었다는 사실을 알고 있죠. 그래서 감정과 기분에 따라, 상처를 막으려고 먹어 왔습니다.

또 다른 유형의 분노가 있습니다. 이번에는 긍정적이지요. 이제 내가 하는 말을 잘 이해해야 합니다. 앞에서 말한 분노는 모두 파괴적이었습니다. 지금 말하려는 분노는 우리가 마음속에 숨긴 숨은 분노로서 우울, 절망, 좌절 등으로 나타납니다. 여기에는 좋은 것도 있습니다. 우울과 절망, 좌절을 이해하면 거시적인 관점에서 이해하게 되고, 여러 가지 감정 사이의 연계를 알게 되면 그것을 다루는 해결책을 절반쯤은 파악하게 된 것이니까요. 건설과 파괴. 이번에는 분노의 건설적인 측면입니다.

제 경우, 화가 나면 그 형태가 일반적인 분노로 나타납니다. 격노나 절망, 특권 의식이나 분노는 아니었습니다. 그저 분노 그 자체였습니다. 다른 말로 하면, 전 마침내 내 삶에 무슨 일이 벌어지는지 알게 되었던 거죠. 내가 선택하지 않는다면 더는 그 문제로 고민하지 않아도 된다는 사실을 말이에요. 선택을 하는 사람은 바로 나 자신이고, 그 결정은 내 자유 의지에서 비롯되는 것입니다.

나중에 결혼 생활에 관한 커다란 선택을 하고 나서, 제 분노를 이해하게 되었습니다. 그것은 격렬한 분노였습니다. 전남편과 나 자신과 신에게 분노하고 있었습니다. 일단 분노를 인식하고 나자 그것을 다룰 수 있었습니다. 내 입 밖으로 그 말을 할 수 있는 날이 오기를 간절히 기도했습니다. 마침내 나는 남편에게 화가 났다는 사실과 그 이유를 털어놓았습니다. 결혼 생활이 제대로 이루어지지 못한 것에 대해 내 잘못이 있다면 용서를 해달라고 말했고, 그 후로 한바탕 울고 나자 문제가 해결되었습니다.

신에게 화를 냈던 것을 걱정하지 않습니다. 신은 너무도 위대한 분이라서 먼지와 같은 나라는 존재가 화를 낸 것 따위는 염두에도 두지도 않으실 겁니다. 전 그해 여름에 신과 상당히 많은 대화를 나누었고, 눈이 빨개

질 때까지 울기도 했습니다. 그리고 이를 통해 한 가지 깨달음을 얻었습니다. 마침내 왜 내게만 시련을 주시느냐고 원망하던 사고방식을 버릴 수 있었던 거죠(내 대답은 '내가 아니어야 한다는 이유는 뭐지?' 였습니다). 신을 내 아버지로 삼고 그의 무릎에 앉아서 그의 존재를 인정함으로써 내 마음의 빈 곳을 채울 수 있었습니다. 그러자 분노가 평화로 가라앉더군요.

문제아는 나였습니다. 전 계속 옛날 일들을 꺼내서 나를 벌주고 있었습니다. 그러면 안 되는 거였어요. 기다려야 했습니다. 어머니에게 물었어야 했습니다. 산타클로스에게라도 충고를 구해야 했습니다. 물론 쉬운 과정은 아니었겠지만 어떻게든 내가 겪은 상황을 이해시킬 수 있었겠죠. 가엾은 말라Marla는 이 쓸데없는 얘기를 여름 내내 들어주어야만 했습니다. 하루는 말라가 내게 조용히 말하더군요. "린, 당신에게는 예쁜 아이가 둘이나 있잖아요. 당신 인생은 정상 궤도로 돌아섰고 우리에게는 신이 내린 일이 있어요. 이제는 그만 해요."

이유를 알 수 없지만 이로써 커다란 깨달음을 얻고 마침내 그 분노를 떨쳐낼 수 있었습니다. 과거는 과거일 뿐, 더 이상은 그 무엇도 아닙니다. 이제는 한 걸음 나아가 자신을 삶을 살아야 할 때입니다.

이것은 여러분을 위한 제 기도입니다. 분노가 얼마나 위험한 것인지, 어떻게 여러분의 삶을 앗아갈 수 있는지 아나요? 분노의 결과로 여러분에게는 보디 클러터가 안겨지고, 인간관계가 파괴되고, 삶에서 누리는 기쁨을 빼앗깁니다. 분노는 잊어버리세요. 이 장의 마지막 부분에 있는 미션을 읽고, 실천할 수 있는 행동강령을 적어보세요. 분노를 내쫓으면 보디 클러터도 함께 내보낼 수 있습니다. 이것이 거짓 없는 사실임은 우리 모두 알고 있어요!

Body Clutter Mission

보디 클러터 미션

보디 클러터 컨트롤 일기장이 지금은 그 어느 때보다도 더 도움이 될 겁니다. 마음에 있는 대로 적어보세요. 완벽주의 따위는 벗어던지세요. 지금은 여러분 자신을 위해서 쓸 때입니다.

무엇이 두려운가요?

머릿속에 누구의 목소리가 들리나요?

그 목소리에 무슨 말을 하고 싶나요?

보디 클러터 컨트롤 일기장에 적어보세요.

여러분이 느끼는 감정을 표현해줄 단어가 없다고요? 괜찮습니다. 보디 클러터 컨트롤 일기장에 그저 닥치는 대로 적고 그 감정을 밖으로 보내버리세요. 글로 쓰고 나면 여러분이 느끼는 감정이 무엇인지 알아내는 데 도움이 됩니다.

이제 그동안 들었던 부정적인 마음은 모두 긍정적이고, 위안이 되는, 몸에 축복을 하는 말로 바꿔보세요. 일기장에 써서 읽어보고, 또다시 학대적인 단어를 들었을 때 무슨 말을 할지 생각해 보세요. 자신에게 큰 소리로 말해보세요. 머릿속이 그 긍정적인 단어로 채워질 때까지, 학대적인 말을 대신할 때까지 말이에요.

| 제14장 |
여러분이 아니면 누가 하죠?

독자 여러분께,

　이 책을 마감하기가 쉽지 않네요. 아직 하고 싶은 말이 너무 많아요. 이제 마지막 장인데 말이에요. 지금 이 글을 쓰면서, 어떻게 여러분을 배웅할지 생각해 보고 있습니다. 저도 여전히 진행 중인 여정을 여러분

Leanne

이 곧 시작하게 될 텐데, 그 여행길을 어떻게 축복해야 할까요? 여러분에게 용기를 북돋고 희망을 주고 싶지만 이 길이 쉽고, 금세 효과가 나타난다는 온갖 감언이설로 팔아넘기고 싶지는 않습니다. 지난밤 TV 광고에 나왔던 체중 감량 기구의 행상인처럼 말이에요.

　소크라테스는 '시험이 없는 삶은 살아갈 가치가 없다' 고 말했습니다. 이 말에 신경이 곤두서는 부분은 '시험' 입니다. 벤저민 프랭클린Benjamin

Franklin은 소크라테스의 위대한 어록에 또 다른 유명한 말을 추가했습니다. '인생은 어렵다.' 즉, 인생은 고난의 연속이라는 뜻이겠죠.

저의 보디 클러터를 돌보기 시작했을 때 여기에 얼마나 많은 것이 연계되어 있는지 알고 놀랐습니다. 감정적, 신체적, 정신적 그리고 기와 관련된 도전도 여전히 이 과정의 일부입니다. 전 이러한 유형의 계곡을 거쳐야 하는 것이 두려웠습니다. 그렇지만 이 여정은 불완전함에도 내 인생을 더욱 완전하고 실질적으로 만들어준다는 사실을 알고 있었습니다. 정직해지는 고통을 피하려고만 한다면 목적 없는 텅 빈 삶을 살게 됩니다. 이것이 제겐 중요한 부분이었어요.

얼마 전에는 여성복 전문점에 옷을 사러갔습니다. 초라하고 보기 싫은 옷 대신 귀여운 청바지와 티셔츠, 면으로 된 블라우스와 항상 원했던 사랑스러운 데님 재킷을 구입했습니다. 비쩍 마른 속옷 모델을 위해 디자인되지 않은 브래지어도 구입했습니다. 정말 돈을 아끼지 않고 펑펑 썼죠. 어느 날 다시 옛날 사이즈로 돌아가서 옷을 모두 새로 마련해야 한다고 해도 개의치 않기로 했습니다. 사실은 정말 오랫동안 옷을 사러 다니는 것을 싫어했습니다. 탈의실의 거울에 비친 내 모습을 보기가 싫었기 때문이에요. 하지만 이번에는 용기가 생겼습니다. 제가 얻은 커다란 교훈은 나를 축복하고, 더는 가만히 기다리고 있지만은 않아야 한다는 것입니다. 내 마음은 외모와 연결되어 있습니다. 그 사실을 인식할 때 비로소 보디 클러터가 밖으로 떨어져 나오게 되죠.

때때로 우리는 인생에서 자신의 목소리에 귀를 기울이지 않을 때가 있습니다. 그 순간에는 신의 목소리도 들리지 않죠. 대신 우리는 잘못된 목소리에 귀를 기울입니다. 절망시키고, 정상 사이즈를 입지 않으면 너의 존재는 아무것도 아니라는 말을 하는 목소리 말입니다. 저도 이러한 속삭임에 너무 오랫동안 귀를 기울여왔습니다. 제 사이즈가 20년 전보다는 좀 더 커져 있다는 사실을 알지만 그럼에도 분명히 내면의 나를 있는 그대로 더 사랑합니다. 전 마침내 성인이 된 여성이며, 이제는 나 자신의 있는 모습을 그대로 받아들여도 좋다는 사실을 알게 됐습니다. 내일 여러분이 어떤 모습일지 상상하지만 말고 오늘 있는 모습 그대로를 사랑하세요. 자신을 사랑하는 마음은 자유의지로 선택하는 것이며, 오늘이라는 하루는 충분히 가치 있는 시간입니다.

그렇다면 이 책의 마지막 부분에서 여러분에게 알려주고 싶은 내용은 무엇일까요? 책을 쓰기 시작하면서부터 말했듯이 여러분은 지금 모습 그대로 매우 사랑스러운 존재라는 사실입니다. 신에게는 여러분을 이 세상에 보낸 계획과 목적과 이유가 있습니다. 작은 사이즈의 옷을 입도록 여러분을 세상에 보낸 것이 아니라는 뜻이에요. 여러분에게 보디 클러터를 처리하는 멋진 아이디어는 이미 제시했습니다. 다시 한 번 강조하고 싶은 말은 오늘 당장 자기 학대를 멈추고, 끔찍하고 부정적인 자기와의 대화를 그만두라는 것입니다.

여러분은 매우 아름답고, 자신을 부드럽게 마음껏 사랑할 가치가 있는 사람입니다. 거울을 보고 여러분을 이곳에 보내준 신에게 감사하세요. 여러분은 신의 자녀이자 왕의 딸로서 자신을 성스럽게 돌보아야 합니다. 아름다운 몸에 좋고 건강한 음식을, 심장을 축복하기 위한 움직임을, 감사하고 긍정적인 태도를 심어주세요. 이 성스러운 대접은 여러분을 앞으로 시작할 여정으로 잘 안내해서, 마침내 원하는 그곳으로 이끌 겁니다.

세상에 한계는 없습니다. 사랑합니다.

린.

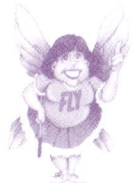

FlyLady

독자 여러분,

이 책은 우리가 그동안 찾아왔던 모닝콜입니다. 우리는 그동안 잘못된 무엇인가를 고쳐야 한다고 느껴왔고, 그 기분을 떨쳐버리도록 다양한 방법을 찾았어요. 아마 시중에 나와 있는 다이어트 서적은 모든 종류를 구입했을 거예요. 사실은 그저 무의식적으로 우리에게 고통을 준 스트레스를 처리해줄 도구가 필요했을 뿐인데요.

여러분을 안아주고 모든 것이 잘될 것이라고 말해주고픈 마음뿐입니다. 정말로 안아줄 수는 없겠지만 우리의 마음속으로 항상 여러분 곁에 있다는 사실을 알아두세요. 가장 힘든 클러터인 머리와 가슴에 있는 보디 클러터를 제거함으로써 치유를 시작해야 한다는 사실도 잊지 마세요. 잠깐만 주변을 돌아보면 치유를 시작하는 여정을 떠날 여유가 생길 거예요. 그리고 여러분의 사랑스러운 얼굴에 웃음을 되돌릴 수 있을 겁니다.

마음을 열고 자신을 두 팔로 감싸 안아 보세요. 여러분은 사랑받을 자격이 있습니다. 세상 그 무엇도 여러분 마음 안에 자리 잡은 사랑을 앗아갈 수 없습니다.

자신을 있는 그대로 사랑하는 여러분의 마음이 소중합니다. 여러분이 시작하지 않으면 누가 하겠어요? 이 책에서는 여러분이 태도를 변화시켜서 자신의 모습을 찾을 수 있도록 도와주는 간단하고 작은 변화를 소개했습니다. 자신을 사랑하는 베이비스텝을 시작해 보세요. '사랑하다' 는 동사입니다. 힘이 닿는 한 모든 행동으로 여러분은 가치 있다는 사실을 보여 주세요. 여러분은 반드시 해낼 수 있습니다.

전 뒤에서 여러분이 베이비스텝을 한 걸음 한 걸음 내디딜 때마다 응원하렵니다. 여러분이 한꺼번에 두 발로 보디 클러터 마차에 뛰어오르기를 기대하는 것은 아닙니다. 한꺼번에 너무도 많은 것을 요구하는 새로운 책과 아이디어 때문에 기진맥진했던 기억이 많았으니까요. 매일, 매주 몇 가지 루틴을 실행하기를 바랄 뿐입니다. 그것들이 습관으로 자리 잡으면 라이프스타일이 변하고, 그러면 루틴에 효과적인 습관을 추가할 수 있습니다.

우리는 어린아이였을 때부터 제대로 하지 못하려거든 아예 시작도 하지 말라는 말을 들으면서 자랐습니다. 이러한 사고방식 때문에 우리의 집과 몸이 엉망진창이 되어서 손도 못 대는 지경에 이르게 되는 거예요. 이것이 바로 완벽주의의 폐해입니다.

우리는 완벽이야말로 유일한 방법이라고 배워왔습니다. 완벽주의는 우리 삶의 모든 영역에 뿌리를 내리고 있습니다. 집, 가족, 학교, 교회, 우정, 직장, 집 안 일, 정원 일, 휴가 그리고 우리의 몸에까지.

여성으로서 여러분은 무슨 일이든 할 수 있다고 믿어왔습니다. 생활비를 벌어 오고, 완벽한 살림을 꾸리고, 완벽한 아내, 어머니, 사업가가 될 수도 있습니다. 그렇지만 그중에 자신의 참모습을 찾을 여유가 있을까요?

누군가 우리 위에 서서 채찍을 들고 우리가 좋은 아내와 어머니가 되기를 지켜보는 것은 아닙니다. 그 누구도 해낼 수 없는 높은 기준에 자신을 맞춰놓은 사람은 바로 우리입니다. 모든 사람에게 완벽한 여성을 알고 있나요? 그들이 아무도 보고 있지 않을 때도 미소를 짓던가요? 완벽주의를 내세울 때마다 우리의 관계는 하나씩 사라집니다. 그 완벽주의는 우리를 비참하게 만들고, 자신의 모습에도 만족을 느낄 수 없게 만들죠.

완벽주의 때문에 남편의 도움도 원하지 않습니다. 남편이 수건을 개는 사랑스러운 행동을 할 때 제대로 하지 못했다고 질책을 했나요? 설사 말로 하지 않았더라도 남편이 갠 수건을 다시 개 보임으로써 남편에게 어설프게 도와줄 것이라면 아예 필요도 없다고 크고 명확한 몸짓으로 말하지는 않았나요? 우리의 아이들도 늘 같은 딜레마를 겪어야 합니다. 여러분은 아이들에게 몇 번이나 이런 말을 했을 거예요. '어서 가서 방을 치워라!' 고 말이에요. 아이들은 나름대로 방을 치우겠지만 여러분의 또 다른 말이 그 어린 마음을 헤집어놓겠죠. "차라리 내가 하는 편이 낫겠다. 제대로 하는 일이 하나도 없어! 내가 왜 너한테 시켰는지 모르겠다."

결국 완벽주의는 여러분을 좀먹기 시작합니다. 아슬아슬하게 접시를 돌리는 광대를 떠올려 보세요. 몇 개의 접시를 바닥에 떨어뜨려보지 않고 접시를 모두 잘 돌릴 훈련 방법은 없겠다는 생각이 듭니다. 그러나 훈련 때 완벽주의는 오히려 그 모든 접시를 바닥에 떨어뜨리게 하는 원인이 되죠. 그 누구도 할 수 없다고 생각한 일을 왜 여러분은 자청하는 것이죠? 완벽주의는 '아니오'라고 말할 수 없게 해요. 그래서 여러분이 깨닫지도 못하는 사이에 주변의 누군가가 고통을 받기 시작합니다.

대부분 그 대상은 여러분이 소홀히 생각하는 가족이에요. 여러분은 집 안이 엉망인데도 다른 사람들의 부탁을 거절하지 못하고, 그래서 가족에게는 설거지나 빨래를 해야 하기 때문에 공원에 나가서 놀라는 말을 합니다. 불쌍한 가족에게 필요한 것은 따뜻한 관심인데, 여러분은 이미 너무 많은 일에 관심을 쏟아버린 탓에 이제는 무관심만 남아 버렸습니다. 더욱이 이런 상황 때문에 완벽주의가 여러분을 또다시 질책하기 시작하면서 여러분은 가족에게 잘하지 못했다는 죄책감을 느낍니다. 그리고 일을 끝내지 못한 변명을 늘어놓다가 자신이 게으르다고 생각하게 됩니다.

있는 그대로 표현하면 여러분은 칭얼거리는 거예요. 칭얼대는 사람을 사랑하는 이는 아무도 없습니다. 심지어는 여러분 자신조차 말에요. 이로써 죄책감은 점점 심해지고 몸이 아파지고, 금세 몇 킬로그램의 체중이 늘게 되죠. 완벽주의가 여러분을 앗아갔어요. 그래서 여러분은 늘 불완전하다고 느끼며 고통 받아왔기 때문에 항상 아드레날린이 소모되는 상황에서 살아왔어요.

그렇다면 이 완벽주의 때문에 가장 고통받는 사람은 누구일까요?

남편? 아이들? 내 생각엔 여러분 자신입니다. 여러분은 완벽한 아내와 엄마가 되고 싶고, 그와 동시에 경험이 많은 전문가가 되기도 원합니다. 문제는 그 누구도 그 방법을 알려주지 않았다는 거죠.

그러다가 문득 거울을 보면 그곳에는 불완전한 사람이 있습니다. 우리는 눈에 보이는 모든 것을 저주하고 완벽주의를 찾아 점점 더 깊은 나락으로 빠져듭니다. 고통, 완벽주의, 미루는 버릇이 가져다준 악순환을 아세요? 여러분은 눈에 비친 자신의 모습이 스스로 만족스럽지 않기 때문에 또 다른 위안을 찾게 됩니다.

기분을 좋게 만들어 주는 단 한 가지, 바로 음식이죠. 동시에 여러분이나 다른 사람이 말하는 부정적인 측면을 생각해 내고 자신을 책망하죠. 그러다가 '난 시간이 없어'라는 말을 듣게 되는데, 결국 그 소리는 제대로 해낼 시간이 없다는 뜻입니다. 그러면 꾸물거리게 되고 결국에는 '될 대로 되라지!'라는 말을 하고 마는 거죠.

우리는 완벽주의자의 사고방식으로 지금 당장 원하는 것을 가져야 직성이 풀립니다. 환상의 마법약, 단숨에 집 안 정리가 되는 음료수, 기적적인 다이어트 비법을 찾게 됩니다. 다이어트 책이나 테이프, 플라스틱으로 된 수첩을 사면 이 모든 상황이 어떻게든 나아지리라 생각하죠.

그러나 우리가 혼란과 보디 클러터에서 벗어날 수 있도록 도와주는 것들은 다이어트 비법을 다룬 책도, 동기를 부여하는 테이프도, 플라스틱 수첩도 아닙니다. 바로 우리 자신이죠! 우리는 생활을 간단히 변화시킴으로써 모든 것에서 평화로움을 느껴야 합니다. 그리고 완벽주의적인 태도는 버려야 합니다. 여러분의 태도는 이 모든 책과 테이프와 도구를 열어주는 열쇠예요.

완벽주의는 여기저기에서 찾아볼 수 있습니다. 그것이 진정 무엇인지 알아보세요. 알지도 못하는 다른 사람들이 매겨놓은 표준에 맞추려고 애를 쓰는 불행한 질병일 뿐입니다. 15킬로그램이나 체중을 감량하고 난 후 한 독자가 내 만화 캐릭터에 대해 다음과 같은 메시지를 보냈더군요. 소개하겠습니다.

플라이레이디에게,

뚱뚱해 보이는 플라이레이디 그림을 이제는 새로운 플라이레이디 그림으로 바꿔야 할 때입니다. 원한다고 해도 날 수 없을 것 같은 통통한 플라이레이디는 flyLady.net의 새로운 정신을 나타내줄 수 없습니다. 근육을 좀 붙여보는 게 어떨까요? 기분 좋을 정도로만 날씬하게 만들어 주세요.

비쩍 마른 건 말고요.

버지니아의 플라이

지난 몇 년간 많은 악성 메시지를 받았지만, 이 메시지에 비하면 다른 내용은 아무것도 아니에요. 아마도 버지니아의 플라이는 내게 상처를 주려는 나쁜 의도는 없었을 거예요. 그렇지만 내가 받은 다른 어떤 메시지보다 훨씬 더 깊은 아픔을 주더군요. 완벽주의는 우리 삶의 모든 영역에 뿌리를 내리고 있는 것이 분명히합니다.

뚱뚱한 것보다 날씬한 편이 더 기분 좋고, 뚱뚱한 사람은 멍청하고 계획성이 없으며 날 수 없으리라 생각하는 그녀의 태도가 날 화나게 하였습니다. 그것은 광고나 우리의 완벽주의가 만들어낸 잘못된 개념입니다. 전 더 보기 좋게 만들려고 체중을 줄인 것이 아닙니다. 신이 내게 부여한 일을 하면서 살기 위해서였죠.

그 메시지에 나오는 상처가 되는 말들을 나열해서 완벽주의야말로 악마와 같다는 사실을 알려주겠습니다.

'분명히 뚱뚱해 보이는 플라이레이디 그림'

만화 캐릭터는 2001년 내 사진을 보고 만들었습니다. 그래요, 그때 전 뚱뚱했고 지금도 뚱뚱합니다. 절 직접 만나본 사람들은 제가 작은 체구의 여성이 아니라는 사실을 쉽게 알죠. 지난 몇 개월까지만 해도 전 그때와 같은 사이즈의 옷을 입었습니다. 살이 찌지도, 빠지지도 않았어요. 계속 같은 사이즈를 입었습니다. 옷을 사기가 너무도 쉬웠죠. 그러나 그 '분명히 뚱뚱해 보이는 플라이레이디' 그림은 많은 사람의 마음을 따뜻하게 해 주었어요. 위로하는 눈빛과 따뜻한 미소 때문이죠. 그녀는 생색을 내지 않고 사랑을 나눠줍니다. 여러분은 그녀를 보면서, 여러분을 꼭 안아주면서 아늑한 기분을 주게 하는 모습을 상상하죠. 손가락을 부드럽게 흔들면서 여러분을 제어하라고 알려주죠. 그녀가 얼마나 여러분을 사랑하는지 알 수 있을 겁니다. 그녀는 여러분에게도 평화를 나눠주고 싶어 해요. 그 평화는 '기분 좋게 날씬해진' 모습에서는 기대하기 어렵습니다. FLY를 통해 비롯되니까요.

'원한다고 해도 날 수 없을 것 같은 통통한 플라이레이디는 flyLady.net의 새로운 정신을 나타낼 수 없습니다.' flyLady.net이나 제게 새로운 정신이란 없습니다. 절 오늘날의 저로 만들어준 사랑스러운 캐릭터는 그대로예요. 내가 뚱뚱하거나 말랐거나, 키가 크거나 작거나, 갈색 눈이거나 푸른 눈이거나, 백인이든 흑인이든, 기독교인이든 이슬람교이든, 미국인이든 이탈리아인이든, 전직 주부이든 일하는 여성이든, 남자든 여자든 간에 전혀 상관없습니다. 누구나 FLY할 수 있으니까요. 성공하려고 반드시 날씬해져야 하는 것은 아닙니다. 그동안 살아왔던 CHAOS를 벗어내고 완벽주의를 떨어뜨려 간단한 루틴을 만들어내는 것으로 충분합니다.

이 통통한 숙녀는 지금까지 FLY했고, 여러분이 날개를 펴도록 도와주면서 앞으로도 계속 FLY할 것입니다. 동시에 사랑스러운 아내도, 엄마도, 할머니도, 사업가도, 친구도 그리고 플라이레이디도 될 수 있어요!

'근육 좀 붙여보는 게 어떨까요?' 그녀는 분명히 가장 강한 근육을 갖고 있습니다. 모든 사람을 사랑할 수 있는 심장이라는 근육 말이에요. 내 만화 캐릭터는 절대 변하지 않을 겁니다. 만화가가 하루는 그녀를 초라한 모습의 비슷한 캐릭터로 바꾸어놓았더군요. 전 금세 알아낼 수 있었습니다. 제가 어떻게 했는지 아세요? 그에게서 저작권을 사들였고, 그는 웹사이트에서 그 그림을 제거했습니다. 여러분이 플라이레이디의 만화 캐릭터를 볼 때마다 새침한 태도가 아니라 그녀가 베푸는 따뜻한 사랑을 느끼기를 바랍니다.

플라이레이디는 그 자체로 인정받을 수 있어야 해요. 그녀는 여러 사람에게 각각 다른 의미로 다가갈 겁니다. 방향을 찾고자 할 때는 훈련담당 하사관이 될 수도 있고, 여러분의 집을 정리할 때는 상냥한 충고를 해주는 요정 대모가 될 수도 있으며, 꾸짖음이 필요할 때는 사랑하는 어머니가 될 수도 있어요. 그녀는 여러분을 가장 열렬히 응원하는 사람입니다. 항상 진주를 달고, 테니스 신발을 신고, 활짝 웃고 있죠. 그녀의 머리는 고정되어 있고, 여러분은 입는 옷의 사이즈가 아니라 내면의 모습 때문에 사랑받고 있다고 말하는 눈을 가졌습니다. 그녀는 여러분을 아무런 조건 없이 사랑합니다. 그녀는 플라이레이디예요. 자신을 먼저 사랑할 수 있었기에 여러분을 사랑하게 된 거죠.

그 메시지에 화가 난 사람은 과연 나뿐인가요? 여러분도 저처럼 마음이 상하셨을 겁니다. 얼마나 많은 사람이 자동으로 생각할까요? 완벽주의로 생각하면 그들은 자신을 사랑할 수도 없었고, 사랑하지도 않습니다. 지난밤 전 여러분 모두를 위해 기도를 하고 잠자리에 들었습니다. 여러분도 내가 찾은 평화를 찾길 바랍니다. 이 평화는 우리가 가르치는 간단한 루틴에서 비롯됩니다. FLY하는 것은 이 세상의 기본입니다. 여러분의 이웃을 여러분처럼 사랑하세요. 진정으로 자신을 사랑하기 전까지는 주변을 사랑할 수 없습니다.

우리 중 많은 사람이 자신의 여자다움과 체중 때문에 인생을 비관하며 살고 있습니다. 우리는 우리의 직업이나 외모로 평가받지 않습니다. 마음 속에 자리 잡은 사랑하는 마음이 있기 때문에 우리의 존재 가치가 있는 것입니다. 이 완벽주의가 여러분의 삶에서 기쁨을 앗아가도록 허락하지 마세요. 그 완벽주의는 여러분의 고뇌에 비롯되었습니다. 여러분이 FLY하는 방법을 배우기 전까지 그 완벽주의는 계속 우월함을 느끼도록 여러분을 빈정대고 있을 겁니다.

완벽주의를 벗어버리세요! 완벽주의가 습관으로 자리 잡아 자신을 사랑할 수 없다면, 이때 최악의 적은 바로 자기 자신입니다. 제 만화 캐릭터는 절대 변하지 않을 겁니다. 제가 아무리 날씬해져도 그런 일은 없어요. 플라이레이디 캐릭터는 나와 여러분의 내부에 있는 사랑스러운 정신입니다. 그 정신을 끌어안고 이제 날개를 활짝 펴서 날기 시작하세요!

여러분 모두를 사랑합니다!

플라이레이디

보디 클러터 컨트롤 일기장을 펼치고 지금 이 순간에 정확히 어떤 느낌이 드는지 적어보세요. 할 수 있습니다! 지금까지 완벽주의적인 사고방식을 떨쳐내는 연습을 했으니까요. 이 페이지가 이 책의 끝은 아닙니다. 이제 여러분만의 보디 클러터 여행을 떠날 시간이에요.

여러분이 시작하지 않으면, 누가 대신할 수 있겠어요?

　원고에서 처음으로 보디 클러터라는 신조어를 접하면서 과연 그 실체가 무엇인지 궁금했습니다. 얼핏 생각하면 몸에 붙어 있는 쓸모없는 조각들이라면 '군살' 정도의 의미가 아닐까 생각하기 쉽지만, 보디 클러터는 그렇게 쉽게 정의할 수 있는 단순한 존재가 아니었습니다. 끝까지 책을 읽어 내려가다 보면 보디 클러터가 과연 무엇인지, 왜 우리는 보디 클러터를 제거해야 하는지 이해가 되실 거라고 믿습니다.

　번역을 시작하기 전, 또 한 가지 궁금했던 점은 당연한 얘기지만 '이 책이 어떤 내용을 피력하고 있는지' 였습니다. 시중에 너무 많이 판매되고 있어서 이제는 다소 싫증이 나기까지 한 주제인 또 다른 '다이어트 요법' 일까도 생각했습니다. 물론 시간 때우기로 다이어트 책장을 넘기는 것도 좋아했던 저였기에, 다이어트 책자를 옮기는 것도 나쁘지 않다고 결론을 내렸습니다. 학창시절, 다이어트가 일생일대의 목표였던 때도 잠깐 있었지만 보기 싫게 살이 많이 찐 편도, 그렇다고 거리를 걸으면 사람들이 쳐다볼 정도로 빼어난 몸매의 소유자도 아니었지만, TV나 잡지에서 근사하게 차려입은 모델들을 볼 때마다 왠지 주눅이 드는 불쾌한 기분은 늘 저를 괴롭혔으니까요.

하지만 원고의 절반이 넘어가도록 구체적인 다이어트 요법은 등장하지 않더군요. 유행했던 원푸드 다이어트(온종일 사과나 달걀만 마음껏 먹는 다이어트 요법)나 덴마크식 다이어트(단백질 섭취를 주로 하는 다이어트 요법)에 견줄 수 있는 무엇인가 획기적인 다이어트 법을 기대했었으니까요. 전 미국을 휩쓴 베스트셀러가 되었을 정도라면 분명히 비법이 숨어 있을 것이라 굳게 확신하며 계속 책장을 넘겼습니다.

놀랍게도 이 책에서는 심리학적인 접근으로 다이어트를 다루고 있었습니다. 누구나 한 가지씩 마음속에 감추고 있을 만한 정신적인 트라우마 trauma를 치유함으로써, 애초에 비만을 일으킨 원흉을 제거하려 했던 거예요. 주로 모델이나 인기 연예인들이 '이렇게 하면 나처럼 날씬해질 수 있다'고 주장하는 책자나 다이어트 비디오와는 그 접근법이 전혀 달랐습니다. 푸근한 이모의 이미지를 가진 플라이레이디가 자신의 오랜 경험에서 우러나온 충고를 아끼지 않으며 우리가 새로운 모습으로 거듭날 수 있도록 이끌어주는 느낌이라고나 할까요?

그리고 또 한 가지 나를 아프게 사로잡았던 것은 '정신적인 클러터'였

습니다. 우리의 몸에만 클러터가 붙어 있는 게 아니었어요. 내 마음속에
도, 머릿속에도 어느새 크게 자리한 클러터 때문에 나는 늘 모든 것을 미
루고, 나 자신에게 변명을 해대기가 일쑤였다는 사실을 발견했으니까요.
책에서도 자주 등장하는 집 안의 클러터를 간단하게 설명하자면, 꼭 필요
하지도 않은 물건인데 왠지 버리기는 아까워 하나씩 내버려둔 물건들입니
다. 이 클러터들이 부지불식간에 온 집 안을 장악해서 점점 발 디딜 공간
이 줄어드는 느낌, 미국의 인기 시트콤 〈프렌즈〉에 등장하는 '모니카'처
럼 청소를 즐기는 캐릭터가 아니라면 누구나 한 번씩 경험했던 적이 있을
거예요. 청소를 무척이나 싫어하는 제가 집 안을 어지럽히는 전형적인 패
턴이었죠.

집에 돌아와서 외출복을 옷장에 걸어두는 것이 귀찮아서 침대 옆 의자
에 잠깐(의도는 정말 잠깐만 걸어두려는 것이었어요!)만 걸어놓았다가 씻고 나
서 제자리에 정리하겠다고 생각한 옷가지들. 결국 의자가 차곡차곡 쌓인
옷의 무게를 이기지 못하고 뒤로 넘어진 적도 여러 번 있었죠. 어마어마하
게 쌓여 있는 옷가지들을 정리할 엄두가 도무지 나지 않는 거예요. 해야
할 다른 일도 있으니 옷가지를 정리하는 일은 우선순위가 밀리고, 방 안에
제자리를 찾지 못한 다른 물건들도 많으니, 그 옷만 정리한다고 해서 방안
이 갑자기 환해지는 것도 아니고……. 그렇습니다. 이것이 바로 이 책에서
주장하던 '완벽주의 사고방식'이더군요. 흔히 완벽주의가 일을 깔끔하게
마무리하는 좋은 습관이라고 생각하겠지만, 전혀 그렇지 않았어요. '깨끗

하게 정리하지 못할 거라면 애초부터 시작하지 말자'라는, 청소나 그날 꼭 해야 할 일을 미루는 추악한 자기 합리화였을 뿐이었던 거예요. '시작이 반이다'라는 속담이 딱 맞는 말인 것 같아요. 다들 망설이다가 정말 시작해야 할 타이밍을 놓치면 계속 일이 미뤄지기만 하니까요. 이제부터는 내 머리를 지배하고 있는 '완벽주의 사고방식'을 조금씩(이 책에서 말하는 베이비스텝을 통해) 제거하려고 합니다.

그리고 외모에 대해서도 너무도 많은 편견에 휩싸여 있었던 것 같아요. 자본주의 사회가 창조해낸 새로운 가치관에 세뇌를 당했다고나 할까요? 앙상하게 마른 모델들이 대세였던 시절이 있었습니다. 그때는 앙상하게 드러난 쇄골이 왜 그렇게 아름답게만 보이던지요? 그러더니 어느 순간 글래머의 시대가 도래하더군요. 이제는 너나 할 것 없이 가슴 성형에 지극한 관심을 보이고 있죠. 체형도 유행이 있더군요. 절대적인 아름다움은 애초부터 존재하지 않았는지도 모릅니다. 머리카락 색깔만 해도 그래요. 저는 칠흑처럼 검은 머리카락을 가졌는데, 두피가 약해서 염색은 해본 적이 없습니다. 10년 전만 해도 간혹 미용실에 가면 "머리카락이 너무 검은데요. 갈색으로 염색하시는 게 어때요? 너무 검으면 미련하고 촌스러워 보이거든요"라는 미용사들의 진지한 제안을 거절하느라 늘 식은땀을 흘렸습니다. 지금은 어떠냐고요? "머리카락색이 참 까맣게 예쁘네요. 염색약 뭐 쓰셨어요?"라는 질문을 듣곤 하죠. 참 아이러니하지 않나요?

그렇다면 시대를 초월하는 궁극적인 아름다움이란 무엇일까 곰곰이 생각해 보았습니다. 제가 내린 결론은 '자신의 존재 가치를 스스로 높이 평가하고, 자신의 영혼이 건강하고 편안하게 쉴 수 있는 몸이 진정한 아름다움이다' 였습니다. 그 아름다운 몸을 만들기 위한 노력은 결국 정신의 건강과도 무관하지 않습니다. 소중한 내 영혼이 마음껏 꿈을 펼칠 수 있는 아름다운 몸을 가꾸고자, 오늘도 저는 보디 클러터를 제거하는 노력을 게을리 하지 않겠다는 다짐을 해 봅니다.

플라이레이디와 린이 안내하는 보디 클러터의 여정에 여러분 모두를 초대합니다!

옮긴이 | 이승화

이화여자대학교 경영학과를 졸업하고 AI CPA자격을 취득하였으며, 현재 SBS 번역대상 심사위원으로 위촉된 (주)엔터스코리아의 전속 번역가로 활동 중이다.

옮긴 책으로는 《록펠러 전기》《야누스같은 사랑》《몬테니그로의 아침》《거짓없는 사랑》《몬테나의 프린세스》《오월연가》《활기찬 아침》(가제) 외 다수가 있다.

내 몸의 군살을 걷어내는

베이비스텝 다이어트
Body Clutter

지은이 말라 실리 · 린 엘리 | 옮긴이 이승화

펴낸날 2007년 8월 24일 · 1판 1쇄

펴낸곳 도서출판 사람과책
펴낸이 이보환
기획편집 오승준 이장휘 | 마케팅 신현정 이봉림 이원섭

등록 1994년 4월 20일(제16-878호)

주소 서울시 강남구 역삼1동 605-10 세계빌딩 5층 | 전화 02-556-1612~4 | 팩스 02-556-6842
전자우편 manbook@hanafos.com | 홈페이지 http://www.mannbook.com
블로그 http://humanbooks.egloos.com

ⓒ 도서출판 사람과책 2007
Printed in Korea

ISBN 978-89-8117-100-1 03510

「이 도서의 국립중앙도서관 출판시도서목록(CIP)은 e-CIP 홈페이지(http://www.nl.go.kr/cip.php)에서 이용하실 수 있습니다.(CIP제어번호: CIP2007002299)」